前言

　　现代护理工作是医疗工作的重中之重,在当今竞争日趋激烈的医疗市场中,护理学已经形成一门综合性多学科的应用学科,护理质量的好坏直接反映了医疗水平的高低,从南丁格尔创立护理专业之日起,护理工作便与人道主义精神和体贴患者、关爱生命的职业道德密切联系在一起。随着人们生活水平的提高和知识化时代的到来,人们对于护理的专业要求有了较高的标准,护理工作作为医疗服务重要的组成部分,它对于提升医疗服务的质量有着重要的作用,作为护理人员一定要加强自身的专业素质,同时我们也要认清时代发展的需要,努力掌握先进的护理理念,应变我们的工作所需。因此,我们特组织编写了此书。

　　本书主要包括了常用诊疗护理技术基础护理技术;重点包括了手术室安全管理、急诊常见症状护理、重症护理、呼吸内科疾病护理、神经内科疾病护理、产科疾病护理等常见疾病的护理;最后对老年系统疾病中西医结合护理及肿瘤常见治疗方式的护理也做了详细的阐述。全书内容翔实,书中介绍的护理措施也各有特色。希望能对在临床一线的护理人员及在校医学生、研究生带来一定的帮助。

　　本书编者均是临床一线的骨干人员,对护理学有颇深的理解,并参考了大量的医学参考文献及典籍,付出了大量的精力和心血。在此,对他们表示衷心的感谢。

　　在编写过程中,尽管我们反复校对,但书中难免错误之处,望广大读者提出宝贵的意见和建议,共同进步。

编　者
2020 年 7 月

医学临床护理实践

主编 吕巧英 刘冬桂 潘楚云 等

河南大学出版社
·郑州·

图书在版编目（CIP）数据

医学临床护理实践 / 吕巧英等主编 . -- 郑州：河南大学出版社, 2020.7
ISBN 978-7-5649-4378-3

Ⅰ.①医… Ⅱ.①吕… Ⅲ.①护理学 – 医学院校 – 教材 Ⅳ.① R47

中国版本图书馆 CIP 数据核字 (2020) 第 127772 号

责任编辑：聂会佳
责任校对：孙增科
封面设计：卓弘文化

出版发行	河南大学出版社
地址	郑州市郑东新区商务外环中华大厦 2401 号
邮编	450046
电话	0371-86059750（高等教育与职业教育出版分社）
	0371-86059701（营销部）
网址	hupress.henu.edu.cn
印　刷	广东虎彩云印刷有限公司
版　次	2020 年 7 月第 1 版
印　次	2020 年 7 月第 1 次印刷
开　本	880 mm×1230 mm　1/16
印　张	12.75
字　数	413 千字
定　价	78.00 元

（本书如有质量问题，请与河南大学出版社营销部联系调换）

编 委 会

主　编　吕巧英　刘冬桂　潘楚云　黄小丽
　　　　　莫笑连　张学梅　叶庆云　王　娟
副主编　郭文娟　唐龙秀　颜小香　常　景　辛　平
　　　　　陈月娥　吴　帅　张　萍　陈丽富　陈秋云
编　委（按姓氏笔画排序）
　　　　王　娟　　中国人民解放军联勤保障部队第九八三医院
　　　　叶庆云　　江门市人民医院
　　　　吕巧英　　济宁医学院附属医院
　　　　刘冬桂　　深圳市罗湖区中医院
　　　　吴　帅　　郑州大学第三附属医院
　　　　辛　平　　深圳市第二人民医院（深圳大学第一附属医院）
　　　　张　萍　　西南医科大学附属中医医院
　　　　张学梅　　南通大学附属医院
　　　　陈月娥　　广州市红十字会医院
　　　　陈丽富　　佛山市第一人民医院
　　　　陈秋云　　河南省中医药研究院附属医院
　　　　莫笑连　　东莞市人民医院
　　　　郭文娟　　香港大学深圳医院
　　　　唐龙秀　　深圳大学总医院
　　　　黄小丽　　长治医学院附属和济医院
　　　　常　景　　深圳市南山区蛇口人民医院
　　　　颜小香　　深圳市宝安中医院（集团）
　　　　潘楚云　　深圳市人民医院
　　　　　　　　（暨南大学第二临床医学院，南方科技大学第一附属医院）

目录

第一章 常用诊疗护理技术 ... 1
- 第一节 瑜伽呼吸训练操 ... 1
- 第二节 有效排痰法 ... 2
- 第三节 氧疗 ... 4
- 第四节 口咽通气道的放置 ... 7

第二章 手术室安全管理 ... 9
- 第一节 安全防护制度 ... 9
- 第二节 节日安全检查 ... 12
- 第三节 围手术期护理的法律评价 ... 13
- 第四节 消毒灭菌法 ... 16
- 第五节 手术人员的准备 ... 21
- 第六节 手术病人的准备 ... 22
- 第七节 基本护理操作技术 ... 26
- 第八节 手术体位固定法 ... 29

第三章 急诊常见症状护理 ... 35
- 第一节 腹痛 ... 35
- 第二节 昏迷 ... 36
- 第三节 发热 ... 37
- 第四节 意识障碍 ... 39
- 第五节 头痛 ... 40
- 第六节 抽搐 ... 41
- 第七节 呼吸困难 ... 42

第四章 重症护理 ... 44
- 第一节 急性呼吸窘迫综合征 ... 44
- 第二节 大咯血 ... 47
- 第三节 重症哮喘 ... 51
- 第四节 肺性脑病 ... 56
- 第五节 感染性休克 ... 59
- 第六节 营养支持 ... 64
- 第七节 镇静与镇痛 ... 68

第五章 呼吸内科疾病护理 ... 78
- 第一节 慢性阻塞性肺疾病 ... 78
- 第二节 肺炎 ... 86
- 第三节 肺结核 ... 93

第四节　气胸	98
第五节　支气管哮喘	105
第六节　支气管扩张	112
第七节　呼吸衰竭	117
第八节　肺栓塞	123
第九节　肺癌	131
第六章　神经内科疾病护理	**147**
第一节　脑梗死	147
第二节　脑出血	151
第七章　产科疾病护理	**155**
第一节　分娩的动因	155
第二节　影响分娩的因素	155
第三节　正常胎位的分娩机制	160
第四节　先兆临产和临产的诊断	162
第八章　老年系统疾病中西医结合护理	**164**
第一节　失眠	164
第二节　脑梗死	167
第三节　老年性痴呆	172
第四节　帕金森病	175
第五节　老年期抑郁症	179
第九章　肿瘤常见治疗方式的护理	**182**
第一节　放疗的一般护理	182
第二节　肿瘤热疗的护理	185
第三节　生物化疗的护理	187
第四节　介入治疗的护理	190
第五节　中药治疗的护理	193
第六节　造血干细胞移植护理	194
参考文献	**199**

第一章

常用诊疗护理技术

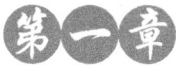

第一节　瑜伽呼吸训练操

瑜伽呼吸训练操是根据慢性阻塞性肺疾病（COPD）患者的身心特点，对影响康复训练效果的各因素进行综合分析，从瑜伽的特点和功效出发，结合瑜伽独特的运动形式，以及对专家的访谈，综合考虑而创编的一套适合于COPD患者康复训练的健身操。

一、适应证

此操以静为主，动静相兼，长期坚持不但可以改善肺的呼吸功能，而且对血液循环、消化、神经等系统都有良好的作用，尤其对老年性慢性支气管炎有效。

二、禁忌证

疾病处于急性期，严重的缺氧状态时。

三、目的

呼吸肌的康复锻炼是COPD缓解期康复治疗非常重要的内容，而瑜伽呼吸操是康复锻炼行之有效的手段，能改善患者抑郁情绪以及提高COPD患者肺功能、增强患者活动耐受力，可作为稳定期COPD患者肺康复护理的手段。

四、操作步骤

该呼吸操时长16 min，共5节，分别为简易固肩式、手托天门式、肩部扭转式、加强伸展式、呼吸练习，每节有8个节拍。

1. 简易固肩式

双手十指交叉放于脑后，吸气，两肘向内收，呼气，两肘外展（收吸展呼），重复练习4次，双手合十，放于胸前，调整呼吸（平静深呼吸4~8次）。

2. 手托天门式

双脚自然分开，身体直立。双手向两侧打开，手臂抬到头顶的方向，配合吸气，两手上托，掌根用力向上顶。呼气时，手臂向下复原（上吸下呼）。重复动作4次，做完后双手合十放于胸前，调整呼吸（缩唇深呼吸4~8次或腹式呼吸1~8次），将意识力放在呼吸的感觉上。

3. 肩部扭转式

吸气，右手臂向上尽量延伸，调整呼吸（缩深呼吸4~8次）；呼气时手臂向下侧弯，在背后与左手交握（上吸下呼）；吸气，身体慢慢向左旋转，呼气时身体慢慢复原（旋吸复呼）；吸气，左手臂向上尽量延伸，调整呼吸（缩唇深呼吸4~8次）；呼气时手臂向下侧弯，在背后与右手交握（上吸下呼）；吸气，身体慢慢向左旋转，呼气时身体慢慢复原（旋吸复呼）；吸气，双手打开，呼气，双手复原（开吸复呼）。重复动作，做完后双手合十放于胸前，调整呼吸（腹式呼吸 4~8 次）。

4. 加强伸展式

双脚向两侧打开，吸气，双手臂向两侧伸展，左腿向左侧成弓步，眼睛注视左方；呼气，右手从右侧下方绕过，与左手拇指相扣（展吸扣呼）；吸气，双手缓慢向上延伸，感觉背部肌肉充分伸展；呼气，身体尽量向后仰，注意力放在大腿上（上吸仰呼）；吸气，身体复原，呼气，双脚收回，调整呼吸（缩唇腹式呼吸 4~8 次）。

5. 呼吸练习

双手十指相对放于胸前，吸一口气，然后呼气向内挤压，挤压时感觉胸肌的紧张。吸气放松，再呼气，再挤压（吸松呼压）。重复动作 4 次，双手打开放松，交叉放于腹前，调整呼吸（平静深呼吸 4~8 次）。

五、操作要点

（1）每天 3 次，每次 16 min，要求患者每天坚持完成该操的练习，以不感到劳累为宜。

（2）要求家属督促并填写瑜伽呼吸操训练记录本，以便期间医护随时掌握患者练习情况，以促进患者肺康复训练与答疑。

（3）积极控制原发病，避免上呼吸道感染。

六、注意事项

（1）肺康复是一个需要长期坚持与循序渐进的过程，瑜伽呼吸操训练计划进程为 1 年，要达到良好效果，需患者的坚持与家庭的支持。

（2）练习时，动作须规范，并能熟练掌握缩唇呼吸与腹式呼吸的方法。

（3）急性期不宜做此训练，可在缓解期进行。

第二节 有效排痰法

有效排痰法为一种肺部物理治疗方法，主要包括有效咳嗽、胸部叩击、吸入疗法、体位引流、机械吸痰。

有效排痰法用于清醒或意识不清不能有效清理呼吸道，无法保持呼吸道通畅者。具有促进痰液排出，保持呼吸道通畅，预防感染，减少并发症的作用。

一、操作步骤

（一）操作前

（1）患者准备：按排痰的方法准备。

（2）环境准备：安全、整洁，温湿度适宜。

（3）用物准备：治疗单、听诊器、枕头（摆体位）、水杯、痰盂、纱布数块、吸引器、氧气、雾化器、湿化器。

（二）操作过程

（1）核对并转抄治疗单，评估患者病情，向患者及家属解释操作目的，取得配合。

（2）携用物至患者床旁，再次核对，备吸引器处于功能状态，根据患者情况选择排痰方法。

（3）有效咳嗽。

①协助取坐位或抬高床头，上身稍向前倾。

②缓慢深呼吸数次后，深吸气至膈肌完全下降，屏气数秒，进行 2~3 声短促有力的咳嗽，缩唇将余气尽量呼出，循环做 2~3 次，休息或正常呼吸几分钟后，可再重新开始。

（4）胸部叩击或震颤法。

①叩击法：叩击时五指并拢呈空杯状，利用腕力从肺底由下向上、由外向内，快速有节奏地叩击胸背部。

②震颤法：双手交叉重叠，按在胸壁部，配合患者呼气时自下而上震颤，振动加压。

③振动排痰仪：根据患者病情、年龄选择适当的振动频率和时间，振动时由慢到快、由下向上、由外向内。

（5）体位引流。

①餐前 1～2 h 或餐后 2 h 进行。

②根据患者病灶部位和患者耐受程度选择合适的体位，并以枕头支撑。

③引流顺序：先上叶，后下叶；若有两个以上炎症部位，应先引流痰液较多的部位。

④辅以有效咳嗽或胸部叩击或震颤，及时有效清除痰液。

⑤协助患者及时清除痰液，观察患者病情变化及生命体征变化。

⑥引流结束后协助患者漱口，卧床休息。

（6）吸入疗法。

①湿化疗法：将水加入湿化器中，加热产生蒸汽，混入吸入气体中。

②雾化疗法：于两餐之间进行，将药液注入雾化器内，连接雾化器，接气口于氧气装置的输氧管上，调节氧流量 6～8 L/min，嘱患者手持雾化器，将口含嘴放入患者口中，紧闭嘴唇深吸气，用鼻呼气，如此反复，直至将药液吸完为止。

（7）机械吸痰。

①协助患者头偏向操作者。

②戴手套，连接吸痰管，试吸，湿润导管。

③插管：吸痰管放入时先不给负压，轻轻放至合适的位置，遇阻力退出 1 cm 加负压。

④吸痰：左右旋转，向上提出，吸尽痰液，每次时间小于 15 s，两次抽吸间隔 >3 min。

⑤间断吸生理盐水冲管，保持通畅。

（8）密切观察患者生命体征变化，如有不适，应暂停操作，及时处理。

（9）操作完，协助漱口，给予舒适卧位，询问患者需求。

（10）整理床单位及用物，洗手，取口罩，记录。

二、操作要点

（1）避免患者着凉，保护患者隐私，遵守医院感染控制要求，严格无菌操作。

（2）必要时备血压计、压舌板、开口器、舌钳、电筒。

（3）体位引流术中需重点了解患者感染部位、咳痰能力、影响因素、合作能力、耐受程度及肺部呼吸音体检情况，根据患者病变部位采取相应体位。体位摆放充分，考虑患者病情及合作力，专人守护，防坠床。在餐前 30 min 或餐后 2 h 进行，SpO_2<90% 时应暂停操作。

（4）雾化治疗时间 10～15 min；调节吸引器负压 300～400 mmHg。

（5）加强口腔护理。

（6）记录操作的方法、时间及排出痰液的性质、颜色、量，以及与体位的关系。

三、注意事项

（1）注意保护胸、腹部伤口，合并气胸、肋骨骨折时禁止叩击。

（2）根据患者体型、营养状况、耐受能力，合作选择叩击方法、时间和频率；根据患者实际情况可单独采取一种方法，也可结合使用。

（3）操作过程中密切观察患者意识及生命体征变化，排痰叩击前，床边备好吸痰器，痰液黏稠者先进行雾化。在操作过程中如听到痰鸣音，可先行吸痰，稳定后再继续。

（4）雾化吸入治疗时，应询问药物过敏史。

（5）如患者出现胸闷、呼吸困难、心悸、大汗淋漓时应停止引流。

（6）对颅底骨折的患者，禁止经鼻腔插管吸痰。经气管插管或气管切开吸痰无特殊禁忌证。

第三节　氧疗

氧疗，即氧气疗法，是指通过给患者吸氧，使血氧下降情况得到改善，属吸入治疗范畴。此疗法可提高动脉氧分压，改善因血氧下降造成的组织缺氧，使脑、心、肾等重要脏器功能得以维持；也可减轻缺氧时心率、呼吸加快所增加的心、肺工作负担。对呼吸系统疾病因动脉血氧分压下降引起的缺氧疗效较好，对循环功能不良或贫血患者能部分改善缺氧状况。凡属于通气功能不足或灌流不平衡所引起的低氧血症，氧疗均有一定疗效。

一、氧疗的目的

此疗法目的在于通过给氧，以提高血氧含量及动脉血氧饱和度，纠正缺氧，使患者的动脉氧气张力达到或接近正常，保持在 8.0 kPa 以上，维持生理需要。并达到纠正低氧血症，防止和逆转缺氧所致的组织损伤和器官功能障碍，同时尽量保持患者的活动能力。

二、氧疗的适应证

（一）有低氧血症的组织缺氧

理论上讲，凡存在动脉低氧血症，便是氧疗指征。但最好根据血气分析结果决定是否实施氧疗及如何实施，其中 PaO_2 测定尤为重要，同时参考 $PaCO_2$ 来确定缺氧的类型与严重程度。低氧血症可分为两类，第一类为单纯低氧血症。其 PaO_2 低于正常，$PaCO_2$ 尚正常，包括所有通气功能正常或有轻度抑制的患者。这类患者可给予较高浓度的氧，但应注意长时间吸入较高浓度氧的危险，一般待氧合正常后，逐渐降低氧浓度。氧疗后 PaO_2 的理想水平是 60～80 mmHg；第二类患者为低氧血症伴高碳酸血症。其 PaO_2 低于正常，$PaCO_2$ 高于正常，包括所有通气功能异常，主要依赖低氧作为兴奋呼吸中枢的患者（如COPD、阻塞性肺气肿、慢性肺心病）。这类患者的氧疗指标相对严格，在 $PaO_2<50$ mmHg 时才开始氧疗，必须结合患者的通气功能实施控制性氧疗，以避免发生因解除低氧性呼吸驱动而抑制呼吸中枢的危险。但抢救时可另外，原则上应先保证患者的氧合水平，以抢救生命为主。如患者合并心肌梗死、循环衰竭或大脑缺氧等，必须保持患者动脉氧分压维持在基本水平。在给予高浓度氧吸入时，使用机械通气治疗以降低 $PaCO_2$。

（二）血氧正常的组织缺氧

血氧正常的组织缺氧是指有组织缺氧而无明显低氧血症，包括休克、心输出量减少、急性心肌梗死、严重贫血、氰化物或一氧化碳中毒，以及全麻和大手术术后的患者等。此类患者，PaO_2 对判断是否需要氧疗及氧疗的效果并非合适，临床上一般均给予氧疗，但其疗效较难评价，只有一氧化碳中毒进行氧疗的疗效是肯定的；必要时可进行较高浓度氧疗或高压氧疗。

三、氧疗的指征

1. 轻度低氧血症

$PaO_2>6.67$ kPa，$SaO_2>80\%$，无发绀。

2. 中度低氧血症

PaO_2 4～6.67 kPa，SaO_2 60%～80%，发绀。长期处于慢性缺氧状态的阻塞性肺病患者，给予氧疗是有益的。氧疗期间出现渐进性通气量降低。但 $PaCO_2$ 可能升高（在 55 mmHg 以上），但若有 CO_2 潴留，吸入氧浓度应控制在 28% 左右。

3. 严重低氧血症 $PaO_2<4$ kPa，$SaO_2<60\%$，显著发绀。重症患者常有 CO_2 潴留，氧疗过程中会发生渐进性通气量不足，这类患者宜选用控制性氧疗，吸入氧浓度尽可能从 24% 开始，然后逐步提高吸入

氧浓度，若治疗过程中 CO_2 下降至正常水平，便可改吸较高浓度的氧。

四、氧疗常见的不良反应

（一）氧中毒

氧中毒的特点是肺实质的改变。主要症状有胸骨下不适、疼痛、灼热感，继而出现呼吸增快、恶心、呕吐、烦躁、干咳。氧中毒有两种类型：肺型和脑型。

1. 肺型氧中毒

发生在吸入氧之后，出现胸骨后疼痛，咳嗽，呼吸困难，肺活量减少，氧分压下降，肺部呈炎性病变，有炎性细胞浸润，充血，水肿，出血和肺不张。

2. 脑型氧中毒

在较短的吸氧时间内出现视觉障碍、听觉障碍、恶心、抽搐、晕厥等神经症状，严重者可昏迷和死亡。故氧疗时应控制吸氧的浓度和时间，严防氧中毒的发生。预防措施主要有避免长时间、高浓度氧疗及定期监测血气分析，动态观察氧疗的效果。

（二）肺不张

吸入高浓度氧气后，肺泡内氮气被大量置换，一旦支气管有阻塞时，其所属肺泡内的氧气被肺循环血液迅速吸收，引起吸入性肺不张。主要症状：烦躁、呼吸频率及心率增快、血压上升，继而出现呼吸困难、发绀、昏迷。预防措施主要为鼓励患者做深呼吸，多咳嗽和经常改变卧位、姿势，防止分泌物阻塞。

（三）呼吸道分泌物干燥

应加强湿化和雾化吸入。氧气是一种干燥气体，吸入后可导致呼吸道黏膜干燥。表现为呼吸道分泌物黏稠，不易咳出，且有损纤毛运动。预防措施主要是在氧气吸入过程中进行加温加湿，保证纤毛正常运动。

（四）晶状体后纤维组织增生

仅见于新生儿，以早产儿多见。主要症状有视网膜血管收缩、视网膜纤维化，最后出现不可逆转的失明。预防措施为控制氧浓度和吸氧时间，按规定定期进行眼底检查，早干预，早治疗。

（五）呼吸抑制

常见于Ⅱ型呼吸衰竭者（PaO_2 降低、$PaCO_2$ 增高），由于 $PaCO_2$ 长期处于高水平，呼吸中枢失去了对 CO_2 的敏感性，呼吸的调节主要依靠缺氧对周围化学感受器的刺激来维持，吸入高浓度氧，解除缺氧对呼吸的刺激作用，使呼吸中枢抑制加重，甚至呼吸停止；主要症状为呼吸抑制。预防措施主要是对Ⅱ型呼吸衰竭患者应给予低浓度、低流量（1～2 L/min）给氧，维持 PaO_2 在 8 kPa 即可。

五、氧疗的注意事项

（1）密切观察氧疗效果：如呼吸困难等症状减轻或缓解，心跳正常或接近正常，血氧饱和度上升则表明氧疗有效，否则应寻找原因，及时进行处理。

（2）高浓度供氧不宜时间过长：一般认为吸氧浓度 >60%，持续 24 h 以上，则可能发生氧中毒。

（3）对慢性阻塞性肺疾病急性加重患者：给予高浓度吸氧可能导致呼吸抑制使病情恶化，一般应给予控制性（即低浓度持续）吸氧为妥。

（4）氧疗：注意加温和湿化，呼吸道内保持 37℃ 的温度，95%～100% 的湿度是黏液纤毛系统正常清除功能的必要条件。故吸入氧应通过湿化瓶和必要的加温装置，以防止吸入干冷的氧气刺激损伤气道黏膜，导致痰干结而影响纤毛的清洁功能。

（5）防止污染和导管堵塞：对鼻塞、输氧导管、湿化加温装置，呼吸机管道系统等应经常定时更换和清洗消毒，以防止交叉感染。吸氧导管、鼻塞应随时注意检查有无分泌物堵塞，并及时更换。以保证有效和安全的氧疗。

（6）严格执行操作规程：注意用氧安全，切实做好四防（防震、防热、防火、防油）；搬动时避免倾倒、撞击；氧气筒应置阴凉处，周围严禁烟火和易燃品，至少距火炉 5 m，暖气 1 m，氧气表及螺旋口勿涂油，也不可用带油的手拧螺旋。

（7）氧气开关使用：氧气应先调节好流量后再为患者使用；停氧时应先拔出导管再关闭氧气开关，以免一旦关错开关，大量氧气突然冲入呼吸道而损伤肺部组织。

（8）在用氧过程中，经常观察缺氧状况有无改善，氧气装置有无漏气，是否通畅。用氧患者，应每日更换氧气导管1~2次，并由另一侧鼻孔插入，以减少对鼻黏膜的刺激。

（9）氧气筒内氧气不可用尽，压力表上指针降至5 kg/cm^{2}时，即不可再用，以防止灰尘进入筒内，于再次充气时引起爆炸。

（10）对未用或已用完的氧气筒，应挂"满"或"空"的标志，以便于及时调换氧气筒。

六、常用氧疗方法及操作要点

（一）鼻导管给氧法

（1）用湿棉签清洁鼻腔。

（2）打开流量表，先调节氧流量，后连接鼻导管，将鼻导管用水湿润后，自一侧插入鼻孔即可。

（3）用胶布将鼻导管固定于鼻翼或鼻背及面颊部。

（4）调节流量。缺氧伴有严重二氧化碳潴留者，氧流量1~2 L/min；无二氧化碳潴留患者，2~4 L/min；心脏病、肺水肿患者，4~6 L/min（成人2~4 L/min；严重缺氧者，1~6 L/min；小儿1~2 L/min）。观察吸氧情况并记录吸氧时间。

（5）停用氧气时，先分离鼻导管和接头，后关流量表小开关，取下鼻导管置于弯盘内，清洁面部并去除胶布痕迹，关闭总开关，重开小开关，放余氧关小开关，记录停氧时间。

（二）口罩法

以漏斗代替鼻导管，多用于婴幼儿。将漏斗罩于患儿口鼻处，距离皮肤1~3 cm。也可用绷带适当固定，以防移动。一般流量4~5 L/min。

（三）面罩法

（1）检查面罩各部功能是否良好。

（2）放上面罩，使之与患者面部密合，以橡皮带固定。

（3）调节流量：一般3~4 L/min，严重缺氧者7~8 L/min。

（4）本法适用于无二氧化碳潴留的患者。

（四）鼻塞法

适用于较长时间用氧者，无导管刺激黏膜的缺点，患者舒适，使用方便。

（1）擦洗干净鼻腔，将鼻塞塞入。

（2）调节流量同鼻导管法。

七、氧疗的护理及观察要点

（1）防止交叉感染。给氧的导管、面罩、湿化瓶等定时清洁，消毒更换。

（2）密切观察供氧效果，观察缺氧是否得到改善，如效果不佳应查找原因，如装置是否通畅，是否存在通气、换气障碍。

（3）安全使用时应注意防火，使用氧气筒时要放稳，注意防震、防油，以免发生爆炸。

（4）密切观察动脉血压、心率、呼吸频率、发绀以及神志和精神状况的变化。如氧疗后患者心率变慢、呼吸频率下降、血压上升且平稳、呼吸困难好转、末梢循环改善、尿量增加、皮肤红润变暖、发绀减轻或消失等，均表明氧疗效果良好；反之，提示病情恶化，氧疗未达到效果，应及时查找原因并给予相应处理。

第四节 口咽通气道的放置

口咽通气道又称口咽导气管或口咽通气管，为一种非气管导管性通气管道，是最简单、有效且经济的气道辅助物。在临床急救时及全麻术后复苏中应用广泛。

口咽通气道临床上多用于咳嗽、咳痰无力需吸痰，吸痰不配合的患者。口咽通气道无绝对禁忌证。

口咽通气道可纠正患者舌后坠，及时吸出呼吸道深部的痰液，保持呼吸道通畅。口咽通气道有利于吸痰管到达气道的较深位置，刺激咳反射，能使痰液咳至上呼吸道，便于痰液吸引，减少对口咽黏膜的刺激。

一、操作步骤

（一）操作前准备

（1）患者准备：若有义齿应取下。
（2）环境准备：光线充足，安静，患者床单位周围宽敞。
（3）用物准备：口咽通气道、一次性吸痰管、无菌手套、无菌生理盐水、胶布。
（4）护士准备：衣帽整洁、戴口罩、洗手及修剪指甲。

（二）操作过程

（1）核对患者信息，做好解释工作：向清醒患者做好解释工作，使其放松并积极配合，如有义齿应取下，必要时给氧，调高氧浓度。
（2）评估患者病情：观察患者的生命体征、SpO_2、心电图，检查患者的张口程度，颈部活动度，牙齿、咽喉部情况。
（3）选择合适的口咽通气道：根据患者选择口咽通气道长度相当于从门齿至耳垂或下颌角的距离。口咽通气管应有足够宽度，以能接触上颌和下颌的2~3颗牙齿为最佳。
（4）体位：放平床头，协助患者取平卧位，头后仰。使上呼吸道三轴线（口、咽、喉）尽量保持在同一直线上。
（5）清洁口腔内分泌物，保持呼吸道通畅：放置前未清除口咽部异物如分泌物时可能导致误吸。
（6）放置口咽通气道。
（7）直接放置法：将通气管的咽弯曲沿舌面顺势送至上咽部，将舌根与口咽后壁分开。
（8）反向插入法：把口咽管的咽弯曲部分向腭部插入口腔，当其内口接近口咽后壁时（已通过悬雍垂），即将其旋转180°，借患者吸气时顺势向下推送，弯曲部分下面压住舌根，弯曲部分上面抵住口咽后壁。
（9）测试人工气道是否通畅：以手掌放于通气管外侧，于呼气期感觉是否有气流呼出。
（10）口咽通气道的固定：一种是用胶布交叉固定于面颊两侧，另一种是在口咽管。
（11）翼缘两侧各打一个小孔，用绷带穿过这两个小孔，将绷带绕至患者颈后部固定。
（12）整理床单位，处理用物。

二、操作要点

（1）反向插入法在开放气道及改善通气方面更为可靠。
（2）对于意识不清者，操作者用一手的拇指与食指将患者的上唇齿与下唇齿分开，另一手将口咽通气管从后白齿处插入。
（3）操作时注意动作轻柔，准确。
（4）观察它在呼吸中的运动幅度，此外还应观察胸壁运动幅度和听诊双肺呼吸音，检查口腔，以防止舌或唇夹置于牙和口咽通气管之间。

三、注意事项

（1）昏迷或半昏迷患者放置口咽通气道可能会因刺激而导致呕吐或喉痉挛。

（2）不正确的插入可将舌推向咽部而致进一步的气道阻塞。

（3）管子太小时会将舌头推向口咽部而致梗阻，太大则会阻塞气管。

（4）放置前未清除口咽部异物（如分泌物）时可能导致误吸。

（5）为避免误吸及呕吐，当患者呕吐反射恢复后应立即拔管。

（6）对于清醒患者，如不配合张口，切勿急于强行插入或撤出，一定要耐心说服，消除患者紧张情绪，取得合作。操作中重视与患者交流，按照正确步骤放置，吸痰时注意鼓励患者做咳痰动作。

第二章 手术室安全管理

第一节 安全防护制度

一、防火

1. 建立健全安全防火设施
（1）灭火器的准备，做到定位、定期检查、人员定期培训。
（2）手术室内设定多处烟火报警装置、医院报警电话和医院报警系统。
（3）手术间内设醒目的标志禁止吸烟，禁用明火。防止麻醉乙醚、消毒乙醇燃烧爆炸。
（4）各种仪器、设备保持功能良好。
2. 加强防火的宣传、教育
（1）熟悉灭火器的位置、使用方法。
（2）了解报警装置，及时处理隐患。
（3）建立报告制度。
（4）要合理安全地使用仪器、设备。

二、防电器漏电伤害

（1）仪器检修定期检测、及时维修，专人保养、专人维修。
（2）地线装置接地。
（3）操作严格按操作规程操作。
（4）电刀负极板正确合理使用，电刀手笔套绝缘套。
（5）电极板安全放置原则。
①肌肉平坦区。
②血管丰富区。
③毛发稀少的皮肤。
④清洁、干燥的皮肤。
⑤尽量接近手术部位。
⑥不穿越心脏。
（6）安全放置部位腹、腰、臀、背、大腿下、小腿、上臂。
（7）原则靠近手术区：越过病人身体的交叉线路，清洁、干燥和没有毛发的地方，选择部位的完整接触，使用高品质的导电片。
（8）电外科引起的损伤。
①灼伤，集中产生密集热。
②压力性坏死。

③心电图或起搏器干扰。

三、防烫伤、烧伤

（一）常见的不安全因素

医源性因素。指护理人员行为不当或护理行为过失，给病人造成不安全感和不安全结果。

①护理技术性因素：指护理人员技术水平低、经验不足或协作能力不强而对病人的安全构成威胁。

②护理责任性因素：指护理人员工作责任心不强、粗心大意、不按规章制度办事、甚至玩忽职守，对病人的安全造成直接或间接的影响。

（二）护理安全管理对策

（1）加强宣传教育，规范护理行为。术中使用温水时，温度应适宜，操作要稳，不可过急，以免烫伤病人。

（2）使用热水时容器放置位置恰当，不直接接触病人身体。

（3）严格执行各项规章制度和技术操作常规。使用电刀时，要按规范操作，电刀负极板要平坦地放于肌肉丰富的部位，以免电烧伤病人。

（4）使用热水袋时，应套上外套，盖要拧紧，水温保持于50℃，且不可与皮肤直接接触。

（5）腔镜手术台上使用热水，要防止热水烫伤病人。

（6）使用消毒液，要准确掌握浓度、适应证及方法。

四、防燃烧、爆炸

（1）加强安全教育，使员工突出安全防范意识。

（2）定期进行检查，使员工能够处理突发事件，正确使用灭火器材。

（3）设立灭火装置，在紧急情况下能够及时控制并及时报告。

（4）使用电炉、酒精灯等用物时，应远离氧气、乙醚等易燃物。

（5）用乙醚麻醉的手术须用电刀时，必须与麻醉医师商量。

（6）手术台及地面应有导电装置。

（7）氧气瓶口压力表严禁近火或在高热地方存放，其接口不可涂油或胶布缠绕，使用后应立即关阀门。

五、防摔伤、碰伤

（1）送病人由医师、护士、麻醉师3人同时护送，麻醉师在病人头部，以利观察病人情况，护士和医师利用床挡、固定带保证病人安全。

（2）正确使用手术平车的使用。

（3）做好解释工作。

（4）搬运病人时要加强安全措施。

六、防手术部位错误

（1）术前访视病人，了解手术病例、手术部位。

（2）接病人时严格三查一问：查手术通知单、病例、手术部位，问病人手术部位、左右侧。

（3）病人到手术室后再次查对。

（4）手术医师到手术室后，与医师查对手术部位。

（5）摆体位前，与麻醉医师、手术医师共同查对手术部位。

七、防输错血

（1）输血前应和医师一起核对病人和供血者姓名、输血号、住院号、血型、RH因子、交叉配血试验及采血日期。
(2) 输血前要检查输血袋是否严密，有无破损和漏血。
(3) 输血前要检查血液质量，若发现有颜色的改变、浑浊、溶解，则不得使用。
(4) 密切观察输血后反应，发现异常及时处理。

八、防切口感染

(1) 手术室环境清洁、整齐，符合手术室的要求（空气培养）。
(2) 严格控制进入手术室的人数，尽量减少人员流动。
(3) 控制手术间温度、湿度。
(4) 确保空气净化系统正常运行，定期更换过滤装置。
(5) 关闭手术间正门。
(6) 严格区分洁污通道。
(7) 严格消毒隔离制度。
(8) 接台手术应先做无菌手术再做污染手术。
(9) 各种关节置换、肝移植手术等在百级净化手术间开展。
(10) 连台手术中间要进行清洁处理。
(11) 手术病人术前准备充分，备皮及合理使用抗生素。
(12) 手术中医生及手术护士要严格无菌操作，术中的器械要随时擦洗干净。
(13) 手术开始后，遵医嘱给抗生素。
(14) 手术结束前，要更换手套、彻底冲洗伤口。

九、防异物遗留

为防止异物遗留在伤口内，必须严格执行清点查对制度。
(1) 开腹、开胸及切口大而深的手术开始前，巡回护士应清理手术台周围的纱布、纱垫及其他物品。
(2) 洗手护士对台上物品做全面整理，放置有序，和巡回护士共同清点纱布、纱垫、缝针、器械等，并认真记录。
(3) 手术过程中应保持手术区周围整洁，对纱布、纱垫洗手护士要心中有数，缝针及时回收。
(4) 手术中台上增加或取下敷料、器械，应由巡回护士记数。
(5) 关伤口前，2人再次清点，与清点单上的数目核对，确认无误后方可缝合伤口。
(6) 凡在清点范围的物品，未经允许，任何人不得拿出或拿进手术间。
(7) 连台手术要清理手术间，更换垃圾袋，将清点物品全部清出手术间。
(8) 数字清点不清时，必须认真查找，必要时X线拍片，主刀医师签字记录备案。
(9) 手术结束后再次清点纱布、纱垫。
(10) 台上掉下的纱布要及时处理。
(11) 堵塞纱布进行清点并记录。
(12) 交接班时要清点纱布、纱垫、器械。
(13) 器械的螺丝等附件要注意清点，做到心中有数，防止异物遗留。

十、防止压伤

(1) 利用体位垫减轻受压部位压力。
(2) 对血液循环较差的部位进行按摩，以促进血液循环。
(3) 保持皮肤清洁干燥。
(4) 手术床单平整、清洁，防止损伤皮肤。
(5) 改变体位时要交班签字。

十一、防止标本遗失及差错

（1）术中任何组织未经医师允许不得遗弃或由他人拿走。
（2）术中标本要放于标本盘中，小的标本放于纱布中包好。
①术后手术医师填写标本单，写明部位、病人姓名、标本号，用4%甲醛溶液浸泡。
②洗手护士检查标本处理情况，在标本登记本上注明科室、姓名、标本部位并签名。
③送标本的护士再次检查登记本，确认无误后送病理科。
④与病理科接标本人员核对、检查病理单及标本，确认无误后签名。
⑤病理报告、冷冻切片报告必须有书面报告。

十二、手术室人员自身防护

（一）空气污染的危害及防护

1. 空气污染因素
（1）化学消毒剂的使用。
（2）臭氧的产生：电刀的使用、吸引器、臭氧消毒器等电器的使用。
（3）全麻药的弥散：吸入全身麻醉药物在空气中的弥散，对人体健康可能造成严重影响，长期慢性接触后有致敏、致畸或致癌的作用。长期吸入安氟醚可造成肝脏损害。
2. 防护措施
（1）防废气：由于手术病人集中、麻醉药物等原因，尽量将废气接于专用的吸收罐。
（2）通风换气设备：使空气中的污染物排放，减少其在空气中的含量。
（3）戴好口罩、帽子：减少化学消毒剂在空气中的污染。

（二）生物因素及防护

1. 生物因素
（1）病人血液、分泌物和排泄物。
（2）病人、工作人员呼吸道感染。
（3）手术中使用的刀、剪、针、钩等锐利器械，在传递中易造成意外的刀割伤、针刺伤，损伤自己或误伤他人。
2. 防护措施
（1）防感染：对感染手术的处理要严格按规定执行，带双层手套，手术操作要防止划伤。
（2）防呼吸道感染：加强体育锻炼，增强身体素质，注意戴好口罩。
（3）术中使用锐利器械时，传递时要稳、准，并妥善放置好手术中的刀、剪等锐利物品。掰安瓿时要戴上防护套。
（4）术前完善对病人的各种生化检查，如急诊无法确定情况的一律按污染手术处理。

（三）其他

（1）防照射术中应用X线时要设置前屏风，工作人员应暂时回避及手术间人员应做好防护，穿戴好防护用品，尽量避免X线的直接照射。
（2）防噪音选择噪声小、功能好的仪器设备，并进行定期检查及维修。
（3）防精神过度紧张做好自我心理调整，保持最佳的心理状态，劳逸结合。

第二节　节日安全检查

1. 检查人员安排、制度落实
（1）使每位护士明确自己的班次、职责及设当班负责组长。
（2）将护理部、科里的要求传达到每位护士，并将要求、职责、规定贴于信息栏。

（3）对外出及单身的同志，为确保安全，建立外出登记本，明确单身同志必须回宿舍的时间，并由护士长检查制度落实情况。
（4）对听班人员要检查呼机、检查是否在短时间内可以到位。

2. 检查仪器、设备、手术间的物品
（1）各组将本组的仪器、设备进行检查、整理、登记，确保使用。护士长再次检查。
（2）各组对本组的手术间物品进行检查、整理，护士长进行全面检查。
（3）各组对本组的个人负责进行整理、检查，严防过期物品的存在，确保急诊物品在节日期间的使用；对确实没有的个别物品，要通知相关科室。

3. 检查急诊物品的准备
（1）对节日期间的急诊物品、器械、敷料等要准备充分，要有明确标识。
（2）对节日期间用后的急诊物品，要有明确的规定，在短时间内可进行消毒补充。

4. 检查防火设施
（1）利用早交班对全体人员进行防火知识的宣传，使每位护士熟练掌握灭火器的使用。
（2）使每位护生明确灭火器的位置。

5. 护士长节日的跟班检查
（1）护士长节日期间 24 h 全程负责，对每天的情况心中有数。
（2）值班组长对本班的护理工作，要向当班护士长汇报。

第三节　围手术期护理的法律评价

一、围手术期护理中患者的几个相关权利

1. 生命健康权

不仅指生理健康的权利，患者同时还享有心理健康的权利。按医疗原则，一个人享有心跳、呼吸、脑电波不停止情况下的生存权及心跳、呼吸、脑电波暂停情况下的再生存权。在未实施脑死亡标准前提下，医务人员应尽一切可能进行救治，不能放弃抢救，避免产生不必要的医疗纠纷。因此，在护理工作中，忽视医学道德及患者生命权，再好的技术、再先进的设备也是无用的。为患者提供规范、快捷、安全、高效率的优质护理服务。

2. 知情同意权

来源于《执业医师法》和《医疗事故处理条例》，患者的知情同意权已经被广泛重视。患者有权利知道医务人员对自己采取的诊治方法，并对方法的有效性、成功率及并发症有获知的权利。在获知情况后决定是同意还是拒绝。患者的知情同意是指在不违背法律及公序良俗的情况下，患者事前表示愿意承担某种不利的后果。它具有以下特征。

（1）患者愿意承担某种不利后果。但是患者同意的表示必须出于自愿。如任何手术都存在并发症，经治医师必须和患者或家属交代清楚所有可能的并发症和意外，做手术必须出于患者和家属的自愿，并签字愿意承担不利的后果。如术中又出现术前签字以外的特殊情况，必须再次和家属交代，同意后方可行扩大切除。

（2）患者必须明确地做出同意的意思表示，而不能采取默示的方式。比如静脉输液操作时告诉患者，患者同意并主动配合输液，就是明确做出同意的表示。

（3）患者自愿承担不利后果的表示，必须不违背法律及诊疗护理规范，否则同意的表示即为无效。

（4）患者的同意在不利后果发生前做出，如果患者在损害后果发生后表示自愿承担该不利后果，那么只能视为患者自愿免除医护人员的责任。

3. 平等的医疗权

任何患者的医疗保健享有权是平等的。在医疗中都享有得到基本的、合理的诊治及护理权利。在医

疗护理中，不论患者的权利大小，关系亲疏，地位高低，经济状况好坏等，都应一律平等，一视同仁，对疾病做出及时、正确的诊断和治疗，最大限度地满足病人需要。

4. 隐私权

一般是指自然人享有的对自己个人秘密和个人私生活进行支配并排除他人干涉的一种人格权。隐私权是人类文明进步的重要标志，具有专属性、秘密性、可放弃性等特征。《执业医师法》第二十二条规定保护患者的隐私。由于患者告诉医务人员自己的身高、体重、病史、生活经历、爱好、婚姻等个人信息，医务人员应该履行对于这些个人信息的保密义务。由于手术室护士接触每一位手术患者，所以保护患者的隐私尤为重要，这里还包括患者的诊断、手术方案等不为第3人知晓的信息。

5. 人格尊严

人格尊严（人格权）通常认为属于一般人格权，指民事主体作为一个"人"所应有的最起码的社会地位，并且受到他人和社会最起码的尊重。在手术室的特殊工作环境中，要特别注意患者的人格尊严，尽量减少患者在清醒状态下的裸露。

6. 身体权

身体权即患者对自身正常或非正常的肢体、器官、组织拥有支配权。

7. 选择权

选择权即患者有选择医院、医师、护士进行诊疗、护理操作的权利，也有选择使用医疗设备、仪器、物品的权利，无论患者选择何种方式，医务人员均应按诊疗常规操作。

8. 复印病历权

复印病历权患者有权复印病历。

二、提高手术室护士的自我保护意识、防范医疗纠纷

1. 严格遵守各项护理操作规程规章制度

严格遵守各项护理操作规程规章制度是预防和判定差错事故的法律依据，是正常医疗活动的安全保障。建立、健全完整的规章制度，是护理行为的可靠保证。医务工作者必须严格执行操作常规。各级人员在护理工作中要认真学习、严格执行操作规范，认真落实各种规章制度，防止医疗纠纷。

2. 加强安全知识及法律知识的学习

（1）加强法制观念和法律意识，把好医疗护理安全观。增强责任感，树立牢固的防范意识，切实贯彻有关医疗事故处理的法律法规，积极主动地运用法律手段维护护患双方的合法权益和依靠法律维护医院的正当权利，杜绝医疗差错或事故的发生。

（2）加强医疗护理安全知识的教育和学习，提高护理质量，加强理论专业知识的学习，熟练操作技能，提高专业技术水平，保障护理安全，防止差错事故的发生。

（3）提高遵纪守法的自觉性。在医疗护理工作中，经常进行遵纪守法的教育，加强专业理论和法律知识的学习，提高遵纪守法的自觉性，组织各级人员通过质量分析会，分析护理问题、查找护理工作中与法律有关的潜在性问题，提出改进措施。

3. 维护病人合法权益，减少医疗纠纷熟悉患者的各种权利

尊重患者的权益，明确医护人员自身为维护患者权利所承担的责任和义务。医患之间要注意保护患者的尊严和人格。医患之间相互尊重是最重要的，尊重患者是医疗护理工作中的重要原则。在进行医疗护理操作时，要注意保护患者，减少不必要的暴露，有效地避免有意或无意的侵权行为，减少医疗纠纷。

4. 维护医务人员自身的合法权益

医护之间要注意保护自身的尊严和人格，在医疗护理中，要注意彼此的尊重，医护间的交流以工作为重，从语言上、行为规范上严格要求自己，杜绝聊天、打闹，对不良的行为和语言，要勇于捍卫自己的尊严。

5. 严格医疗相关证据的管理

（1）书证：是指以文字、符号、图形等记载的内容或者表达的思想来证明案件事实的证据材料。

包括手术收费单、护理记录单、手术清点单、一次性物品使用毁形记录单、感染监测记录单、手术同意书、手术及麻醉记录单、病理送检记录单、特殊耗材使用登记单。对各种文字性的资料，在书写时字迹要清晰，不得涂改、缩写、简写，记录要全面、真实，准确无误，规范合理，并保留完整的空气培养、无菌包培养、高压蒸汽消毒锅的监测、低温消毒锅的监测、手术医师护士手培养、一次性物品使用等的感染监测资料，由专人分类保管，使感染监测系统资料完整，便于核查。

（2）物证：疑似输液、输血、注射、药物等引起不良后果，医患双方应当共同对现场实物进行封存和启封，封存的现场实物由医疗机构保管。

6. 改善服务态度、规范护理行为

（1）规范护理行为：手术室护士应严格规范自身的护理行为与自身形象，行为应符合医疗护理规范要求，如自身形象应举止端庄、语言文明、衣帽整洁符合手术室环境要求，手术中不谈论与手术无关的事情，不对患者的病情窃窃私语，尊重患者的人格。当患者进入手术室时，通过亲切的问候，简短而友好的交谈，严肃认真的工作态度，使患者感到安全和放心。做到文明礼貌、稳重端庄、态度诚恳、对患者的痛苦表示同情并安慰鼓励患者。在进行护理操作前，要向患者讲明目的及注意事项，对患者的要求要尽量满足，进行必要的解释。

（2）实施健康宣教：针对患者缺乏手术方面的有关知识，通过术前术后访视、手术咨询门诊、手术知识讲座等介绍手术的环境、术前须知，患者进出手术室的过程、要求等，使患者对手术有一个大致的了解，减少陌生感和恐惧心理。还应介绍术前、术中、术后有可能发生的情况及术后注意事项，特别是让患者了解手术的风险性。使患者在术前对有关情况有全面正确的了解，对术后可能出现的医疗并发症有充分的思想准备和预防方法，使不属于医护人员技术原因所造成的纠纷得到了解决。

三、医疗事故与经济分析

《医疗事故处理条例》第二条："本条例所称医疗事故，是指医疗机构及其医务人员在医疗活动中，违反医疗卫生管理法律、行政法规、部门规章和诊疗护理规范、常规，过失造成患者人身损害的事故。"虽然医疗事故定义中没有经济的说法，但却蕴涵着经济的实质。侵权损害赔偿，没有增加社会财富，仅仅将财富从医方转移到患者方。用经济分析的方法，可以加深对于医疗事故的理解。下面以知情同意权和管理过失为例加以说明。

《医疗事故处理条例》第十一条："在医疗活动中，医疗机构及其医务人员应当将患者的病情、医疗措施、医疗风险等如实告知患者，及时解答其咨询；但是，应当避免对患者产生不利后果。"假设疾病治疗好获得的收益为B，治疗疾病花费为C，治疗风险为P（风险发生概率）与D（风险发生造成的损害）的乘积，如果B>C+P×D，患者会认为合理而选择治疗；否则拒绝治疗，或者在治疗效果和预想存在差距时，提出异议或者索赔。不过，其中蕴涵"效用"问题。比如，1瓶"可口可乐"给1位穷人，除了"可乐"本身具有的解渴功能外，这位穷人可能会因获得1瓶"可乐"而高兴1天；如果将此"可乐"给1位富人，仅发挥"可乐"本身的解渴功能。以社会效益最大化为标准，仅有1瓶"可乐"，给1位穷人比给1位富人将产生更大的社会效益。同样，1位年收入为2 000元的经济拮据的患者，花费3万元治疗1项并不要命的疾病，即使治疗效果很好，他可能认为身体健康获得的效用小于3万元花费的效用，而认为治疗不合理。这就是知情同意权的经济分析，也是卫生管理法律、法规要求履行知情同意权的理论佐证之一。显然，充分保障患者知情同意权，是人文关怀的表现。

《医疗事故处理条例》明确医疗机构作为医疗事故的主体。以手术室为例，其管理过失与经济紧密相关。如手术室输液架松动，修理费用是50元。输液架掉下砸伤患者的概率为10%，受伤患者治疗及其他费用为3 000元。医院没有修理输液架，节省50元，损失赔偿与概率乘积为3 000×10%=300元，300元远远大于50元，所以医院存在过失。从经济学角度分析医疗事故，能够发现医疗事故的经济实质，以便更全面地认识卫生管理法律。毫无疑问，经济分析不能代替法律条款，实践中还是应该按照法律、法规、规章以及护理诊疗规范、常规，认真执行各项医疗护理操作。因此，进行围手术期的法律评价，必须从思想上认识法律、法规在医疗护理工作中的重要性，并能在临床实践中掌握评价的尺度，才能给患者以安全的医疗保证。鉴于手术室的工作性质，决定了每位手术室护士除应具备高度的工作责任心和熟练的护理操作技巧外，还必须养成较强的法律责任意识，严格遵守卫生管理法律、法规、护理规范和规章制度，最大限度地保护自己、患者以及医院的合法权益，减少医疗纠纷，保证医疗、护理工作的安全。

第四节　消毒灭菌法

灭菌法是利用物理的或化学的方法清除器械、敷料等物品上的一切微生物（包括芽孢），以防止伤口感染和交叉感染。

一、压力蒸汽灭菌法

压力蒸汽灭菌法是利用高压、高温杀死一切病原微生物。它的特点是杀菌可靠、经济、快速、灭菌绝对有效。目前，常用的压力蒸汽灭菌器是一种下排气式灭菌器，另一种是预真空式灭菌器，以及最新使用的是小型台式快速灭菌器。

（一）下排气式压力蒸汽灭菌器

在密闭的蒸汽灭菌器内，蒸汽压力在108 kPa，温度在121 ℃时，灭菌时间为20～45 min。器械灭菌一般需20 min，敷料灭菌需45 min。橡胶类灭菌时间不宜过长，以免损坏物品。器械包不超过7 kg，敷料包大小不超过30 cm×30 cm×25 cm，重量不超过5 kg。

1. 操作方法

（1）装锅：包裹不应过大，应均匀地竖放在锅屉上，2层之间交替排列。桶类要横置锅内，器械类侧放，液体类瓶装2/3，用牛皮纸及包布各1层封口，排列于锅屉上；未包装的罐类将盖打开，储槽要打开排气孔，锅内放指示剂，关紧锅门。

（2）灭菌：打开来气总阀门及外层放气阀门，排除管道内积水。开内锅来气和放气阀门排气。内锅温度升至100℃时将内外层放气阀门关小，待锅内温度达到121 ℃，压力达108 kPa时，关闭内外层放气阀门即记灭菌时间。灭菌过程中监测压力及温度指示。

（3）灭菌到时：关闭总来气及内层来气阀门。打开内层放气阀门，使压力降底。再打开锅门，干燥15～20 min指标合格后取出灭菌物品。灭菌液体时，关闭来气开关后，关闭电源待自然冷却，压力恢复到"0"位，温度下降到60 ℃以下即可。

（4）出锅：①出锅人员要穿洗手衣裤，戴帽子、口罩、手套；②在无菌物品出口出锅，检查指示剂合格后方可取出物品；③无菌物品要放在专用车上，或在普通车上加铺干净中单以示区别；④无菌物品的有效期热季（5月1日～9月30日）为7 d；冷季（10月1日～4月30日）为14 d，有层流的房间均可保留14 d；⑤无菌物品间每周进行紫外线空气消毒1次。

2. 注意事项

（1）每日晨须先进行BD实验，灭菌器合格后方可使用。无BD纸可用米字胶带替代。做法是：用3M指示胶带贴于8开纸上呈米字形，放于敷料包内，灭菌后观察米字胶带颜色是否均匀。

（2）包裹大小松紧适当，不能过重、过紧，一律分层竖放。包与包之间应留有空隙，装锅不超过锅内容量的80%。

（3）灭菌过程中温度维持在121℃，压力维持在108 kPa，如低于上述指标应重新计时。

（4）玻璃类及液体类灭菌时，排气上磅要慢，以免损伤物品。

（5）遵守操作规范，灭菌结束时降压不要过快，压力未降到0不得打开锅门，防止危险。

（6）浸湿的敷料、器械应重新灭菌。

（7）灭菌器械每月进行嗜热脂肪杆菌芽孢活菌效果监测1次。

（8）指示剂的种类有3M指示胶带、3M指示卡、苯甲酸指示剂、留点温度计等。

（9）定期设备检修，操作人员要进行岗前培训，持证上岗。

（二）预真空压力蒸汽灭菌器

预真空压力蒸汽灭菌器是将锅内冷空气抽出98%以上，锅内温度达132℃，压力达267 kPa，一般灭菌时间为4 min。灭菌过程有程控和电脑控制两种。

1. 操作方法

（1）一次抽真空法：一次将锅内抽真空到2.67 kPa。此种方法灭菌周期比较短，对密封条要求极高，很难保持，抽真空比较难。

（2）脉动真空法：①脉动真空法是首次抽真空到8 kPa，然后通入蒸汽再抽真空，如此反复3～9次，亦可达到一次抽真空2.67 kPa所排除98%冷空气的效果；②输入蒸汽使压力达到184.4～199.1 kPa，相当于温度132～134℃，保持恒定，维持4 min；③启动抽气机，抽去锅内蒸汽，使压力降至负压（93.3～90.7 kPa），打开进气阀，使经过除菌的空气进入锅内，达到内外锅压力平衡。重复抽气1～2次，温度降至60℃即完成了整个灭菌过程。

2. 注意事项

①冷空气排除要彻底，灭菌器的密封性要好，排气管道通畅，排气时间充足，以保证蒸汽的穿透性和升温；②预真空压力锅不能灭菌液体；③灭菌器在工作时应确保蒸汽压力在3 kg/cm^{2}以上，水压在1.5 kg以上。

（三）快速灭菌器

快速灭菌器为台式高压灭菌器，分为2层，隔层内盛水，有盖，可以旋紧，加热后产生蒸汽。锅外有电脑自控数字显示窗口。该灭菌器体积小、操作简便、灭菌迅速、效果可靠。

1. 操作方法

（1）外层中盛水3 000 mL，一般选用灭菌注射用水或纯净水。

（2）将拟灭菌的物品装入锅屉，再将锅屉轻轻推入灭菌器内。

（3）打开电源开关，选择消毒方式，再按START，准备开始消毒。当温度和压力达到灭菌要求时，自动进入灭菌状态，最短灭菌时间为3 min。

（4）灭菌结束后进入烘干阶段，此时如急需器械，可按STOP停止干燥程序，待给予指示后，即可取出物品，检查合格后备用。

（5）关闭电源开关，擦拭锅屉并放入灭菌器内，锅屉外留5～10 cm。

2. 注意事项

（1）消毒屉内放灭菌指示卡。

（2）每日补充水量，定期检查水质，每月清洗更换。

（3）根据物品轻重选择不同的消毒方式，小量轻型物品、较重物品及带有包装的物品，消毒方式不同，灭菌时间长短不一。

（4）快速灭菌器的效果监测同压力蒸汽灭菌器。

二、等离子体灭菌法

等离子体灭菌技术是近年来出现的一项物理灭菌技术，是新的低温灭菌技术。等离子体是低密度的电离气体云，等离子的生成是某些中性气体分子或其他汽化物质在强电磁场作用下形成气体电晕放电，电离气体而产生。特点是作用迅速、杀菌可靠、作用温度低、清洁而无毒性残留。

（一）等离子体灭菌设备

（1）激光等离子体装置以激光作为激发能源激发气体产生等离子体。

（2）微波等离子体装置微波等离子体是一种非平衡态低温等离子体。特点是电离分解度高，成分比较丰富。电子温度与气体温度比值大，即温度高而底衬材料温度低，可以在高气压下维持等离子体浓度，属于静态等离子体，无噪声。

（3）高频等离子体装置用高频电磁场作为激发源，先将灭菌腔内抽真空，然后通入气体再施加能量，激发产生等离子体对腔内物品进行灭菌。目前主要有过氧化氢等离子体灭菌器，该灭菌器为一立方体柜式，用过氧化氢蒸气经离子化后，在激发源高频场的作用下产生等离子体进行灭菌。

（二）杀菌作用

将某些消毒剂气化作为等离子体基础气体可显示出更强的杀菌作用。混合气体等离子体的杀菌作用比单一气体效果更好。低温过氧化氢等离子体的灭菌周期为 50～70 min。

（三）应用范围

用于内镜（内窥镜）、怕热器材、各种金属器械、玻璃等物品的灭菌。

（四）注意事项

物品必须清洁干燥，能吸收水分和气体的物品及小于 3 mm 的管道不能用等离子体灭菌，必须用专用包装材料，使用化学及生物指示剂进行监测。

三、环氧乙烷灭菌法

环氧乙烷是继甲醛后的第二代化学灭菌剂，是目前最好的冷灭菌剂之一。环氧乙烷灭菌效果可靠，但存有毒性。

环氧乙烷又称为氧化乙烯，是一种化学气体高效灭菌剂。由于环氧乙烷杀菌谱广，对病原菌、细菌芽孢、真菌、立克次体及病毒等都有显著杀灭作用，并具有穿透力强、对物品损害轻微的特点，故适于使用其他灭菌术容易损坏物品的消毒，如电子器械、精密仪器、生物制品、衣物、皮毛类、化学合成的纤维制品、塑料制品、橡胶制品以及包装密封的物品等。

（一）原理与性能

（1）环氧乙烷在常温下为无色气体，比空气重，低于沸点时为白色液体，能以任何比例与水混溶，其气态易扩散。对橡皮、纸张、棉织品、粮食、油脂等有很强的穿透力。对金属、塑料、棉织品、橡胶、食品等无腐蚀和破坏作用。其蒸气易燃易爆，具有中等毒性。

（2）环氧乙烷与惰性气体混合使用，可避免燃烧爆炸。

（3）环氧乙烷属高效消毒剂，是一种化学性质活泼的环氧类烷基化合物，菌体蛋白的各表面基团如梭基、氨基、蔬基和羟基中有能游离的氢原子，后者极易与环氧乙烷分子结合成羟乙基而烷基化。这种烷基化阻碍了菌体蛋白的新陈代谢使之失去活力而死亡。能有效杀死细菌、结核杆菌、真菌、病毒、立克次体和芽孢，可达灭菌程度。

（4）温度对环氧乙烷的灭菌作用有很大影响，25 ℃比 5 ℃时的杀菌作用大 7.5 倍，37 ℃比 25 ℃时的杀菌作用又大 3.5 倍。

（二）操作方法

（1）丁基橡胶袋法是将消毒物品包装后放入袋内，折叠袋口，用带子扎紧袋口，将消毒袋底部的通气管接上吸引器，吸尽袋内空气后再将通气管换接上环氧乙烷瓶的出气口，打开环氧乙烷开关，将瓶放入热水中使其气化，待消毒袋内鼓足气体后，停止加药，钳夹通气管。隔 10 min 后，待袋内的环氧乙烷被消毒物品吸收一部分后，再如上法加药 1 次。两次加药总量约为 1 500 mg/L。在室温 20～24 ℃下，消毒 6～12 h 即达目的。

（2）保温瓶加热消毒法适用于室温较低时，对小型物品的消毒处理。用 20 磅广口保温瓶，事先加入 45 ℃热水至瓶的 1/3～1/2 处；将拟消毒物品及环氧乙烷安瓿放入聚乙烯薄膜袋内，排掉多余气体，用棉绳扎紧口袋；环氧乙烷安瓿应用双层布制小袋包好，颈部保持向上位置，以防掰碎后药液喷溅、外流、损伤物品及塑料袋；自袋外将安瓿颈掰断，立即放入广口保温瓶内；盖好保温瓶盖，作用 16～24 ℃（>40℃）即达目的。

（3）环氧乙烷灭菌器适用于大型物品消毒处理。

①将消毒物品装入灭菌器内。

②关闭灭菌器门，严格密封，不能漏气。

③夹层加温。开热水管阀门进 60～80 ℃热水，控制灭菌器内温度在 35～37 ℃，如温度超过控制温度，则放冷水降温。

④关闭进气阀门，打开抽气阀，接通电路，抽气至负 26.7 kPa（200 mmHg）以上。

⑤断开电源，关闭抽气真空阀门。

⑥打开进药阀门，将环氧乙烷药液气瓶加温。当气瓶压力表指针上升为 15 kg/cm^2 时，表示瓶内气体已达使用压力。此时可打开进药阀门，放环氧乙烷气体进入灭菌器内。

⑦灭菌器内压强达 1 kg/cm^2 时可停药。关闭环氧乙烷气瓶进药阀门。如该气瓶温度因加温后上升，可再用冷水降温。

⑧密闭 20～24 h 后按其反向顿序排除环氧乙烷气体，打开进气管进空气并抽气，最后打开灭菌器门，用吹风机向消毒包吹气至少 1 h。无环氧乙烷气味后才可取出消毒物品。

⑨消毒后物品做已消毒标记。

（4）安答信环氧乙烷灭菌消毒炉。

①首先打开电源开关（在机器后电源接口处）。

②在准备状态下，先按"放入"键，由主控制盘输入"放入"消毒之数量，最后再按"确认"键。

③炉内自行升温至 48 ℃，门锁自动开启，将要消毒的袋子放入炉内进行消毒。

④经过 16 h 工作后，显示屏显示灭菌过程已完成。如需取出物品时，按"取出"键，再按"确认"键。强力冲洗过程会自动开始，经 5 min 的炉内急抽风倒数完毕后，门锁自动开启，可将已消毒的物品取出。

⑤贴上消毒日期。

（三）仪器特点

（1）穿透力强，可穿透多层敷料。

（2）有毒性，不可用于空气消毒。室温须在 20～24 ℃，消毒时间长（6～12 h）。

（3）刺激性小，使用不当易爆炸。

（四）注意事项

（1）环氧乙烷易燃易爆，具有一定毒性，使用时必须注意安全。

（2）给药前应仔细检查所有、所用容器有无漏气之处，如有则应更换后再用。

（3）消毒时，应注意环境温度与相对湿度。温度升高可加强环氧乙烷的杀菌作用，但不能超过 60 ℃或低于 18 ℃，湿度在 30%～50% 时杀菌作用最强。每月监测灭菌效果。

（4）使用环氧乙烷时禁止明火，应远离火源。充入环氧乙烷时不要快，要均匀充入。敲碎安瓿时不要过猛。柜门、袋口要关紧、扎紧，不能有漏气。灭菌结束时关闭电灯，打开窗户后，再打开柜门、袋口。灭菌过的物品残留气体达标后方可使用。

四、戊二醛灭菌法

戊二醛是一种高效的化学灭菌剂，可广泛用于器械、导管、内镜的灭菌处理。它对金属器械的腐蚀作用小，对碳钢、铝制品有一定的损害。戊二醛属于中等毒性，对眼睛有刺激，使用时应避免溅入眼内。

（一）用法

在无菌容器内配制 2% 戊二醛溶液，用于怕热、耐湿的精密仪器及金属器械的消毒灭菌。杀灭芽孢的作用时间为 10 h 以上，一般繁殖体作用时间为 30 min 以上。

（二）注意事项

（1）物品消毒前先进行高水平处理，即用酶试剂浸泡 5 min，再用清水冲洗、干毛巾擦干。

（2）消毒好的物品使用前，用无菌生理盐水冲洗 1 遍，以减免戊二醛的毒性。

（3）使用前现配，保存期为 2 周。

五、其他化学消毒灭菌法

利用化学药物渗透细菌体内，从而起到消毒灭菌的作用，所用的药物称化学消毒剂。能杀死细菌芽孢者，称为灭菌剂。凡不适于物理灭菌的物品、光学仪器及皮肤、黏膜均适用此法。

（一）化学消毒灭菌剂的使用原则

（1）根据物品的性能及病原体的特性，选择合适的消毒剂。
（2）严格掌握消毒剂的有效浓度、消毒时间和使用方法。
（3）须消毒的物品应洗净擦干，浸泡时打开轴节，将物品浸没于溶液内。
（4）消毒剂应定期更换，加盖并定期测定比重，及时调整浓度。
（5）浸泡过的物品，使用前须用无菌生理盐水冲洗，以免消毒剂刺激人体组织。

（二）化学消毒剂分类（按杀菌能力分）

（1）高水平消毒剂能杀灭细菌芽孢，如环氧乙烷、过氧乙酸、甲醛、戊二醛、含氯消毒剂。此类消毒剂性质不稳定，须现用现配。
（2）中等水平消毒剂能杀灭芽孢以外的微生物，如碘仿（碘附）、碘酒、乙醇。
（3）低水平消毒剂如苯扎溴铵（新洁尔灭）、洗消净、氯已定（洗必泰）等。

（三）消毒灭菌方法

（1）浸泡法选用杀菌能力强、腐蚀性弱、水溶性消毒剂，将物品浸没于消毒剂内，在有效的浓度和作用时间内，达到消毒灭菌目的。

① 2%戊二醛：用于消毒时浸泡30 min，用于灭菌时浸泡10 h。
② 1‰苯扎溴铵：消毒物品时浸泡30 min。
③ 75%乙醇：消毒物品浸泡30 min。
④ 过氧乙酸：2‰~5‰于肝炎病人污染物（如血液等）的消毒，浸泡30 min以上。
⑤ 含氯消毒剂（氧氯灵）：每10 g加水1 000 mL，用于肝炎、绿脓等术后污染的器械物品的消毒，浸泡时间为5 min。

注意事项：器械的轴节要打开，管腔类要排净空气，锐利器械垫以纱布，浸泡途中再加入物品应重新计时，定期检测药液浓度。

（2）擦拭法选用易溶于水、穿透性强的消毒剂，擦拭物品表面，在有效的浓度和作用时间里达到消毒灭菌目的。a. 洗消净、2%~5%知过氧乙酸溶液用于物品表面擦拭消毒，洗消净也可用于地面消毒。b. 过氧乙酸可用于肝炎等手术污染的物品的浸泡消毒，用于吸引瓶内污物消毒时须加满药液，作用时间为30 min。

（3）熏蒸法加热或加入氧化剂，使消毒剂呈气体，在有效的浓度和作用时间里达到消毒灭菌目的。适用于室内空气消毒或精密仪器、光纤等不耐高温的物品。

甲醛熏蒸法。①在密闭的消毒柜内灭菌器械等物品，甲醛40 mL/m³，加催化剂高锰酸钾30 g/m³，密闭12 h达到灭菌效果后方可使用。②消毒手术间空气：常温下，相对湿度70%以上，甲醛25 mL/m³用化学法或加热法释放甲醛气体，密闭门窗12 h以上。③驱除残留甲醛，以25%氨水按25 mL/m³加热蒸发即可。

过氧乙酸熏蒸法：15%过氧乙酸溶液用于室内空气消毒，0.75~1 g/m³，温度18 ℃以上，湿度70%~90%，蒸发完后密闭门窗1 h。污染的及新起用的手术间密闭消毒1 h后，进行空气采样合格后方可使用。

（4）外科洗手常用消毒液4%洗必泰（氯已定）、洛本清、术必泰。
（5）胸腔冲洗法1‰洗必泰加生理盐水3倍冲洗胸腔。
（6）皮肤、黏膜消毒

① 皮肤消毒，用2.5%碘酒擦试后，再用75%乙醇脱碘；0.5%碘附也用于皮肤消毒。
② 1%碘酒用于耳科及婴儿皮肤消毒。
③ 0.5%碘附用于黏膜及会阴部皮肤消毒。
④ 1‰苯扎溴铵、3%过氧化氢、0.5‰氯已定用于外伤及感染伤口浸泡消毒。
⑤ 5%碘酒用于新生儿脐带消毒。

六、煮沸消毒灭菌法

(一)消毒方法
将容器内水煮沸至100℃,保持10 min可杀灭细菌繁殖体,保持2 h能杀灭芽孢。

(二)注意事项
(1)物品进行消毒前必须清洗干净。
(2)有轴节的物品须将轴节打开,有管腔的物品须将腔内注满水。
(3)玻璃、搪瓷类应冷水或温水时放入,金属、橡胶类则待水沸后放入。
(4)碗盘类勿重叠。
(5)物品必须浸入水面以下。
(6)消毒时间均从水沸后开始计时,如灭菌途中加入物品应待水沸后重新计时。
(7)最好用蒸馏水。
(8)此法适用于不怕潮湿耐高温的搪瓷、金属、玻璃、橡胶类物品。
(9)消毒后及时取出物品,保持在无菌容器内,时间为4 h。

七、紫外线灯管消毒法

(一)消毒方法
手术室用30W紫外线灯管进行空气消毒。灯管一般置于屋顶或墙壁上,开启电源7 min后记消毒时间。作用时间为30 min。选择波长为2 537 mn(是细菌对紫外线吸收最快的波长)的紫外线灯管最好。室内每10 m^2 安装30 W紫外线灯管1支,有效距离不超过2 m。照射时间为30~60 min,照射前清扫房间,照射时关闭门窗,停止人员走动。

(二)注意事项
(1)紫外线灯管要保持清洁透亮,用75%乙醇擦拭。关灯后应间隔3~4 min后才能再次开启。
(2)每月1次将紫外线消毒后的空气进行细菌培养,以检查杀菌效果。每季1次紫外线化学指示卡监测:新灯管(30W)不低于100 puW/cm^2;使用中的旧灯管在50~70 puW/cm^2,则须延长消毒时间;低于50 puW/cm^2 者必须更换。

第五节 手术人员的准备

一、手臂消毒法

洗手前,将衣袖卷至上臂上1/3处,剪指甲,除去指甲内污垢。

(一)碘附刷手法
(1)肥皂水将手及手臂清洗1遍。
(2)取无菌刷接取0.5%碘附液,自手指开始向上刷至肘关节上10 cm,刷手5 min。
(3)用无菌小毛巾或擦手纸擦干手臂。

(二)术必泰刷手法
(1)肥皂水清洗手及手臂。
(2)取无菌刷接取术必泰刷手液5~10 mL,按顺序自手指尖开始,手指-手掌-手背-腕部-前臂-肘部-上臂,刷至肘关节上10 cm处。刷洗时要用力,特别是甲缘下、指间、大拇指内侧、尺侧及皮肤皱褶处。刷3~5 min,然后用清水冲洗干净。
(3)取术必泰喷雾液5~10 mL,涂抹手及手臂2遍,如有不适应,可用术必泰刷手液代替。
(4)接台手术时,在不污染手臂的情况下只需用喷雾液涂抹1遍手及手臂即可接台。

二、穿无菌手术衣法

（一）穿遮背式手术衣法

（1）台上护士手臂灭菌后取无菌手术衣，面向无菌手术台远隔1步，双手提起衣领两端，抖开手术衣，将手术衣向空中轻抛，两手伸入衣袖内。

（2）两手臂平举胸前，高不过肩，低不过腰。

（3）供应护士协助穿手术衣，不能碰刷过手的手臂，系好手术衣颈部带子。

（4）未戴手套的手，不能触摸手术衣的任何部位，以免污染。

（5）戴无菌手套后，解开腰间布带，右手将腰带上的纸卡片的一端递于供应护士。

（6）供应护士持卡片，将腰带绕过背后，使手术衣的外片遮盖内片，将腰带再递回给洗手护士，同时取下纸卡片。

（7）洗手护士系好腰带穿衣完毕。

（二）连台手术护士更衣法

手术完毕，手套也未曾破损，须进行另一台手术时，可按下列程序更换手套及手术衣。

（1）洗净手套上的血渍，在巡回护士的协助下先脱手术衣，再脱手套，注意皮肤不与手术衣、手套的外面接触。

（2）重新涂1遍喷雾液。

（3）穿手术衣，戴无菌手套即可。

（三）注意事项

（1）穿无菌衣时未戴手套的手不可拉衣袖或触及其他部位。

（2）穿好无菌衣、戴无菌手套后，手臂应保持在胸前，高不过肩，低不过腰，双手不可交叉放于腋下。

（3）有破口的无菌衣应更换。

三、无接触戴无菌手套法

（1）取无菌手术衣，双手伸入袖口处，手不出袖口，有破口的无菌手术衣应更换。

（2）隔着衣袖左手取右手的无菌手套，扣于右手袖口上，手套的手指向上，各手指相对。

（3）放上手套的手隔着衣袖的一侧翻折边抓住，另一只手隔着衣袖，拿另一侧翻折边，将手套翻套于袖口上，手迅速伸入手套内。

（4）再用已戴好手套的右手，同法戴另一只手套。

第六节　手术病人的准备

一、手术野皮肤消毒

（一）皮肤消毒的原则

（1）皮肤消毒的目的是杀灭切口处及周围皮肤上的微生物。消毒前须检查消毒区是否清洁，如皮肤上有胶布粘贴的残迹则用汽油拭去，皮肤有破口或疖肿者应停止手术。

（2）消毒范围包括切口四周15～20 cm的区域。一般皮肤消毒应由手术切口开始向四周涂擦，感染伤口或肛门会阴部消毒则应由外向内涂擦。

（二）皮肤消毒方法

（1）消毒海绵钳1把，弯盘内放纱球3个，1个蘸2.5%碘酒，另2个蘸75%乙醇。

（2）自手术切口处向外消毒至切口周围15～20 cm以上，碘酒消毒后要等再用75%乙醇脱碘。消毒中碘酒不要过多，以免烧伤皮肤。

(3)面部、口腔及小儿皮肤,用1:1 000在硫柳汞酊和75%的乙醇消毒,也可用0.5%的碘附消毒,内耳手术用1%的碘酒和75%的乙醇消毒。

(4)消毒过程中有污染,必须听从手术室护士的安排重新消毒。

(5)消毒后用过的海绵钳交供应护士收取。

(三)手术野皮肤消毒范围

1. 头部手术皮肤消毒范围

头及前额。

2. 口唇部手术皮肤消毒范围

面唇、颈及上胸部。

3. 颈部手术皮肤消毒范围

上至下唇,下至乳头,两侧至斜方肌前缘。

4. 锁骨手术皮肤消毒范围

上至颈部上缘,下至上臂 1/3 处和乳头上缘,两侧过腋中线。

5. 胸部手术皮肤消毒范围

(侧卧)前后过中线,上至锁骨及上臂 1/3 处,下过肋缘。

6. 乳腺手术皮肤消毒范围

前至对侧锁骨中线,后至腋后线,上过锁骨及上臂,下过肚脐平行线。

7. 上腹部手术皮肤消毒范围

上至乳头、下至耻骨联合,两侧至腋中线。

8. 下腹部手术皮肤消毒范围

上至剑突,下至大腿上 1/3 处,两侧至腋中线。

9. 腹股沟及阴囊部手术皮肤消毒范围

上至肚脐线,下至大腿上 1/3 处,两侧至腋颈椎后路手术皮肤消毒范围上至颅顶,下至两腋窝连线。

10. 颈椎后路手术皮肤消毒范围

上至颅顶,下至两腋窝连线。

11. 胸椎手术皮肤消毒范围

上至肩、下至髂嵴连线,两侧至腋中线。

12. 腰椎手术皮肤消毒范围

上至两腋窝连线、下过臀区。两侧至腋中线。

13. 肾脏手术皮肤消毒范围

前后过中线,上至腋窝,下至腹股沟。

14. 会阴部手术皮肤消毒范围

耻骨联合、肛门周围及臀、大腿上 1/3 内侧。

15. 四肢手术皮肤消毒范围

周围消毒,上下各超过 1 个关节。

二、手术野无菌单的铺置

(一)铺置无菌单的原则

手术区消毒后,铺无菌单的目的是建立无菌安全区,显露手术切口所必需的皮肤区域,遮盖切口周围,以避免和减少手术中的污染。

(1)手术切口四周及手术托盘上应铺置4层以上,其他部位应至少2层以上,无菌单下垂应超过桌面下 35 cm。

(2)护士传递治疗巾或中单时,手持两端向内翻转遮住双手,医师接时可避免接触护士的手。

(3)打开无菌中单时,无菌单不可触及腰以下的无菌手术衣。

（4）铺手术野治疗巾的顺序是先下后上，再对侧，最后铺近侧。已铺置的无菌巾不可随意移动。如铺置不准确，只能向切口外移动，不能向切口内移动。

（5）铺第1层治疗巾可用手巾钳固定或用皮肤保护膜覆盖，其他层次固定不得用手巾钳，可用组织钳。

（6）铺置第1层无菌单后，医师手臂应再次消毒并穿无菌手术衣，戴无菌手套后铺其他层的无菌单。

（7）铺置大的无菌单，在铺展开时，要手持单角，向内翻转遮住手背，以免双手被污染。

（二）无菌单的铺置

1. 腹部无菌单的铺置

（1）传递4块治疗巾，前3块折边向着手术助手递上，第4块折边向着自己递上。

（2）铺第1块治疗巾覆盖手术野的下方，然后按顺序铺置手术野上方、对侧和同侧。

（3）4块治疗巾交叉铺于手术野后，以4把手巾钳固定或切口部位覆盖皮肤保护膜。

（4）腹单标志箭头朝病人头侧覆盖全身、头架及托盘。

（5）双折中单铺于托盘上。

（6）头架上横拉1块单层中单。

（7）腹部大手术，铺丁字单方法与铺腹单方法相同。

2. 甲状腺手术无菌单的铺置

（1）传递第1块治疗巾，折边向助手递上，横铺于胸前。

（2）自下颌始，横铺1块小颈单，将小颈单上部向上翻转遮盖头架，供应护士将小颈单的固定带由耳后系于头顶上。

（3）2块治疗巾团成球形，填在颈部的两侧。

（4）传递2块治疗巾，折边向助手的铺于对侧，折边向自己的铺于同侧，然后1块治疗巾竖叠，折边向着助手递上，竖铺于手术部位的上方，4把手巾钳固定或切口部位覆盖皮肤保护膜。

（5）铺颈单，覆盖头架、全身及托盘。

（6）双折中单，覆盖托盘，并在托盘与切口之间铺置1块双层中单。

（7）头架上横拉1块单层中单。

3. 头部手术无菌单的铺置

（1）双折中单内夹油布，上面再重叠1块治疗巾，铺于病人头下。

（2）手术野铺4块治疗巾，三角针4号线将治疗巾交叉缝合固定在头皮上或切口部位覆盖皮肤保护膜。

（3）双折中单1块，1/3铺于托盘架上，并用托盘压住，剩余覆盖托盘。

（4）头部围1块双折大单，托盘上覆盖1块双层大单或用颈单直接铺置。

（5）托盘上再铺1块双折中单。

（6）托盘下与手术野之间用治疗巾、组织钳做1个器械袋。

（7）麻醉桌侧横拉1块单层中单。

4. 乳腺癌根治术无菌单的铺置

（1）患侧上肢抬高，自腋下横铺1块双折大单，覆盖支臂架。双层中单包裹上肢，绷带包扎固定。

（2）5块治疗巾交叉铺于手术野四周，以5把手巾钳固定或切口部位覆盖皮肤保护膜。

（3）手术部位上方铺1块双折大单覆盖头架。

（4）手术部位下方铺1块双折大单覆盖身体，然后在托盘上再铺1块双折大单。

（5）手术部位两侧各铺1块双折中单，以组织钳固定。

（6）托盘上铺1块双折中单。

（7）头架上横拉1块单层中单。

5. 会阴部手术无菌单的铺置

（1）双折中单上重叠1块治疗巾垫于病人臀下。

（2）3块治疗巾交叉铺于下腹部和两大腿内侧，手巾钳固定。

（3）铺置肛单，分别将双下肢套好，然后覆盖托盘、胸部及头架。

6. 直肠癌根治无菌单的铺置

（1）双折中单上重叠1块治疗巾垫于病人臀下。

（2）假肛侧腰背下垫1块双折中单。

（3）下腹部切口上方铺3块治疗巾，切口下方4折治疗巾横盖耻骨联合处。

（4）2块治疗巾铺肛门左右两侧，4把手巾钳固定肛门四周的治疗巾。

（5）铺1块双折大单覆盖上身及头架，双下肢各铺1块双折大单，托盘上铺1块双折大单，上面再铺1块双折中单，下腹部切口两侧各1块双折中单。

（6）会阴部铺1块双折中单。

（7）切口上覆盖皮肤保护膜。

（8）头架上横拉1块单层中单。

7. 胸部无菌单的铺置（侧卧位）

（1）双折中单分别垫于身体的两侧。

（2）双折中单1块，铺于手术野上方，覆盖头架。

（3）4块治疗巾交叉铺于手术野。

（4）手术野上方铺1块双折大单覆盖头架，手术野下方铺1块双折大单，托盘上铺1块双折大单。

（5）手术部位两侧各铺1块双层中单。

（6）切口部位覆盖皮肤保护膜。

（7）托盘上铺1块双折中单。

（8）头架上横拉1块单层中单。

8. 食管颈部吻合术无菌单的铺置

（1）双折中单分别垫于身体的两侧。

（2）4块治疗巾铺于胸部手术野周围。

（3）胸部下方铺1块双折大单。

（4）双折中单包手臂绷带固定。

（5）自下颌始，横铺1块小颈单，将小颈单上部向上翻转遮盖头架，供应护士将小颈单的固定带由耳后系与头顶上。

（6）2块治疗巾团成球形置于颈部两侧。

（7）4块治疗巾铺于手术野周围。

（8）手术野上方铺1块双折大单覆盖头架，手术野下方铺1块双折大单，托盘上铺1块双折大单。

（9）手术部位左右两侧各铺1块双层中单。

（10）切口部位覆盖皮肤保护膜。

（11）托盘上铺1块双折中单。

（12）头架上横拉1块单层中单。

9. 冠脉搭桥手术无菌单的铺置

（1）双折中单分别垫于身体的两侧。

（2）双折中单1块，铺于手术野上方，覆盖头架。

（3）胸前4块治疗巾。

（4）会阴部铺1块4折治疗巾。

（5）3块双折中单铺于取大隐静脉腿的左右侧和脚部。

（6）4块治疗巾铺于腿上。

(7)胸腹铺1块4折大单。
(8)手术野上方铺1块双折大单覆盖头架,脚上铺1块双折大单。
(9)上下切口两侧同时各铺1块双折大单。
(10)手术床两侧各横拉1块单层中单。

10. 上肢手术无菌单的铺置
(1)患肢下横铺1块双折大单。
(2)1块双折治疗巾围绕手术部位上方,裹住上臂及气囊止血带,手巾钳固定。
(3)双折治疗巾包裹手术部位一下的前臂和手,以绷带包扎固定。
(4)手术部位上缘横铺1块双折大单覆盖上身及侧架。
(5)手术部位下面垫1块双折中单,与大单连接处用2把组织钳固定。
(6)侧架上拉1块单层中单。

11. 下肢手术无菌单的铺置
(1)患肢下横铺1块双折大单,自臀区往下并覆盖健侧下肢。
(2)双折治疗巾1块围绕手术部位上方,裹住气囊止血带,以1把手巾钳固定。
(3)双折治疗巾包裹手术部位下方消毒区域,以绷带包扎固定。
(4)手术部位上方铺1块双折大单,手术部位下垫1块双折中单,与大单连接处用2把组织钳固定。
(5)头架上横拉1块单层中单。

12. 髋关节手术无菌单的铺置
(1)切口前后各垫1块双折中单,并在健肢大腿内上1/3处交叉,患肢下面铺一双折大单并覆盖健肢。
(2)用双折治疗巾1块从大腿根部围绕至髋,铺1块1/3折治疗巾于此交叉,以2把手巾钳固定。
(3)下肢用1块双折中单包裹,以绷带包扎固定。
(4)铺丁字腹单,下肢从洞中伸出,显露手术野。
(5)托盘上铺1块双折中单,上面再铺1块双折中单。
(6)患肢下铺1块双折大单。
(7)头架上横拉1块单层中单。

13. 耳部手术无菌单的铺置
(1)将托盘摆在病人头部,托盘上角对着病人上颌角处,其高低距离病人面部20 cm左右。
(2)将托盘拿起,3块治疗巾交叉铺于耳周围,以3把手巾钳固定。
(3)1块治疗巾竖铺,将1/3搭于托盘架上,用托盘压住,2/3翻铺于托盘上。
(4)铺耳单覆盖头部、托盘及上身。
(5)托盘上铺1块双折治疗巾。

14. 眼部手术无菌单的铺置
(1)2块治疗巾铺于病人头下,将上面1块包裹病人头部及健眼,以1把手巾钳固定。
(2)将托盘置于病人胸前,高低距病人胸部20 cm左右,
(3)铺眼单覆盖头部、托盘及上身眼孔处覆盖皮肤保护膜。
(4)托盘上铺1块双折治疗巾。

第七节 基本护理操作技术

一、无菌范围

(1)无菌范围指经过灭菌处理,而未被污染的区域范围。
(2)无菌技术是指在执行医疗护理技术操作过程中,不使已灭菌的物品再被污染,并使之保持无

菌状态的技术。

二、无菌持物钳的使用

（1）每个容器内只放1把钳子。
（2）手不可碰及罐口及无菌持物钳轴节以下部位。
（3）取无菌持物钳时，前端须闭合，尖端向下，垂直取出。
（4）放钳时，闭合前端。
（5）使用持物钳的过程中，应保持其尖端向下。
（6）如需到较远处夹取物品，应连同容器一起移动。
（7）无菌持物钳不可在空中暴露过久，每次用后放回罐中，每隔4 h更换1次。

三、铺置无菌桌的原则

（1）洗手护士铺置无菌桌，刷手，穿无菌手术衣，戴无菌手套后铺置。
（2）无菌桌巾应铺置4层以上，桌巾下垂超过35 cm。
（3）器械的整理顺序为从左向右摆于器械桌上，一般顺序为血管钳、刀、剪、镊、拉钩、深部钳、备用器械。海绵钳及吸引器皮管放于拉钩上。
（4）供应护士移动已铺好的无菌桌时，手不可握下垂桌巾，应握于下垂桌巾下面移动。
（5）洗手护士推移无菌桌时，手不可握桌缘的栏杆，应在栏杆内使之推移。
（6）放置在无菌桌内的物品不能伸于桌缘以外。
（7）如果水倒在无菌桌单上则认为已被污染，应立即加盖无菌单。

四、无菌桌的铺置方法

1. 穿手术衣铺置无菌桌法
（1）选择范围较宽敞的区域铺置无菌桌。
（2）检查无菌敷料、器械、物品有效期及包布有无破损。
（3）将主敷料包、器械包、手术衣分别打开2层包布，并将洗手护士手套打在无菌手术衣上。
（4）穿手术衣、戴手套后，洗手护士将主包桌巾打开，先近侧后对侧，检查指示卡是否符合标准。
（5）将敷料移至无菌桌的右上角，取1块治疗巾铺于器械桌左下角，手术衣放于无菌桌右下角，器械放于无菌桌的左下角。
（6）将所用一次性物品等放于敷料包左侧，无菌桌的铺置即完成。

2. 持无菌钳铺置无菌桌法
（1）选择范围较宽敞的区域铺置无菌桌。
（2）检查无菌敷料、器械、物品有效期及包布有无破损。
（3）将主敷料包斜放于器械桌上并打开2层48寸包布。
（4）用2把无菌海绵钳夹持敷料包对角，提起放正，打开近侧桌巾，检查指示卡是否符合标准再绕至手术桌对侧，打开桌巾。
（5）将敷料移至无菌桌的右上角，取1块治疗巾铺于器械桌左下角，将器械包打开，器械放于无菌桌的左下角，手术衣放于无菌桌右下角。
（6）将所用一次性物品等打至无菌桌上，并放于敷料包左侧。
（7）持无菌海绵钳将器械桌用桌巾覆盖。

五、无菌桌的整理

（1）将手术衣放敷料上（注意放稳）。
（2）翻下大、中、小碗及弯盘（大碗在无菌桌左上角，弯盘在大碗的右侧），皮管放于敷料左侧。

打开治疗巾，取出长串钳放屉子右侧，弯钳串压在长串钳上。

（3）取出蒂氏钩、压肠板、双头钩、单头钩、胆囊拉钩放长串钳后，海绵钳、麻头吸引器、粗细乳胶管、电刀镊放最后。镊子放于大拉钩前面，消毒海绵钳及弯头吸引器放大碗左侧，取出刀柄、剪刀、甲状腺钩，递下器械屉子后，将刀、剪、甲状腺拉钩放长钳串前边，将弯钳串置于器械屉子处。

（4）按先器械后敷料的顺序清点数字。

镊子（取出短牙镊横放刀剪前）—扁钳—中弯—蚊弯—艾力斯（取出2把，1把穿电刀镊，另1把穿皮管及弯吸引器头，均放于车右下角）—剪刀（线剪、组织剪各1把与短牙镊横放）—刀（安装22号、10号刀片后，将大刀与镊、剪横放）—弯钳—剥离纱球—缝针。

（5）取下手术衣放于器械车右下角，取出长纱、纱垫及1块治疗巾放在敷料左边，清点敷料。

①纱布：1、2、3块放车左边海绵钳处，4、5块放大碗内，6、7块放刀、剪、镊处，8、9、10块为干纱布备用。

②纱垫：1、2块放大碗内，3、4块放右侧敷料下面备用。

（6）取治疗巾3块。

①包刀、剪、镊。将治疗巾从中间横折打开，光边向左平铺于无菌桌上，2块干纱布包22号刀片，将刀柄、剪刀、牙镊放于双层治疗巾正中，包好后放敷料左侧治疗巾上。

②打开1条长条治疗巾，短齐边向右，长齐边向台上自己，将2块湿纱布放长条治疗巾左侧，齐边朝左，3块干纱布放右侧，齐边向右；再打开另1条长治疗巾，短齐边向左，长齐边向自己，拧干2块纱垫，放在2块长条治疗巾上，左右各1块，纱垫齐边向自己。

（7）移手术衣至无菌桌右上角。

注意：严格执行无菌操作。器械、敷料不许出无菌桌边缘。无菌桌打湿后必须用双层治疗巾铺置。动作应准确、快速。

六、单托盘整理

（1）双折治疗巾铺托盘上（齐边对切口）。

（2）右手拿艾力斯钳夹小方纱，双手提钳串卡于托盘靠切口处。

（3）左手拿刀剪镊包及治疗巾1块，右手拿甲状腺拉钩2个、长平镊1个，双手再拿放湿纱垫的2块长治疗巾上托盘。长平镊、甲状腺钩放托盘右下角，将2块长治疗巾放托盘近侧（注意长齐边靠近侧），短治疗巾放于托盘右上角，将刀剪镊包放于手术台上打开摆放好，线剪放托盘右上部。

（4）摆好器械桌上中、小碗及弯盘。左手拿吸引器、皮管、电刀镊，右手拿缝针、吸引器、皮管、电刀镊放于手术野上方，针垫放托盘右上角治疗巾下边。

（5）将持针器放于托盘右上角治疗巾上。

七、穿针、卡线法

（1）右手拿持针器，夹缝针于后1/3与2/3交界处，递于左手。

（2）左手拿持针器中部，右手拇指与示指将线尖端整好，将线穿入针孔。

（3）线头穿过针孔后，右手拇指顶住针尾孔，示指顺势将线头拉出针孔。拉线过针孔7～8cm后，右手拇指、示指将线合并后，卡在持针器头部缝中。

（4）根据所需线的长短，右手拇指、示指捏住断线处，中指向下压线，示指拇指向上弹，线即被卡断。

八、针持传递法

右手持持针器的中部，将线置于手掌中或手背后，针尖向前，将持针器柄以轻微的拍击动作递于医师的掌中。

第八节　手术体位固定法

一、体位摆放的标准

（1）不影响呼吸病人侧卧位时，由于膈肌的活动受限，下降幅度减小，潮气量也降低。摆放体位时，应避免颈、胸受压。上肢应置于两侧或置于支臂板上，但不能交叉于胸前。

（2）不影响循环病人处于侧位或俯位时，可导致回心血量减少，心排血量下降。摆放体位时应注意维持充分的循环，促进静脉回流，防止血栓形成和防止循环紊乱，避免外周血管和血液回流受阻。

（3）不压迫外周神经全麻病人运动感觉消失，保护性反射消失，四肢颈部如不加保护，会由于受压或过度牵拉旋转而发生神经麻痹或损伤，如上肢外展过度会造成臂丛神经损伤。

（4）皮肤压力最小化体重的不均匀分布、机械压力、手术时间超过 3 h 易发生皮肤压红或损伤；骨隆突处、肌肉脂肪组织较薄弱的地方等应常规垫 1 块海绵垫加以保护。

（5）无肌肉骨骼的过度牵拉麻醉后肌肉缺乏保护性反应，如头部长时间过伸，病人将可能经受僵硬的颈部所致的疼痛，比伤口引起的疼痛要严重。摆放体位时注意病人的功能位。

（6）手术野暴露清楚便于医师操作，从而减少损伤和缩短手术时间。

（7）便于麻醉医师必须能接电极，施行麻醉，观察麻醉效果，维持静脉通道。

（8）满足个人需要摆放体位应充分考虑到病人的个体差异，如病人过胖，躯体占据整个手术床，手臂应置于支臂板上；风湿病病人，关节活动受限；心脏病病人若平躺，可能会感到憋气。

二、常用手术体位垫及规格

1. 软垫（内装海绵或鸭绒均可）
腋垫：长 40 cm，宽 20 cm，厚 5 cm。
甲状腺垫：长 40 cm，宽 20 cm，厚 7 cm。
脾垫：长 40 cm，宽 24 cm，厚 10 cm。
方垫：长 28 cm，宽 28 cm，厚 3 cm。
大枕头：长 60 cm，宽 35 cm，厚 9 cm。
薄海绵垫：长 40 cm，宽 26 cm，厚 1 cm。
厚海绵垫：长 40 cm，宽 26 cm，厚 5 cm。
头圈：外直径 23 cm，内直径 7 cm。
2. 沙袋（内装细沙即成）
长沙袋：长 38 cm，直径 10 cm。
大沙袋：长 35 cm，宽 25 cm，高 20 cm。
3. "人"字架（用木板制作）
大号：身长 85 cm，腿长 44 cm，臂长 33 cm，身宽 17 cm。
小号：身长 65 cm，腿长 33 cm，臂长 37 cm，身宽 15 cm。
4. 小儿固定带小儿固定带用布做成，底面用帆布制作。
下肢：长 63 cm，间距（双腿之间）20 cm。
上肢：长 63 cm，间距（臂身之间）28 cm。
5. 塑型体位固定垫根据手术及年龄不同选用不同尺寸的体位垫，一般侧卧位用 60 cm×70 cm，俯卧用 60 cm×90 cm，小儿用 50 cm×70 cm。

三、压力缓解保护凝胶垫

压力，即作用于某一表面的力量，通常用毫米汞柱（mmHg）作为测量单位。当身体某一部位所受到的力或压力大于其毛细血管的压力时,就会造成人体血液无法在这一部位顺畅地流动。凝胶垫以及手术体位摆放、固定产品是由聚硅铜凝胶制成的,能够使病人的体重均匀地得以分布,通过增大身体部位与支撑面之间的接触面积来减轻两者之间的压力,而且富有弹性,不宜被完全压缩,这些特性正是术中为减轻病人身体所受压迫力所必需的。

(一)压力缓解保护凝胶垫特点

(1)适用于所有手术中的病人保护。

(2)由聚硅酮凝胶材料制成,半固体材料,无流动性。

(3)外膜及硅胶体具有良好的柔韧性和抗压性,适应高强度外科手术使用。

(4)不含乳胶,人体皮肤相容性好,无过敏反应;惰性材料,不会有细菌滋生,不导电、不燃烧。

(5)将病人的体重均匀地分布在体位垫上,但不会将其压实到极限状态。

(6)可透过89.7%的X线,不影响术中及床旁拍片。

(7)轻巧、易于进行位置调整。

(8)光滑的外表面,易于清洗和保养;可使用碘附、75%乙醇、异丙醇等消毒液消毒,但不能高温、高压消毒。

(9)可以耐受加热与冷冻,工作温度从-12℃到+50℃。

(二)种类和规格

(1)闭合型头圈儿童用90×40×20 mm,青少年用140×60×35 mm,成人用200×75×45 mm。

(2)"U"型开放式头圈儿童用90×40×20 mm,青少年用140×60×35 mm,成人用200×75×45 mm。

(3)手术床垫1800×520×10 mm。

(4)拱形体位摆放与固定垫350×150×75 mm。

(5)面部保护垫165×80×8 mm。

(6)通用体位摆放与固定垫160×80×45 mm,330×70×50 mm,300×120×60 mm,360×125×70 mm。

(7)方快突起型保护垫520×520×12mm。

(8)手臂固定组件保护垫170×110×15mm。

(9)会阴部手术臀部和骶尾部保护垫520×520×10mm。

四、手术体位的应用范围、方法及特点

(一)仰卧位

1. 体位垫式的仰卧位

(1)适应证:适用于头、面、胸、腹、四肢等部位的手术,如胃、肠切除等手术。

(2)摆放方法:将面积为60 cm×80 cm、厚2 cm的海绵垫垫于手术床上。

2. 脑外科仰卧位

(1)适用证:额部、前颅凹及颈前入路手术。

(2)摆放方法:海绵床垫长于手术床尾70 cm并反折于病人膝下部位。病人平躺于铺有海绵垫的手术床上,头部垫头圈及头托支持,躯干部抬高30°,腘窝处垫海绵垫,呈屈膝状。

(3)特点:体位姿势的改进平卧位由"一"形改为"W"形,符合病人的生理弯曲。

3. 心外科仰卧位

(1)适应证:适用于二尖瓣置换、房室缺修补、冠脉架桥手术等。

(2)摆放方法:①抬起病人上胸部,正对胸骨后方,背部正中放置1个胸骨垫;②臀下垫1块40×30×5 cm的海绵垫;③两踝下分别垫1个薄海绵垫;④双腘窝下垫1个甲状腺垫。

(3)特点:①背下垫胸骨垫,可使胸部向上稍抬起,心脏暴露清楚;②膝关节稍微弯曲,用柱形甲状腺垫支托,符合人体生理功能位;③臀下垫厚海绵垫,避免了胸部上抬后造成的腰部悬空,从而防止了腰部肌肉的过分牵拉,并能防止骶尾部的皮肤损伤;④架桥手术行大隐静脉剥脱时,将手术侧下肢

垫高，使大隐静脉走行的血管暴露清楚，双踝部用长胶布固定于手术床上；⑤所有体位垫都垫于变温毯下，使变温毯与病人身体距离较近，从而保证了变温毯在体外循环手术中有效地调节病人的体温。

4. 颈仰伸位

（1）适应证：适用于颈部手术，如甲状腺手术。

（2）摆放方法：将肩垫置于肩下，颈下置1个甲状腺球，头下置1个头圈。

（3）特点：①垫高肩部，颈仰伸，便于暴露术野，甲状腺垫高可以充分暴露手术野；②两侧的甲状腺球可使颈部固定，头圈可固定头部；③由于甲状腺球与术野距离很近，在铺置无菌单时，应在颈部两侧各塞1个治疗巾球。

5. 平卧垫高位

（1）适应证：适用于肝右叶切除、脾切除、胸部前切口手术，如肺叶切除等。

（2）摆放方法：①抬起病人患侧，在大海绵垫下以肋缘为中心，在病人背下放一脾垫，中单固定。胸前切口手术将脾垫置于相当于乳腺的位置；②对侧在大海绵垫下放一细长沙袋，上肢放在大海绵垫上，并用中单包裹固定；③患侧上肢固定在头架上，肩下垫薄海绵垫。

（3）特点：①患侧腹部垫高30°～45°，有利于术野的暴露；②肝右叶切除时，通常需要阻断门静脉，故静脉输液应选择在上肢，以便在阻断门静脉后，保证液体和药物通过上腔静脉进入体循环；③患侧上肢抬高的高度适宜，外展小于90°，防止损伤腋窝神经。患侧上肢用海绵垫充分包裹，并用绷带缠绕固定在头架上松紧适宜，以避免接触金属物导致电烧伤皮肤；④患侧肩下垫海绵垫可避免肩部悬空、肌肉牵扯而造成的不适和损伤。

6. 骶尾垫高位

（1）适应证：适用于前列腺手术、膀胱手术。

（2）摆放方法：将骶尾部抬起，下置2个重叠的厚海绵垫。

（3）特点：①抬高骶尾部以便暴露手术野。②骶尾部皮下脂肪较薄，易形成皮肤压力性溃疡。骶尾部垫高后，人体重心向上移，分散了骶尾部的压力。③由于前列腺手术中，术者的操作力量集中在盆腔，对骶尾部造成很大的压强。使用厚而宽的海绵，使其充分与皮肤接触，增加受力面积，减少局部的压强值。

7. 体位架势的仰卧位（骨科牵引床仰卧位）

（1）适应证：适用于股骨颈、粗隆间、股骨干骨折，较少情况下用于胫骨骨折。

（2）摆放方法：将牵引床调整至合适位置后，将病人搬至牵引床上，调整牵引杆的长度，并将旋钮固定紧。插上会阴阻挡杆。用海绵垫将双足包裹，并用绷带牢固固定在蹬腿架或固定于马靴内。将术侧的上肢悬吊在头架上，用海绵垫包裹并用绷带固定牢靠。

（3）特点：①使用牵引床可减少人力、减少移位；并可以进行持续牵引，维持位置；还可以进行双管球或C形臂的正、侧位透视。②双足用海绵垫包裹可以避免接触金属，同时保护皮肤免受拉伤，会阴挡杆要抵住耻骨联合，不能压迫睾丸。牵引床各关节要固定牢固，以防术中发生移位。③进行下肢髓内钉内固定时，将患侧下肢稍微内收，以便医师操作。

（二）侧卧位

1. 体位架势侧卧位

（1）适应证：颞部、额颞顶区、顶枕部以及中颅凹、后颅凹和脊髓等脑外科的手术。

（2）摆放方法：①海绵垫长于手术床头部70 cm，病人侧卧于铺有海绵垫的手术床上，头部垫头圈，用头托支持。②下侧手臂沿手术床缘下垂呈弯曲状，腋下加铺腋垫，腋窝与床前沿相齐，将下侧手臂用海绵包裹，床单兜起，用大别针固定。③上侧手臂放在铺有支臂垫的支臂架上固定。④前胸、下腹部（耻骨联合上）、背部、髋尾部分由侧部支持器加海绵垫固定。特别强调前胸处须加双层矩形海绵垫，支持器须用布套包裹，避免金属部位接触皮肤。⑤右侧卧位时，右腿伸直，左侧腿呈屈曲状由腿垫支持，固定带固定，左侧卧位时则反之。

（3）特点：①病人侧卧时，屈曲于髋与膝关节处，将前胸、下腹部（耻骨联合上）、背部、骶尾部由侧部支持器加海绵垫固定，可以避免躯体向一侧倾倒，从而达到良好的术野暴露，方便手术操作；

②固定上侧上肢的支架，置于同侧腋窝约 15 cm 的地方，防止臂丛神经及血管受压损伤；③下侧手臂用海绵包裹，呈屈曲状固定于床单内，可以避免手术时间长而造成的手部下垂肿胀；④上侧腿微屈置于长、宽、高为 60 cm×25 cm×15 cm 的软垫上，可以使股骨纵向平行，减少血管扭曲度并且使受力面积扩大，体压分散。

2. 塑形垫式的侧卧位

（1）适应证：适用于肺叶切除、食管手术以及全髋关节置换术等胸外科及骨科的手术。

（2）摆放方法：①将塑形体位固定垫放于手术台上，上放大海绵垫。在相当腋垫部分堆高成腋垫型；②将固定垫的抽气管接于吸引器上，并少量抽气，使垫内颗粒不移动；③将病人侧卧于塑形垫上，将塑形体位垫放气；④用手轻轻前后拍打塑形体位固定垫，按病人卧好的体位初步成型；⑤再抽气至固定垫成形变硬；⑥上侧腿伸直，下侧腿屈曲，在两膝之间、下侧腿膝下及双踝下各放 1 个方垫；⑦膝部放 1 个海绵垫，用约束带固定；⑧两臂前伸放在双层支臂架上，用约束带固定。

（3）特点：①使用塑形垫摆放侧卧位时，可以按照个体差异而将其塑成形，从而充分符合个体特点；②塑形垫在塑形前，将其颗粒集中在塑形垫的上侧及左右侧，并且分布均匀，塑形后，这三侧的厚度和力量最大，两侧的高度又使躯干固定牢固；③下肢采取"下腿弯，上腿伸"的摆放，符合人体力学原理；④摆放时注意处于下方的腋窝部位留出一定空隙（以放入一只手为宜），以免臂丛神经受损；⑤在受力点放置薄海绵垫，缓冲了皮肤压力。

（三）俯卧位

1. 脑外科俯卧位（体位垫式的俯卧位）

（1）适应证：适用于枕后入路、颈椎正中入路和小脑幕下开颅等脑外科手术。

（2）摆放方法：①手术台上先铺中单，从床头向床尾分置 3 块大海绵枕；②病人伏卧于手术台上，头面部置于头架上，上胸肩部及髂部分别枕于大矩形海绵枕上，腹部悬空；③膝下垫 1 块厚海绵垫，双踝下垫 1 块脾垫；④上肢分别贴于身体两侧，中单分别向对侧反折，最后一侧压于床垫下。

（3）特点：①因颈部和颅内静脉无静脉瓣，颅内静脉压水平高低主要依据头部与右心房水平之间的高度，以及基础静脉压水平。因此，当开颅时头部过高可造成静脉负压，当静脉破裂时可形成气栓，头部过低可造成手术失血增加。故一般采取轻度头高脚低位。②保持腹部悬空，以利于腹式呼吸。两上肢伸直，固定在病人腰部两侧，用中单固定。节约空间，便于医师护士操作。③膝部分别垫小矩形垫，踝下垫脾垫，可保持其功能位。④颅顶部、枕部、颈部的手术，体位固定后由术者安置头颅固定器，并通过手术床的调节器，变换体位角度，使手术野暴露充分。⑤因麻醉为鼻插管，病人麻醉后易咬伤舌头。摆放前要用棉垫填于上下牙齿中间，可以防舌咬伤。⑥眼部涂眼膏，保护角膜。

2. 小儿俯卧位

（1）小儿俯卧位摆放类型及适应证：①双腿下垂俯卧位，适用于马蹄内翻足行足后环"U"形切口距下关节松解；②耻骨下垫高俯卧位，适用于骶骨包块，后矢状入路肛门成形术；③包裹双下肢俯卧位，适用于双侧臀肌挛缩；④单纯俯卧位，适用于臀部脓包切开，背部包块切除，脊柱侧弯矫正术等。

（2）摆放方法：①将头垫放于床头中央（1 岁以内用大棉垫代替头垫）；将 2 个大枕头按身长分放于手术床上，上铺大海绵垫，用中单固定。麻醉后，将患儿从平车移于手术床上，护士协助调整头位和保护输液通道；整理固定身下中单及上、下肢，检查会阴部，男婴防止外生殖器受压。②依据小儿身长选 1 对枕头，枕头依据不同年龄段而选用。半岁（身长在 66 cm 左右）选用 2 个小号枕头，2 岁（身长在 80 cm 左右）选用 1 个小号枕头、1 个中号枕头，4 岁（身长在 110 cm 左右）选用 2 个中号枕头，6 岁（身长在 120 cm 左右）选用 1 个中号枕头、1 个大号枕头，8 岁（身长在 140 cm 左右）选用 2 个大号枕头。枕头选择有大小时，小枕头放于胸前，大枕头放于耻骨下。

（3）特点：①枕头大小选择应合适，保证患儿腹部悬空，婴儿两枕之间间距应大于 8 cm，小儿应在 10 cm 以上。②胸前枕垫位置合适，不可过低，以免影响膈肌运动及压迫腹腔脏器。③使用大海绵垫注意上端齐胸垫，下过双膝，以免过高翘起压迫颈部。④双腿下垂时，注意耻骨垫应与手术床下垂关节对齐。在摆好体位后，先将床尾倾斜抬高 10°～15° 防止手术中患儿下滑体位变形。⑤俯卧位耻骨下垫高时，大的枕头在下，小的在上，加强稳固性。⑥前臂固定角不得大于90°，以免影响血管监测及手背静脉输液，防止臂丛神经损伤。

3. 骨科弓形支架的俯卧位（体位架势的俯卧位）

（1）适应证：适用于腰椎间盘手术、椎管减压手术等。

（2）摆放方法：①将弓势体位架摆放于手术床上。②根据手术要求，病人的身高、体重等个体差异调整好支架的宽度和高度，将弓形架摇至适宜弧度。③病人在手术平车上施行全身麻醉后，由麻醉师保护鼻腔插管，护士保护静脉输液通路，病人两侧分站2人协助翻身。先将病人侧成90°分别托住病人的头背部、腰骶部及双下肢，维持脊柱水平位，由手术平车上抬起病人，以滚动法同时翻转90°成俯卧位。将病人轻轻放置在准备好的支架上，切口部位对准弓形架中部。④膝下垫1个软垫，踝部垫1个脾垫。⑤小腿上放1个海绵垫，用约束带固定。⑥头部偏向一侧，双上肢放于头部两侧，或固定于支臂板上。

（3）特点：①术前依照病人不同的体形调整支架的高度、宽度，用皮尺测量病人两侧髂前上棘的宽度，依照所测量的距离，调节体位架的宽度；依照病人的体重、身高来调节体位架的高度，使腹部悬空，以避免腹腔静脉受压，减少椎管内外静脉的充血，并便于显露神经根与突出的椎间盘，减少手术创面出血。②应用弓形俯卧位支架摆放体位时，两侧肋骨、髂前上棘、膝、胫前等处为主要受力点。由于身体的全部重力都集中在这些部位，受力面积小，压强增大，而且这些部位为骨隆突处或肌肉、脂肪薄弱的地方，因此，受压时间长易形成皮肤压力性溃疡。我们将支架上铺1块长、宽、高为100×80×5 cm的海绵垫，并将中间压入支架中，以避免对腹部的挤压。膝下放1块长、宽、高为40×30×5 cm的海绵垫，足尖放1个长、宽、高40×20×2 cm的海绵垫，头部放海绵头圈，并将头偏向一侧。注意女性乳腺、男性生殖器放平不受压。③据俯卧位弓形支架高度，我们将头圈适度抬高，以保持颈部的生理弯曲，从而防止脊髓的损伤；双上肢肘部稍弯曲置于支臂板上，外展小于90°以防止臂丛神经的损伤；前臂用约束带固定，防止前臂移动；约束带固定松紧适宜，以避免尺桡神经的损伤；下肢约束带固定于腘窝上方约8 cm（国外标准），我们在实际工作中则将下肢约束带固定于腘窝下方约5 cm处，防止腘神经损伤；胫前和足背交界处用1块脾垫垫起，以保持踝关节的功能位，防止足下垂。

（四）截石位

1. 适应证

适用于直肠、肛门、会阴部的手术，如直肠癌根治术、尿道成形术等。

2. 摆放方法

（1）将手术床下1/3部位卸下并换上截石位专用床尾。并在手术床两侧插上支腿架，调节好高度后固定紧。

（2）病人仰卧，臀部齐床沿，臀下垫1块40 cm×30 cm×5 cm的海绵垫，双腿放在支腿架上，双膝下垫35 cm×25 cm×5 cm的海绵垫，并将下肢用约束带固定。

（3）将病人输液的上肢外展置于支臂板上。

3. 特点

（1）截石位手术专用床尾的弧度可以与病人的臀部充分接触，既节约了空间又符合人体的解剖特征。

（2）由于做直肠手术经常需要进行会阴冲洗，在病人臀下铺置1块油布中单可以防止冲洗水进入海绵垫内，浇湿病人臀部皮肤，形成压伤。

（3）摆放体位时，同时抬起两侧下肢。国外常采用穿抗血栓袜或用弹性绷带包裹下肢，以防血栓气栓形成。由于血液聚集在躯干腰部，长时间手术，应注意查看远端的脉搏、皮肤颜色和有无水肿。

（4）手术结束时，因血液离开躯干重新进入下肢，双腿应慢慢地放下以防低血压。

（五）婴幼儿体位固定

（1）1个月内的婴儿仰卧位固定法四肢用棉垫包裹，大号安全别针将棉垫固定在手术床单上。

（2）1岁以上的幼儿仰卧位固定法。①固定带固定法：上肢固定带固定双上肢，下肢固定带固定双下肢。②"人"字架固定法：患儿仰卧在"人"字架上，将上、下肢分别用约束带固定在"人"字架上。

③气管镜、喉镜、食管镜检查，可用桌巾将患儿身体及双上肢包裹，用约束带将双腿固定。④塑形体位垫固定：适用于小儿各种体位的固定，方法简便、牢固。

（六）体位摆放的七原则及注意事项

1. 体位摆放的七原则

（1）体位固定要牢靠舒适，暴露切口要清楚，便于手术操作。

（2）保持呼吸道通畅，呼吸运动不受限制。俯卧位时，腹部不可受压，以免影响呼吸。

（3）身下铺的中单要平整、干燥、柔软。

（4）大血管、神经无挤压，骨突出处受压部位垫以海绵垫。

（5）上臂外展不超过90°以防臂丛神经损伤；下肢约束带勿过紧，以防腓神经麻痹。

（6）四肢如无必要，不可过分牵引，以防脱位或骨折。

（7）病人体表不可接触金属，以防烧伤。

2. 注意事项

（1）认真执行查对制度，摆放体位前与麻醉医师查对手术通知单及病历上记载的手术部位；摆放体位时与手术医师再次查对手术部位，特别注意左右侧手术的查对。

（2）认真执行摆放体位的七原则。

（3）术后检查有无压伤，发现皮肤发红者，应用乙醇按摩。送回病房后，认真与值班人员详细交班，并记录在清点单上，签名随时复查。

（4）手术床、敷料单如被消毒液等打湿，应重新铺置中单，以防止皮肤烧伤。

（5）对体位物品进行配套专人管理，制定每次使用后专人清洗、消毒、配套放置、查对等制度。

（6）每月对体位垫进行监测，避免由于体位垫引起的交叉感染。

第三章

急诊常见症状护理

第一节 腹痛

腹痛（abdominal pain）是腹部神经受到局部或全身强化性因素刺激所引起的保护性防御反应信号。急性腹痛又称急腹症，具有起病急，发展快、病情重、病因复杂等特点。

（一）病因
（1）腹内器官病变，炎症、梗阻、扭转、破裂、穿孔，平滑肌的过度伸张（图3-1）。
（2）腹腔内转移癌。
（3）腹外器官病变，急性心肌梗死，肺梗死。
（4）其他，某些重金属中毒、内分泌代谢异常、变态反应性疾病、带状疱疹、腹型癫痫等。

（二）分诊要点
1. 收集资料
（1）倾听主诉：腹痛部位、性质、钝痛、锐痛、绞痛，持续性或阵发性，有无放射病及转移病。
（2）迅速观察：表现体征、体位。如不明原因肠腹痛，伴四肢湿冷或呼吸困难者，结合年龄、病史，考虑是否心梗阻或肺梗死。
（3）询问病史。
（4）检查、用药、治疗情况：X线、B超、CT、内镜检查。实验室检查结果。制酸药、止痛药的使用情况。外院诊断、处理情况。
2. 分诊检查
生命体征。腹部体查：有无压痛、反跳痛、腹肌紧张。

（三）观察及处理
1. 须紧急处理情况
神态改变、休克或伴肠前区不适、剧烈疼痛者（图3-2）。
2. 紧急处理方法
（1）绝对卧床、吸氧、监测生命体征、开通静脉通道。

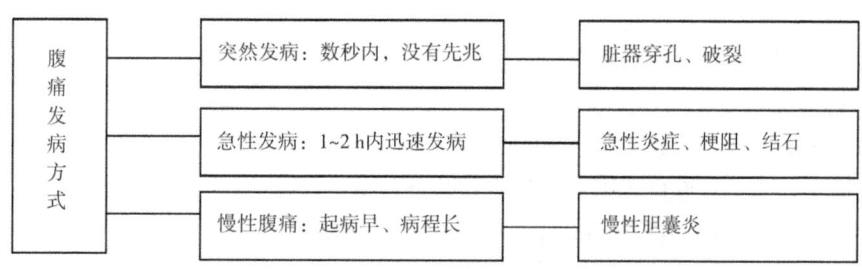

图 3-1 腹痛发病方式

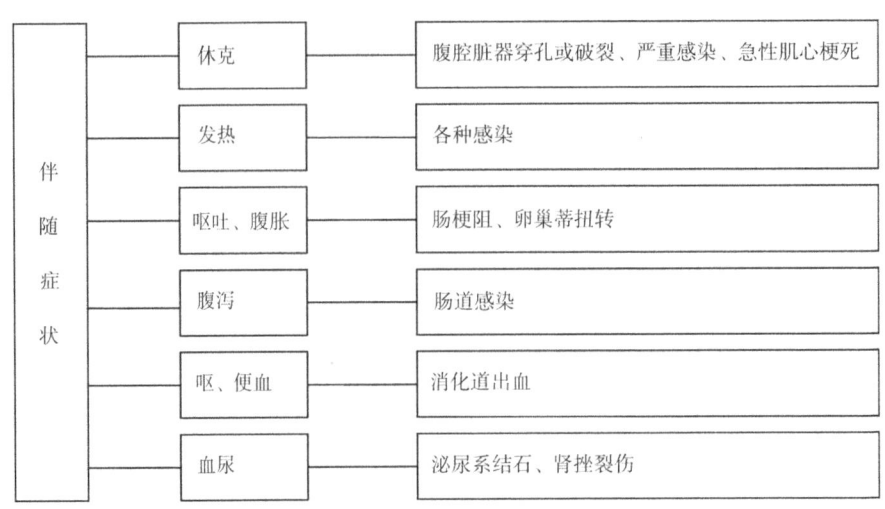

图 3-2 腹痛伴随症状

（2）急查心电图：以明确是否心源性休克。

（3）外伤病人：配合医生行腹腔穿刺，明确是否出血性休克。

（4）镇痛、镇静药的使用和观察。

第二节 昏迷

昏迷（coma）是由于脑功能高度抑制所表现的持续性意识完全丧失，是意识障碍最严重的阶段。分为浅、中、重度昏迷。

（一）病因

颅内病变：颅内感染、脑血管病、颅占位性病变、颅脑外伤、癫痫等。全身性疾病：全身重症感染、代谢障碍疾病、心源性昏迷。某些药物、化学物中毒。物理因素：高温、触电。

（二）分诊要点

1. 收集资料

快速观察病人呼吸、循环、意识，判断是否昏迷，昏迷程度以及有无颅内高压，呼吸梗阻，休克等危及生命的情况。

（1）询问病史

①昏迷起病方式（图3-3）。

②昏迷伴随症状（图3-4）。

③昏迷前主客观情况（图3-5）。

（2）检查、用药、治疗情况：脑电图、头颅CT、MRI结果，实验室检查结果，降压药、降糖药的使用情况，外院诊断、处理。

2. 分诊检查

生命体征是否异常、平稳，瞳孔大小、对光反射，皮肤、黏膜的颜色、温湿度、出血点、伤口，呼出气体、呕吐物气味，神经系统：角膜反射、肌张力。

（三）观察与处理

（1）监测生命体征：密切观察意识、瞳孔变化、随时做好急救准备。

①有颅内高压：注意脱水药的使用，动态观察血压变化，瞳孔不等大时警惕脑疝。

②呼吸道阻塞：用压舌板、喉镜、吸引管清除呼吸道异物。

③舌头后坠：取去枕头仰位或放置口咽通气管。

④自主呼吸微弱，血氧饱和度进行性下降：及早协助医生做气管插管行机械通气。

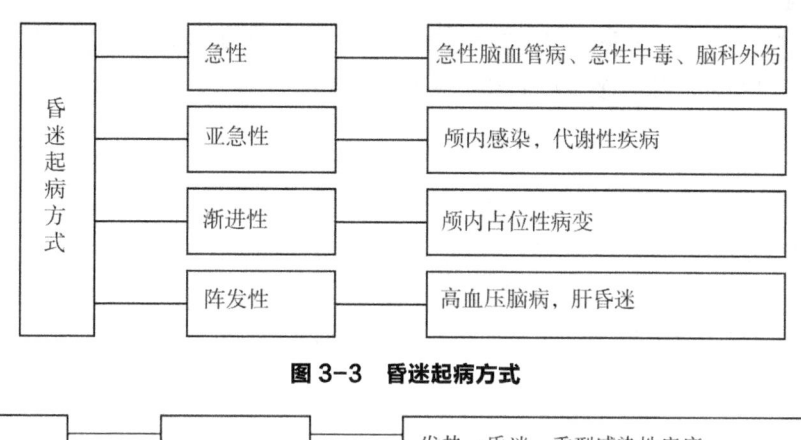

图 3-3 昏迷起病方式

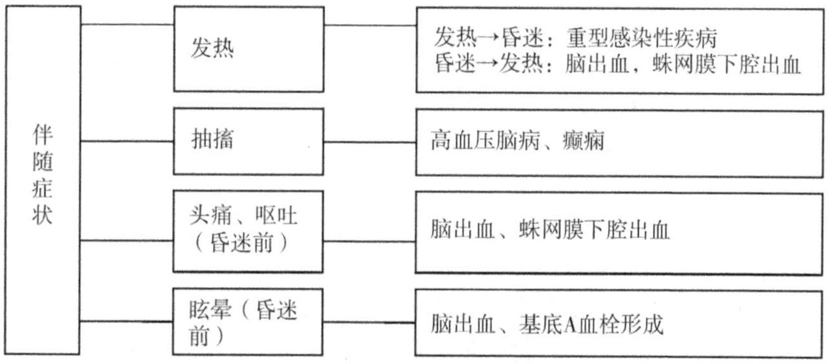

图 3-4 昏迷伴随症状

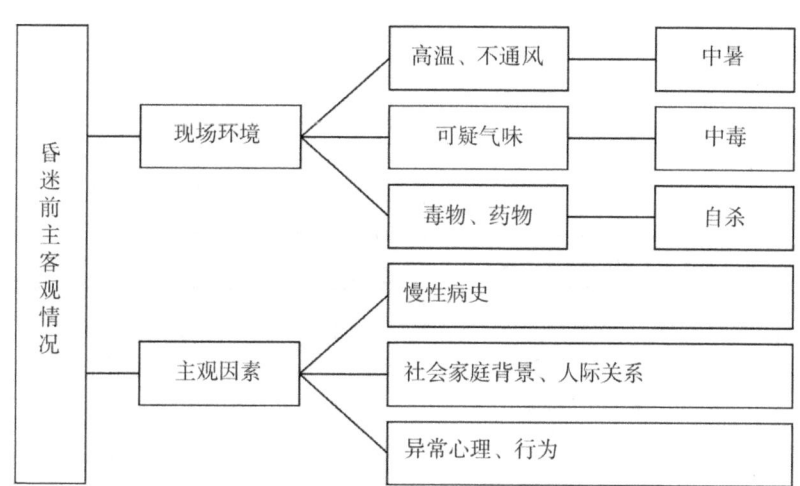

图 3-5 昏迷前主客观情况

（2）吸氧，开通静脉通道，做心电图，测微量血糖。

（3）躁动或抽搐病人应适当约束四肢，酌情使用镇静剂。

第三节　发热

发热是急诊常见的症状，也是病人就诊常见的原因之一。正常人的体温受下丘脑体温调节中枢控制，并通过神经体液因素进行调节达到产热与散热的动态平衡。当机体受到致热源的影响或其他各种原因引起体温调节障碍、体温高于正常范围可引起发热。

（一）病因

1. 感染性发热

各种病原体的细菌、病毒、肺炎支原体、立原次体、真菌及寄生虫等侵入体内。

2. 非感染性发热

坏死组织吸收，变态反应，内分泌与代谢性疾病，心力衰竭或某些皮肤病，体温调节中枢功能失常，自主神经功能紊乱，原发性低热、感染后低热、生理性低热等。

（二）分诊要点

1. 收集资料

（1）倾听主诉：发热开始时间、持续时间、体温是否有变化规律。快速观察：患者精神状态、意识、面色潮红或苍白、有无畏寒、寒战、出汗等（图3-6）。询问病史。

（2）发热诱因：有无感受风寒，有无传染病接触史，有无蚊叮、虫咬、家禽接触史，有无急、慢性疾病，有无手术分娩史，有无外伤史，生活工作环境温湿度。

（3）检查、用药、治疗情况。

2. 分诊检查

注意测量生命体征；注意高热病人脉率与体温升高是否成比例，注意血氧饱和度<90%需报告医生并进行报告的处理。观察皮肤黏膜：皮疹、出白点、黄疸、皮肤弹性是否良好。疼痛部位触诊：压痛、反跳痛、腹肌有无紧张。颈项是否有强直。

（三）观察及处理

1. 发热与心率的关系

体温每升高1℃，心率每分钟增高12~15次。若体温升高1℃，心率每分钟增加大于15次，注意无有甲状腺功能亢进、败血症、心力衰竭合并感染。若体温升高1℃，心率每分钟增加小于12次，注意有无伤寒、甲状腺动功能低下、房室传导阻滞等。若体温升高后，而无心率增加，考虑伤寒、支原体感染等。

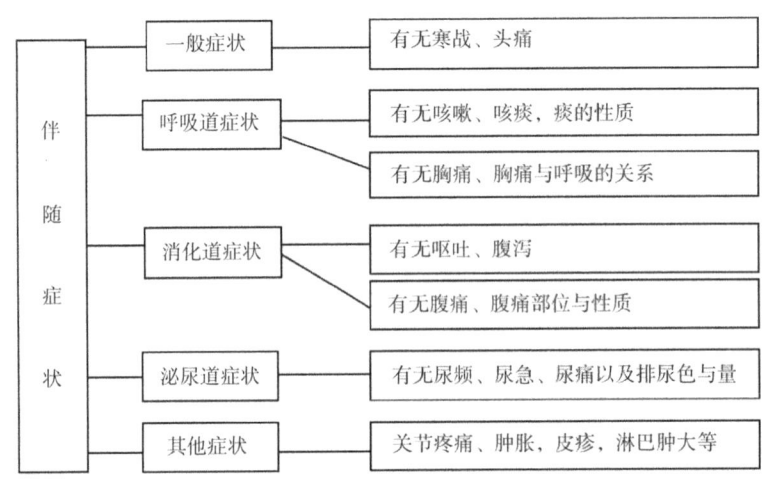

图3-6 发热的伴随症状

2. 退热、降温治疗的观察

（1）退热、降温30 min~1 h后应再试体温，以便观察降温效果。如果体温突然下降，应考虑病情有变化，及时采取急救措施。

（2）一般体温低于39℃时不必退热治疗（高热惊厥儿童及有心肺或脑功能不全的病人例外）。因退热治疗可能对体温度变化和其他临床征象形成干扰，掩盖基础疾病。而且常用的退热药物也有不良反应。

（3）退热过程中均伴有出汗以应让患者多饮水，防止虚脱。

（4）物理降温应用及注意事项如下。

①体温较高或运用药物降温效果不理想时多运用物理降温。

②中枢性高热、严重肝肾功能不全或中暑等不能运用药物降温时。

③物理降温应选择温热水澡浴，避免出现寒战，但中暑患者用冷水澡浴。

（5）护理要点。

①高热病人应卧床休息、饮食清淡、易消化、少量多餐。
②适当及时地补充液体，防止虚脱。
③观察生命体征变化，注意高热低惊厥患者运用镇静剂的观察。
④注意水、电解质的紊乱情况。
⑤口服退热药物时，观察有无胃肠道情况，如消化道出血症状等不良反应。

第四节　意识障碍

意识障碍是指患者对自我的感知和客观环境的识别活动发生不同程度的丧失，是大脑功能紊乱产生的严重症状之一。

（一）病因

（1）颅脑损伤、病变引起。

（2）全身性疾病引起脑细胞缺血、缺氧或中毒，从而引起脑代谢障碍。

（二）分诊要点

1. 收集资料

（1）倾听主诉：首先辨别意识障碍的症状是认知缺陷或意识丧失，发病前有无受到刺激起病是突发或是渐进性，发病是一次性或是连续性。

（2）快速观察：患者对周围环境的反应是动或是静，四肢活动情况，是否有呼吸异常，打鼾、呼吸困难、有无发绀、缺氧状态。

（3）询问病史。

①伴随症状：有无大、小便失禁，有无腹泻、呕吐，有无跌倒史，有无发热、抽搐。

②诱发原因：高血压、糖尿病、肺心病等慢性病病史，慢性肝病、肾病、癫痫、精神病，突发事件、创伤、情绪改变、服药、服毒、有无有毒物质接触、特殊环境作业等。

③检查、用药、治疗情况。

2. 分诊检查

生命体征与瞳孔的改变，呼吸、排泄物有无特殊气味，意识障碍程度判断，躯体有无损伤，四肢活动情况。

（三）观察及处理

1. 意识状态

（1）嗜睡：可以被唤醒，能正确回答问题。

（2）意识模糊：能保持简单的精神活动，但定向能力障碍。

（3）昏睡：不易被唤醒，唤醒后答非所问。

（4）昏迷：轻度昏迷呼之不应，对强烈疼痛刺激有反应，角膜及瞳孔反射存在。中度昏迷对各种刺激无反应，对剧烈疼痛有防御反射，角膜反射极弱，瞳孔对光反射迟钝。重度昏迷对各种强烈刺激均无反应。

（5）谵妄：意识模糊、定向障碍、感觉错乱、躁动乱语。

2. 保持呼吸道通畅

（1）患者仰卧头偏向一侧，清理呼吸道的阻塞物。

（2）舌后坠病人可去除枕头，使头部后仰，同时可使用口咽通气管，必要行气管插管。

（3）清理呼吸道的同时要及时给氧，以纠正脑缺氧。

3. 生命体征的监测

（1）注意血压的变化，当收缩压低于 80 mmHg 时，心脑脏器的血流量就会减少；而血压过高加重脑水肿的发生并发症。

（2）注意呼吸的频率、节律的变化。每分钟超过 24 次为呼吸增快，每分钟小于 12 次为呼吸减慢。

呼吸节律不整,提示脑干呼吸中枢受损。

(3)体温变化较为复杂,由于各种原因引起的丘脑下部体温调节中枢受累而致中枢性高热,比较多见,其特点是体温存在 39~40℃以上,脉搏增加与体温不成正比,见于颅内病变和癫痫持续状态。体温必要时可随时测量。

第五节 头痛

头痛是指不局限于一个神经分布范围的头部各个部分的疼痛,分为原发性、继发性头痛。

(一)病因

(1)颅内病变:脑血管疾病、颅内感染性疾病,颅内占位性病变引起的头痛。
(2)眼源、鼻窦感染或阻塞引起的头痛。
(3)功能或精神性疾病引起的头痛。
(4)脑外伤后的头痛,腰穿后的头痛,全身疾病生化或内分泌改变引起的头痛等。

(二)分诊要点

1. 收集资料

(1)倾听主诉:头痛的部位为前额、根部、偏侧性或双侧性等;头痛的程度是否剧烈,头痛持续时间等。

(2)快速观察:患者精神状态、意识、口唇及甲床有无紧张或苍白,颜面潮红等。

(3)询问病史

①头痛发作的方式:是否骤然发生;亚急性发病,逐渐加重;慢性头痛;反复性头痛。
②伴随症状,见图 3-7。
③头痛发作或加重诱因,见图 3-8。

(4)检查、用药、治疗情况:放射、磁共振检查结果,实验室检验结果,外院治疗、处理、住院病史简介证明等,用药、止痛药、对症药物等。

2. 分诊检查

包括生命体征、享受状态、血氧饱和度,口唇、甲床有无紧张、苍白、颜面是否潮红等。

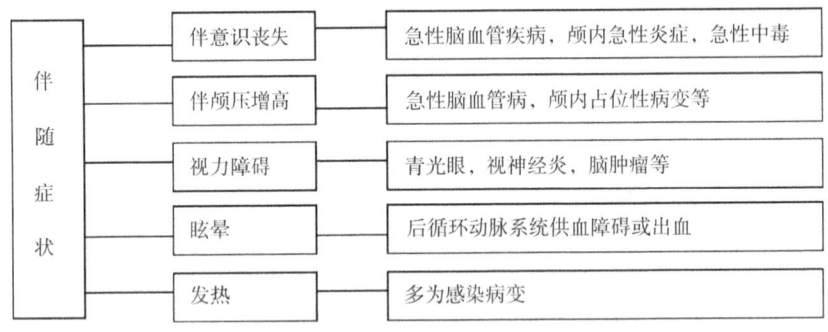

图 3-7 头痛伴随症状

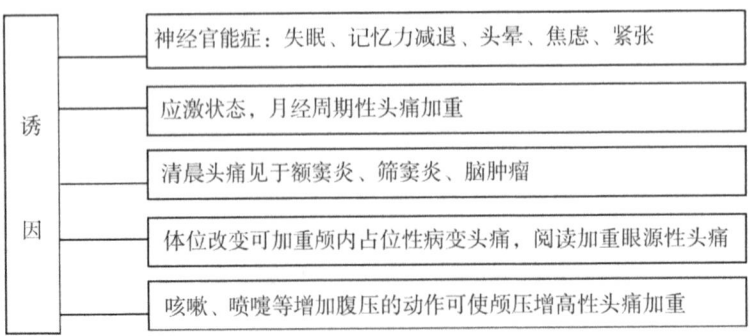

图 3-8 头痛诱因

(三) 观察及处理

（1）急性发作的剧烈头痛，伴意识丧失患者，立即给予基本生命的维持；气道通畅、呼吸循环支持，密切监测意识状态，生命体征和血氧饱和度等。

（2）遵医嘱配合处理，紧急情况：颅内高压、高血压、血糖异常等。

颅内高压者的处理：①卧床、避免头颈扭曲；②脱水药静脉滴注，注意电解质，心肾功能；③避免引起颅内高压的其他因素，如激动、用力、呼吸道不通畅、咳嗽等。

高血压急性阶段时，血压和脉搏应 15～30 min 动态监测，同时注意双侧血压。

（3）使用镇痛药的患者，注意观察药物的效果和不良反应；注意药物成瘾性，不能推荐病人自己使用。

（4）对精神性头痛患者应给予心理治疗，训练身心放松等。

第六节　抽搐

抽搐通常是指身体的全部或局部肌肉不自主快速阵发性成缩，有强直、阵挛等多种表现形式，临床上具有发作突然和反复发作的特点。

(一) 病因

1. 痫性抽搐

神经系统疾病包括原发癫痫，脑外伤等；系统性疾病包括肝性脑病、高血压脑病、高热、中毒等；传染性疾病（多为脑膜、脑损害）包括水痘、流行性出血热、流行性脑膜炎等。

2. 非痫性抽搐

手足搐搦包括低血钙、癔症等，强直性肌痉挛包括破伤风、狂犬病等，非痫性肌痉挛包括中枢神经系统疾病、感染中毒性脑病等。

(二) 分诊要点

1. 收集资料

（1）倾听主诉：抽搐发作形式、有无意识障碍。

（2）快速观察：患者精神状态、意识、表情、有无大汗淋漓，有无肌痉挛和手足搐搦。

（3）询问病史。

①诱因：有无发热、头痛、精神症状，应考虑中枢神经系统感染所致癫痫；有无脑外伤史考虑脑外伤所致癫痫；既往有无多次类似发作史；有无系统性疾病病史，如尿毒症、白血病；有无心因性因素，发作时有情感色彩者；有无被狗或其他动物抓、咬伤或伤口有无及时处理考虑狂犬病、破伤风。

②伴随症状，见图 3-9。

（4）检查、用药、治疗情况：有抽搐史，了解服用抗癫痫药的情况。外院放射检查，实验室检查用药情况。

2. 分诊检查

测生命体征，血压低时注意心血管疾病引起；血压高时注意脑血管疾病；体温高热、意识障碍注意是否中暑性脑病；观察皮肤有出血点注意有无传染性疾病；有黄疸注意肝性疾病；闻到患者口中有大蒜味，瞳孔缩小，分泌物增多注意有机磷中毒；面部皮肤呈樱桃红色注意一氧化碳中毒；出现脑膜刺激征注意神经系统疾病。

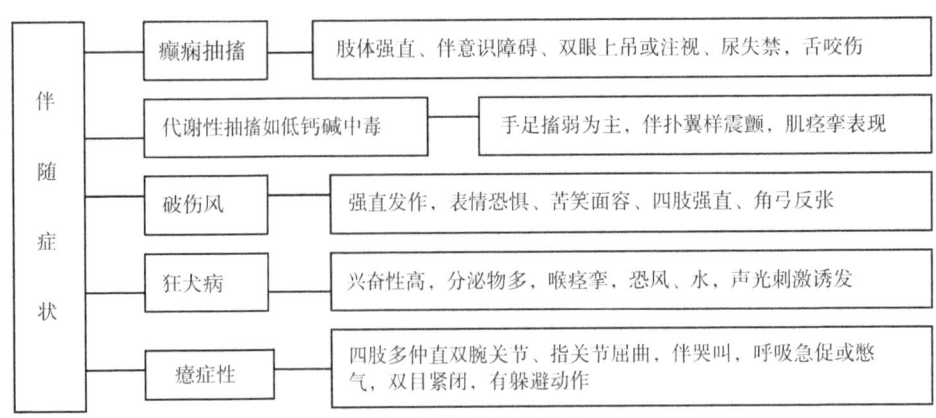

图 3-9 抽搐伴随症状

(三) 观察及处理

(1) 抽搐患者注意保持呼吸道通畅，吸氧，监测心电、呼吸、血压、神志意识、瞳孔等。

(2) 有强直阵挛型抽搐患者做好防护。防坠床，防舌咬伤，发作时应及时放置牙垫，清除口腔分泌物防止误吸造成窒息。必要时予气管插管或气管切开。

(3) 对反复抽搐发作患者，注意保持有效静脉通道，配合执行医嘱控制发作。纠正酸中毒，电解质混乱，有效防止和控制呼吸感染。

(4) 破伤风狂犬病患者应置于安静单人病间，避免光、声刺激。及时执行用药，控制发作，配合病源治疗，伤口彻底清创等。备好气管插管、气管切开物品。出现呼吸抑制时配合急救处理。

(5) 癔症性抽搐患者应给予病人以信任感，向陪同人员讲明病情，取得配合，保持诊室安静，配合使用安慰剂治疗。

第七节 呼吸困难

呼吸困难是指病人主观上感到空气不足或呼气费力，客观上表现为呼吸频率、深度的节律和改变，可见辅助呼吸肌参与呼吸运动，严重者可呈端坐呼吸及发绀。

(一) 病因

1. 呼吸系统疾病

大气道堵塞、哮喘、慢性阻塞性肺病、支气管炎、肺水肿、肺炎、成人呼吸窘迫综合征（ARDS）、气胸、肺栓塞、肺动脉高压、胸腔积液等。

2. 心源性疾病

心力衰竭、急性心肌梗死、心包炎、心律失常、心肌病等。

3. 神经肌肉疾病

重症肌无力、吉兰-巴雷综合征。

4. 血液系统疾病

贫血、输血反应等。

5. 中毒

酸中毒、CO中毒、亚硝酸盐中毒。

6. 其他

妊娠、肥胖、创伤、发热、腹水、中暑、高山病等。

(二) 分诊要点

1. 收集资料

(1) 倾听主诉：病人对气急或呼吸困难的自我感觉，起病的时间及症状。

(2) 快速观察：年轻或年老，胸廓外形，有无身体偏瘦，贫血。意识是否清醒，能否对答。呼吸运动是否有异常,有无发绀、缺氧,有无吸气凹征。病人能否平卧或需要半坐卧位。

(3)询问病史。

①诱发因素及发病方式:与季节有关,闻到刺激性气体,服用药物食品为常见诱因。无任何症状突然出现呼吸困难,见于气胸、肺栓塞、气道异物等;夜间突然憋气、呼吸困难可能为左心功能不全;既往有慢性支气管炎、肺气肿近日因感染后出现呼吸困难,多见于慢性肺疾病急性恶化;突发紧张、恐怖感而且是年轻女性,可能为高通气综合征等。

②伴随症状:伴有胸痛,多见于气胸、心肌梗死、肺栓塞;伴有发热多见于严重感染;伴手足抽搐、麻木感,多见于高通气综合征。

③院外采取的急救措施及效果。

2. 分诊检查

测量生命体征,SPO_2,意识,瞳孔;注意呼吸频率、节律、深浅度,有无吸气"三凹征"、潮式呼吸等;查胸廓有无异常、两肺呼吸者是否对称,有无哮鸣者、啰音;查心率、心律有无改变,颈静脉有无紧张、下肢有无水肿等。

(三)观察及处理

(1)发作性呼吸困难的所有患者均应给氧,严重患者应面罩给氧,根据 PaO_2 和 SPO_2 调节用氧浓度,观察缺氧、发绀、呼吸困难改善情况。

(2)监测呼吸,心率、血压、心电图、血气等,保持呼吸道的通畅,即时清除异物、分泌物、血凝块等,必要时配合医生作环甲膜穿刺,气管切开进行机械通气。

(3)确保静脉通路,及时遵嘱用药、观察用药效果和药物的副作用。

(4)气胸患者尽快配合明确诊断,采取胸路穿刺抽气;心力衰竭患者配合给予强心、扩管、刺尿等急救处理;肺栓塞患者配合溶栓、抗凝治疗等。

第四章

重症护理

第一节 急性呼吸窘迫综合征

一、概述

急性呼吸窘迫综合征（acute respiratory distress syndrome，ARDS）是急性肺损伤（acute lung injury，ALI）的严重阶段，两者为同一疾病过程的两个阶段，ALI 和（或）ARDS 是由心源性以外的各种内、外致病因素导致的急性、进行性呼吸困难。临床上以呼吸急促、呼吸窘迫、顽固性低氧血症为特征。主要病理特征为肺微血管的高通透性所致的高蛋白质渗出性肺水肿和透明膜形成，可伴有肺间质纤维化。病理生理改变以肺顺应性降低、肺内分流增加及通气与血流比例失调为主。该病早期症状不典型，发展迅猛，预后极差，发现时一般已到中、晚期，目前已成为临床危重病学研究的热点和难点。

二、病因

ARDS 的病因尚不清楚。与 ARDS 发病相关的危险因素包括肺内源性（直接）因素和肺外源性（间接）因素两大类。

（一）肺内源性因素

肺内源性因素是指直接损伤肺的因素。

（1）胃内容物误吸：国外报道，误吸胃内容物是发生 ARDS 的最常见原因，当吸入物的 PH 值小于 2.5 时，尤其容易发生 ALI，但即使给予质子泵抑制剂也可以引起 ARDS，这说明低 pH 值不是唯一的致病因素。

（2）各种病原体引起的重症肺炎（这是我国最主要的危险因素）。

（3）毒气、烟尘、长时间吸入纯氧、溺水等。

（4）肺挫伤。

（二）肺外源性因素

（1）各种类型的休克。

（2）败血症。

（3）严重的非胸部创伤。

（4）药物或麻醉药物中毒。

（5）急性重症胰腺炎等。

三、病理

ARDS 的病理改变主要表现为肺广泛充血、水肿和肺泡内透明膜形成。主要有三个病理阶段：渗出期、增生期和纤维化期，常重叠存在。早期可见微血管充血、出血和微血栓，肺间质和肺泡内有炎细胞浸润和富含蛋白质的水肿液；72 h 后形成透明膜，伴局灶性或大片肺泡萎陷；1~3 周后Ⅱ型肺泡上皮合成纤维细胞增生、胶原沉积，透明膜吸收，出现肺泡修复或纤维化。肺内源性 ARDS 主要是肺泡上皮细胞的改变，肺泡萎陷明显，病理生理上以肺的弹性阻力增高为主。肺外源性 ARDS 主要是以肺血管受累明显，病理生理上以肺和胸壁的弹性阻力同时增加。

四、临床表现

（1）急性起病，在直接或间接肺损伤后 12～48 h 内发病，进行性呼吸窘迫、气促、发绀，常伴有烦躁、焦虑、出汗等。

（2）常规吸氧后低氧血症难以纠正。

（3）肺部体征无特异性、急性期双肺可闻及湿啰音或呼吸音降低。

（4）早期病变以间质性为主，胸部 X 线片常无明显改变。病情进展后可出现肺内实变，表现为双肺野普遍密度增高，透明度降低，肺纹理增多增粗，可见散在斑片状密度增高阴影，即弥漫性肺浸润影。

（5）无心功能不全的证据。

五、辅助检查

1. X 线胸片

X 线胸片的表现以演变快速多变为特点。早期无异常或出现边缘模糊的肺纹理增多。继之出现斑片状并逐渐融合成大片状浸润阴影，大片阴影中可见支气管充气征。后期可出现肺间质纤维化改变。

2. 动脉血气分析

以低 $PaCO_2$、低 $PaCO_2$ 和高 pH 值为典型表现。

3. 床边肺功能监测

肺顺应性降低，无效腔通气量比例（VD/VT）增加，但无气流受限。

4. 血流动力学监测

通常仅用于与左心衰竭鉴别有困难时。

六、治疗

ARDS 治疗应积极治疗原发病，防止病情继续发展。更紧迫的是及时纠正患者严重缺氧。在呼吸支持治疗中，要防止呼吸机所致肺损伤、呼吸道继发感染和氧中毒的发生。

（一）氧疗

一般需用面罩进行高浓度（50% 以上）给氧，使 PaO_2>60 mmHg 或 SaO_2>90%。

（二）呼吸支持治疗

机械通气是 ARDS 的主要方法，由于 ARDS 主要表现为常规吸氧难以纠正的顽固性低氧血症，故多数患者需及早应用机械通气，以提供充分的通气和氧合，支持器官功能。但由于 ARDS 病变的不均匀性，传统的机械通气潮气量可以使顺应性较好地处于非下垂位肺区的肺泡过度充气而造成肺泡破坏，称为容量伤。同时，处于下垂位肺区的已经萎缩的肺泡可由于机械通气使之反复开放和关闭造成剪切力损伤，使肺损伤进一步加重。因此，ARDS 患者的机械通气需采用肺保护性通气（lung-protective ventilation），主要措施如下。

1. 呼气末正压（PEEP）

适当的 PEEP 可以使萎缩的小气道和肺泡重新开放，减轻肺泡水肿，从而改善肺泡弥散功能和通气与血流比例，减少分流，达到改善氧合功能和肺顺应性的目的。但 PEEP 可增加胸腔正压减少回心血量，影响通气与血流比例，因此需从低水平开始，先从 5 cmH_2O，逐渐增加到合适水平，一般为 10～18 cmH_2O，以维持 PaO_2>60 mmHg 而 FiO_2<60%。对于血容量不足的患者，应补充足够的血容量，但需要注意避免过量而加重肺水肿。

2. 小潮气量（low tidal volume）

由于 ARDS 导致肺泡萎缩和功能性残气量减少，有效参与气体交换的肺泡数减少，因此，要求以小潮气量通气，以防止肺泡过度通气。通气量为 6 ~ 8 mL/kg。

3. 体位

若一侧肺浸润较明显，则取另一侧卧位，俯卧位更加有效，其主要作用是改善通气血流比值和减少动静脉分流和改善膈肌运动。

（三）液体管理

为减轻肺水肿，需要以较低的循环血量来维持有效循环，保持双肺相对"干"的状态，在血压稳定的前提下，出入量宜呈轻度负平衡。适当使用利尿剂可以促进肺水肿的消退。

（四）营养支持

ARDS 处于高代谢状态，应补充足够的营养。由于在禁食 24 ~ 48 h 后即可出现肠道菌群异位，且全静脉营养可引起感染和血栓形成等并发症，因此宜早期开始胃肠营养。

七、护理措施

（一）一般护理

1. 环境

保持病室安静、清洁、舒适、空气新鲜，温湿度适宜。避免感冒，防止剧烈咳嗽。

2. 卧位

以往 ARDS 患者多采取仰卧位，近年来国内外研究表明，采取俯卧位，有利于减轻心脏对肺的压迫，有助于肺膨胀，减少肺无效腔，改善氧合，对呼吸力学、血流动力学影响很小。

3. 饮食

进食易消化、高热量、高蛋白质、高维生素的流质或半流质饮食，必要时协助进食。ARDS 处于高代谢状态，应补充足够的营养。不能经口进食者及早给予肠内营养。

（二）基础护理

预防和控制呼吸机相关性感染。

（1）严格执行手卫生制度，减少探视。

（2）口腔护理每天 2 次，注意观察口腔黏膜是否有真菌感染。

（3）严格执行无菌操作，如吸痰及各种侵入性检查、治疗，均应遵守无菌技术原则。

（4）定时更换呼吸机管道或使用一次性呼吸机管道。

（5）定时翻身、拍背、转换体位，及时吸痰，减少肺内痰液的潴留。

（6）气管插管者，气囊充气合适，以免胃内容物误吸。可进行呼吸道分泌物的细菌培养和药敏试验，以指导有效使用抗生素。

（7）注意观察患者临床表现，监测体温、心率、白细胞计数等。

（三）专科护理

1. ARDS 患者应动态观察病情演变

①严密观察呼吸频率、节律、深度。安静平卧时呼吸频率 >28 次 / 分，且有明显缺氧表现，血氧饱和度小于 90%，经常规给氧方法不能缓解。②监测生命体征，尤其是心律、血压、体温的变化。③观察缺氧情况，动态观察血气分析，监测血氧饱和度、动脉血氧分压及发绀程度。

2. 建立通畅呼吸道，帮助改善通气功能

①湿化痰液、适当补液、清除气道分泌物。对咳嗽无力者定时翻身拍背，对痰液黏稠者给予雾化吸入，对无力咳嗽或昏迷者可吸痰。②必要时建立人工气道，建立口咽气道、气管插管或气管切开。

（四）心理护理

做好心理护理，ARDS 的患者因呼吸困难、预感病情危重、常会产生紧张、焦虑情绪，要关心安慰患者，解除思想顾虑。实行机械通气的患者，护理人员应鼓励患者通过表情、手势、书面语言等形式沟通，表达其痛苦及需求。护理人员要注意领会患者的求助信号，对于其合理的要求给予满足，帮助患者保持平衡的心态。做好心理护理对保持患者良好的心态，促进早日康复有重要意义。

（五）用药安全护理

1. 输液时的记录管理

准确记录液体出入量（ARDS时肺间质与肺泡水肿，液体潴留增加）；准确记录每小时的液体出入量，以防止液体大进大出，加重肺水肿；早期液体应以晶体为主，在毛细血管内皮损伤逐渐恢复后，可适当使用胶体液，以提高血浆胶体渗透压，促进肺间质及肺泡内液体吸收。

2. 糖皮质激素应用的观察

早期大量应用地塞米松可保护肺毛细血管内皮细胞，减少毛细血管渗出，减轻炎症反应，缓解支气管痉挛，但严重创伤后患者易并发消化道大出血，而使用糖皮质激素后更容易导致上消化道大出血，因此护士应密切观察胃液、大便颜色、性状、量，并做常规检查。

八、健康教育

1. 疾病知识指导

向患者及家属讲解疾病的发生、发展和转归。语言应通俗易懂，使患者理解康复保健的意义与目的。

2. 呼吸锻炼的指导

教会患者有效咳嗽、咳痰技术，如缩唇呼吸、腹式呼吸、体位引流、拍背等方法，提高患者的自我护理能力，加速恢复，延缓肺功能恶化。

3. 用药指导

出院时应将患者使用的药物、剂量、用法和注意事项告诉患者。

4. 活动与休息

与患者一起回顾日常生活中所从事的各项活动，根据患者的具体情况指导患者制定合理的活动与休息计划，教会患者避免氧耗量较大的活动，并在活动过程中增加休息。

5. 增强体质，避免诱因

①鼓励患者进行耐寒锻炼和呼吸功能锻炼，以提高呼吸道抗感染的能力。②指导患者合理安排膳食，加强营养，达到改善体质的目的。③避免吸入刺激性气体，劝告吸烟患者戒烟，④避免劳累、情绪激动等不良因素刺激。⑤尽量少去人群拥挤的地方，避免与呼吸道感染者接触，减少感染的机会。

第二节 大咯血

一、概述

咯血（emptysis）是指声门以下呼吸道或肺组织出血，经喉、口腔咯出。大咯血是指一次咯血量超过200 mL，或24 h内咯血量超过500 mL以上者。依据血液来源于呼吸系统可诊断为咯血，通常以大于500 mL/24 h称为大咯血。大于200 mL/24 h称为较大量咯血。对咯血量的估计应结合患者体征，如面色、脉搏、呼吸、血压等，凡咯血威胁患者生命，均可视为"大咯血"。咯血患者中，大咯血者所占比例不足5%，死亡率却高达7%~32%。绝大多数死于咯血后窒息，因此应给予及时治疗。

二、病因

1. 支气管疾病

（1）支气管扩张：炎症及支气管壁弹性纤维破坏，形成假性动脉瘤，破裂后可引起大咯血。

（2）支气管肺癌：早期多为小量咯血，晚期癌细胞侵蚀较大血管可引起大咯血。

（3）支气管结核：结核病灶侵蚀黏膜下血管破裂出血，但大咯血较少见。

2. 肺部疾病

（1）肺结核：慢性纤维空洞型肺结核形成假性动脉瘤破裂形成大咯血。

（2）肺脓肿：脓肿壁血管破裂可引起大咯血。

(3) 肺炎：炎症病灶毛细血管渗透性增高可引起少量咯血。
(4) 其他肺吸虫病、肺瘀血、恶性肿瘤肺转移、肺囊肿及肺血管瘤破裂等。

3. 心血管疾病

(1) 风湿性心脏病二尖瓣狭窄：左心房扩大超过代偿极限，左心房内压增高，肺循环瘀血而致咯血或痰中带血。
(2) 左心衰竭：肺循环瘀血引起咯血。
(3) 肺动脉瘘。

4. 全身性疾病

(1) 急性传染病：肺出血性钩端螺旋体病、流行性出血热等。
(2) 血液病：白血病、血友病、血小板减少性紫癜等。
(3) 肾脏疾病：慢性肾衰竭、尿毒症等。
(4) 结缔组织疾病：系统性红斑狼疮、结节性动脉炎。

5. 外伤

外伤包括如胸部外伤、肋骨骨折、枪弹伤、肺部外伤、异物伤等。

6. 其他

(1) 肺出血、肾病综合征、替代性月经等原因及机制不明的咯血。
(2) 特发性咯血经X线支气管碘剂造影剂及痰液检查未能发现引起的咯血的原发病，占咯血的10%～20%。

三、病理

肺脏血液供应来自肺动脉和支气管动脉。肺动脉内压力较低，仅为主动脉压力的1/6，但血管床丰富，血流量大，全身血液约97%流经肺动脉进行气体交换，因而肺动脉出血的机会较多。因此压力较高，破裂后可引起大量出血。咯血的机制主要有下面几种。

(1) 血管通透性增加：由于肺部感染、中毒或血管栓塞时，病原体及其他代谢物可对微血管产生直接损害。或通过血管活性物质的作用使血管通透性增加，红细胞自扩张的微血管内皮细胞间隙进入肺泡而造成小量咯血。
(2) 血管壁侵蚀、破裂：肺部慢性感染使血管壁弹性纤维受损，局部形成小动脉血管瘤，在剧烈咳嗽时血管瘤破裂而大量出血，常造成窒息、突然死亡。此种血管瘤多见于空洞性肺结核。
(3) 肺血管内压力增高：风湿性心脏病、二尖瓣狭窄、肺动脉高压等情况下，肺血管内压力增高，可造成血液外渗或小血管破裂而引起咯血。
(4) 出、凝血功能障碍：常见于血小板减少性紫癜等血液病。凝血因子缺陷或凝血过程障碍及血管收缩不良等因素，在全身性出血倾向的基础上也可以出现咯血。
(5) 机械性损失、外伤、肺结核钙化灶或支气管结石血管的机械性损伤可引起咯血。

四、临床表现

1. 症状

可出现胸闷，气急、咽痒、咳嗽等先兆。如果出血量多，患者常伴烦躁、神色紧张、胸闷气急、发绀。严重的咯血可造成失血性休克或窒息。

2. 体征

咯血开始时患侧肺野呼吸音常减弱、粗糙或出现湿啰音，健侧肺野呼吸音多正常。局限于较大支气管部位的哮鸣音，多提示有致该处支气管不完全阻塞的疾病存在。

五、辅助检查

(1) 胸部X线、CT检查可诊断肺部实质病变。

（2）纤维支气管镜检查：可确定出血部位、出血原因、清除分泌物、积血及取活组织检查。
（3）痰液检查进行痰液细菌培养和药物敏感试验以确定致病菌。
（4）血液检查：血常规、出凝血时间、血细胞比容等检查以判断咯血原因、贫血程度及感染等。
（5）其他心电图、超声波、支气管造影及多普勒等检查有助于明确诊断。

六、治疗

大咯血的救治原则：及时迅速止血、保持呼吸道通畅及维持患者生命。

（一）一般治疗

（1）大咯血患者应绝对卧床休息，取患侧卧位或平卧位，头偏向一侧，可减少出血量及避免血液流向健侧肺内或堵塞气管造成窒息。
（2）密切注意体温、脉搏、呼吸、血压等病情变化，记录咯血量。
（3）通畅气道，鼓励患者，如口服可待因，对年老体弱、肺功能不全者应防止呼吸抑制而引起窒息。
（4）精神紧张、恐惧不安者必要时可用少量镇静剂。
（5）随时做好大咯血和窒息的各项抢救准备，呼吸困难者给予氧气吸入 4～6 L/min。

（二）止血治疗

1. 止血药的应用

（1）垂体后叶素：能收缩肺小动脉，使肺内血流减少，肺循环压力降低，从而有利于肺血管破裂处血凝块的形成而止血。该药物有强烈的血管收缩作用，作用迅速，止血效果明显，是大咯血治疗的常用和首选药物。高血压、心力衰竭患者和孕妇禁用。

（2）酚妥拉明：通过直接扩张血管平滑肌，降低肺动脉压而止血，同时使体循环血管阻力降低，回心血量减少，肺内血液分流到四肢及内脏循环当中，造成肺动脉和支气管动脉压力降低，达到止血的目的。

（3）一般止血药：6-氨基己酸：抑制纤溶酶原激活为纤溶酶，从而抑制纤维蛋白溶解。酚磺乙胺：增强血小板和毛细血管功能。维生素K：促进肝脏合成凝血酶原，促进凝血。

2. 药物治疗无效与气管镜止血

经药物治疗无效者可考虑通过纤维支气管镜清除积血并止血。冷盐水灌洗：4℃冷盐水 500 mL 加用肾上腺素 5 mg，分次注入出血肺段，停留 1 min 后吸出。其主要机制是冰生理盐水灌洗使局部血管收缩，血流减慢，从而促进了凝血。

3. 支气管动脉栓塞

对不宜手术而保守治疗无效、致命性大咯血者有重要意义。方法是由股动脉插管先行支气管动脉造影，确定出血部位，确认动脉导管已进入需栓塞的动脉口，注入抗生素，然后用吸收性明胶海绵、聚四氟乙烯或金属卷子进行动脉栓塞。

4. 内科治疗无效与手术治疗

用于经内科综合治疗无效或有窒息危险的大咯血，可行急诊外科手术治疗，以挽救患者生命。手术时机可选择在咯血的间歇期为好。

（1）适应证。
肺部病变引起的大咯血，咯血量 >600 mL/12 h；一次性咯血量 ≥ 200 mL 并在 24 h 内反复发生；可能引起的气道阻塞和窒息。

（2）禁忌证。
肺功能不全；全身状态较差；肺癌晚期出血，两肺病变广泛；凝血功能障碍。

（三）咯血窒息的处理

咯血窒息常是引起患者死亡的主要原因，应注意判断抢救。

1. 主因

（1）短时间内不能将血全部咯出。

（2）支气管被堵塞或狭窄。
（3）肺部有严重疾病或心功能不全。
（4）患者精神过度紧张，血块刺激喉、支气管引起痉挛。
（5）患者过度虚弱或用镇静药、镇咳药过量。

2. 突发情况与判断
（1）突然胸闷、烦躁不安、端坐呼吸、气促、发绀、咯血不通畅、血块暗红。
（2）突然呼吸困难，显著的痰鸣音，神志不清，大咯血停止，口唇、指甲青紫。
（3）突然咯血终止，从鼻腔、口腔流出少量暗红色血液。吸气时呈三凹征。张口目呆，面色苍白，呼吸减弱或消失。只要患者出现上述症状时，就应首先考虑窒息。

3. 急救原则是保持呼吸道通畅并及时供氧
（1）体位引流：立即将患者平卧，头偏向一侧或使患者俯卧，头低足高位，进行体位引流，轻叩背部以利于血液流出。
（2）清除积血：神志不清、牙关紧闭者，应用压舌板或开口器打开口腔，用吸引器吸出积血，必要时行气管插管或气管切开，术后经支气管镜止血、清理积血及分泌物，保持呼吸道通畅。
（3）氧气吸入：给予高流量氧气吸入（5～6 L/min），如自主呼吸减弱或停止，立即机械通气，给予呼吸兴奋剂。
（4）对症治疗：窒息解除后，应进行纠正酸中毒、补充血容量、控制休克、治疗原发病等治疗措施。

七、护理措施

（一）一般护理

1. 环境

保持病室安静、清洁、舒适、空气新鲜，温湿度适宜。避免感冒，防止剧烈咳嗽，以免诱发咯血。

2. 卧位

大咯血患者绝对卧床，取患侧卧位，可减少患侧活动度，既防止病灶向健侧扩散，同时又有利于健侧肺的通气。尽量减少搬动患者，以减少肺活动度。

3. 饮食

大咯血时暂禁食，咯血停止后给以温凉的流质饮食，每次适宜量为150～200 mL，避免浓茶、咖啡等刺激性饮料，避免引起肺血管扩张的各种因素如饭菜过热、饮酒。恢复期给予高热量、高维生素、高蛋白质、高铁质饮食，补充机体消耗，纠正贫血。

（二）基础护理（窒息并发症的预防）

1. 专人护理

安排专人护理并安慰患者。保持口腔清洁、舒适，咯血后为患者漱口，擦净血迹，防止因口咽部异味刺激引起剧烈咳嗽而诱发再次咯血。及时清理患者咯出的血块及污染的衣物、被褥，有助于稳定情绪，增加安全感，避免因精神过度紧张而加重病情。

2. 保持呼吸道通畅

咯血时嘱患者不要屏气，以免诱发喉头痉挛，使血液引流不畅形成血块，导致窒息。

3. 窒息的抢救

对于大咯血的患者，应在床边备好急救器械，一旦患者出现咯血窒息现象，应取头低脚高45°俯卧位，面部侧向一边，轻拍背部，迅速排出气道和口咽部中的血块，必要时用吸痰管进行机械吸引，并给予高浓度吸氧。做好气管插管或气管切开的准备与配合工作，以解除呼吸道阻塞。

（三）专科护理（病情观察）

大咯血者需要密切观察病情，定时监测生命体征。咯血伴休克的患者，应注意保温；高热患者应降温止血。观察有无咯血窒息的先兆。若在咯血过程中，患者突然胸闷、挣扎坐起，继而气促发绀、牙关紧闭和神志不清，说明患者将面临咯血窒息的危险，应迅速清除口腔内血块，轻拍背部，这样有利于血块咯出而解除险情，同时做好抢救准备。

（四）心理护理

大咯血患者多伴有恐惧、紧张等不良情绪，护理人员应及时安慰患者，进行放松疗法，分散患者注意力，让患者意识到大咯血时保持镇静是关键，否则会加重出血，耐心讲解咯血的病因及诱因。向患者介绍一些治疗咯血成功的事例，说明咯血与疾病的严重程度不呈正相关，帮助患者树立战胜疾病的信心。

（五）安全护理（用药安全护理）

1. 垂体后叶素

该药物有强烈的血管收缩作用，高血压、心力衰竭患者和孕妇禁用。静脉给药时滴速勿过快，以免引起恶心、便意、心悸、面色苍白等不良反应。

2. 特殊用药

对于年老体弱、肺功能不全者应用镇咳药和镇静剂后，注意观察呼吸中枢和咳嗽反射受抑制情况，以早期发现因呼吸抑制导致的呼吸衰竭和使血块不能咯出而发生窒息。

八、健康教育

（1）通过宣教使患者具备一些防止咯血窒息的相关知识和自护能力，向患者和家属介绍咯血窒息的早期征象，若一旦发生窒息，可在其背后两手沿着肋弓下缘环抱上腹部，呈冲击式压迫上腹部，使膈肌上升，增加腹内压，同时令患者咳嗽将气管内血凝块咳出。

（2）避免过重体力劳动及剧烈运动。

（3）提高患者的自我保护意识，特别是在秋冬季节，积极预防上呼吸道感染，及时添加衣物防止着凉，房间定时开窗通风，保持室内空气清新。

（4）加强锻炼，以增加机体抗病能力。

（5）保持大便通畅，鼓励多食水果，有便秘者可用缓泻剂，避免用力排便而发生再次出血。

（6）积极治疗原发病。

第三节　重症哮喘

一、概述

重症支气管哮喘，简称重症哮喘（severe asthma），也称难治性哮喘，是指哮喘急性发作持续24 h或以上，经常规治疗症状无法缓解，或哮喘呈暴发性发作，发作开始后短时间内进入危重状态。

二、病因

重症哮喘形成的原因很多，发生机制也较为复杂，哮喘患者发展成为重症哮喘的原因往往是多方面的。目前已基本明确的病因主要有以下几点。

1. 变应原或其他致喘因素持续存在

哮喘是由于支气管黏膜感受器在特定的刺激下发生的速发相及迟发相反应而引起的支气管痉挛、气道炎症和气道高反应性，造成的呼吸道狭窄所致的疾病。如果患者持续吸入或接触变应原或其他致喘因子（包括呼吸道感染），可导致支气管平滑肌的持续痉挛和进行性加重的气道炎症，上皮细胞剥脱并损伤黏膜，使黏膜充血水肿、黏液大量分泌甚至形成黏液栓，加上气道平滑肌极度痉挛，可严重阻塞呼吸道，引起哮喘持续状态而难以缓解。

2. β_2受体激动药的应用不当和（或）抗感染治疗不充分

目前已证实，哮喘是一种气道炎症性疾病，因此抗炎药物已被推荐为治疗哮喘的第一线药物。然而，临床上许多哮喘患者长期以支气管扩张剂为主要治疗方案，抗感染治疗不充分或抗感染治疗药物使用不当，导致气道变态反应性炎症未能有效控制，使气道炎症日趋严重，气道高反应性加剧，哮喘病情日益恶化。而且长期盲目地大量应用 β_2 激动药，可使 β_2 受体发生下调，导致其"失敏"。在这种情况下突然停止用药可造成气道反应性显著增高，从而诱发危重哮喘。

3. 脱水、电解质紊乱和酸中毒

哮喘发作时，患者出汗多和张口呼吸使呼吸道丢失水分增多；吸氧治疗时，加温湿化不足；氨茶碱等强心、利尿药使尿量相对增加；患者呼吸困难，饮水较少等也是致病因素。因此，哮喘发作的患者常存在不同程度的脱水。因而造成组织脱水，痰液黏稠，形成无法咳出的黏液痰栓，广泛阻塞中小气道，加重呼吸困难，导致通气功能障碍，形成低氧血症和高碳酸血症。同时，由于缺氧、进食少，体内酸性代谢产物增多，可合并代谢性酸中毒。在酸中毒情况下，气道对许多平喘药的反应性降低，进一步加重哮喘病情。

4. 突然停用激素，引起"反跳现象"

某些患者因对一般平喘药无效或因医生治疗不当，长期反复应用糖皮质激素，使机体产生依赖性或耐受性，一旦某种原因如缺药、手术、妊娠、消化道出血、糖尿病或治疗失误等导致突然停用糖皮质激素，可使哮喘不能控制并加剧。

5. 情绪过分紧张

患者对病情的担忧和恐惧，一方面可通过皮层和自主神经反射加重支气管痉挛和呼吸困难，另一方面昼夜不眠可使患者体力不支；此外，临床医师和家属的精神情绪也会影响患者，促使哮喘病情进一步恶化。

6. 理化因素和因子的影响

有些报道发现一些理化因素如气温、湿度、气压、空气离子等，对某些哮喘患者可产生不同程度的影响，但迄今为止机制不清楚。有人认为气候因素能影响人体的神经系统、内分泌功能、体液中的pH值、钾与钙的平衡及免疫机制等。空气中阳离子过量也可使血液中钾与钙起变化，导致支气管平滑肌收缩。

7. 有严重并发症或伴发症

如并发气胸、纵隔气肿或伴发心源性哮喘发作、肾衰竭、肺栓塞或血管内血栓形成等均可使哮喘症状加重。

三、病理

哮喘的发病机制尚未阐明，多认为与变态反应、气道炎症、气道反应性增高及神经等因素的相互作用密切相关。

（一）变态反应

当变应原进入具有过敏体质的机体后，通过巨噬细胞和T淋巴细胞的传递，可刺激机体的B细胞合成特异性IgE，并结合于肥大细胞和嗜碱性粒细胞表面的高亲和性的IgE受体。若过敏源再次进入体内，可与肥大细胞和嗜碱性粒细胞表面的IgE交联，从而促发细胞内一系列反应，使该细胞合成并释放多种活性介质导致平滑肌收缩、黏液分泌增加、血管通透性增高和炎症细胞浸润等。炎症细胞在介质的作用下又可分泌多种介质，使气道病变加重，炎症浸润增加，产生哮喘的临床症状。根据过敏源吸入后哮喘发生的时间，可分为速发型哮喘反应（IAR）、迟发型哮喘反应（LAR）和双相型哮喘反应（OAR）。IAR几乎在吸入过敏源的同时立即发生反应，15～30 min达高峰，2 h后逐渐恢复正常，属于Ⅰ型变态反应。LAR约6 h发病，持续时间长，可达数天。而且临床症状重，常呈持续性哮喘表现，肺功能损害严重而持久。LAR的发病机制较复杂，与IgE介导的肥大细胞脱颗粒有关，主要是气道炎症反应所致。现在认为哮喘是一种涉及多种炎症细胞相互作用、许多介质和细胞因子参与的一种慢性气道炎症疾病。

（二）气道炎症

气道慢性炎症被认为是哮喘的基本病理改变和反复发作的主要病理生理机制。不管哪一种类型的哮喘，哪一期哮喘，都表现为以肥大细胞，嗜酸性粒细胞和T细胞为主的多种炎症细胞在气道的浸润和聚集。这些细胞相互作用可以分泌出数十种炎症介质和细胞因子。这些介质、细胞因子与炎症细胞互相作用构成复杂的网络，相互作用和影响，使气道炎症持续存在。当机体遇到诱发因素时，这些炎症细胞能够释放多种炎症介质和细胞因子,引起气道平滑肌收缩,黏液分泌增加,血浆渗出和黏膜水肿。已知多种细胞,如肥大细胞、嗜酸性粒细胞、中性粒细胞、上皮细胞、巨噬细胞和内皮细胞等都可产生炎症介质。主要的介质有组胺、前列腺素(PG)、白三烯(LT)、血小板活化因子(PAF)、嗜酸性粒细胞趋化因子(ECF-A)、中性粒细胞趋化因子(NCF-A)、主要碱基蛋白(MBP)、嗜酸性粒细胞阳离子蛋白(ECP)、内皮素-1(FT-1)、黏附因子(adhesion molecules,AMs)等。总之,哮喘的气道慢性炎症是由多种炎症细胞、炎症介质和细胞因子参与的过程,它们相互作用形成恶性循环,使气道炎症持续存在。其相互关系十分复杂,有待进一步研究。

(三)气道高反应性(AHR)

表现为气道对各种刺激因子出现过强或过早的收缩反应,是哮喘患者发生发展的另一个重要因素。目前普遍认为气道炎症是导致气道高反应性的重要机制之一。气道上皮损伤和上皮内神经的调控等因素亦参与了AHR的发病过程。当气道受到变应原或其他刺激时,可使多种炎症细胞释放炎症介质和细胞因子,神经轴索反射使副交感神经兴奋性增加,神经肽的释放增强,这些都与AHR的发病过程有关。AHR为支气管哮喘患者的共同病理生理特征,然而出现AHR者并非都是支气管哮喘,如长期吸烟、接触臭氧、病毒性上呼吸道感染、慢性阻塞性肺疾病(COPD)等也可出现AHR。从临床角度上来讲,极轻度AHR需结合临床表现来诊断。但中度以上的AHR几乎可以肯定是哮喘。

(四)神经机制

神经因素也认为是哮喘发病的重要环节。支气管受复杂的自主神经支配。除胆碱能神经、肾上腺素能神经外,还有非肾上腺素能非胆碱能(NANC)神经系统。支气管哮喘与β-肾上腺素能受体功能低下和迷走神经张力亢进有关,并可能存在有α-肾上腺素能神经的反应性增加。NANC能释放舒张支气管平滑肌的神经介质,如血管肠激肽(VIP)、一氧化氮(NO),以及收缩支气管平滑肌的介质,如P物质、神经激肽等。两者平衡失调,则可引起支气管平滑肌收缩。

四、临床表现

1. 症状

与哮喘相关的症状有咳嗽、喘息、呼吸困难、胸闷、咳痰等。典型的表现是发作时伴有哮鸣音的呼气性呼吸困难。严重者可被迫采取坐位或呈端坐呼吸,干咳或咯大量白色泡沫痰,甚至出现发绀等。哮喘症状可在数分钟内发作,经数小时至数天,用支气管扩张药可缓解或自行缓解。早期或轻症的患者多数以发作性咳嗽和胸闷为主要表现。这些表现缺乏特征性。哮喘的发病特征如下。①发作性:当遇到诱发因素时呈发作性加重。②时间节律性:常在夜间及凌晨发作或加重。③季节性:常在秋冬季节发作或加重。④可逆性:平喘药通常能够缓解症状,可有明显的缓解期。认识这些特征,有利于哮喘的诊断与鉴别。

2. 体检

缓解期可无异常体征。发作期胸廓膨隆,叩诊呈过清音,多数有广泛的呼气为主的哮鸣音,呼气延长。严重哮喘发作时常有呼吸费力、大汗淋漓、发绀、胸腹反常运动、心率增快、奇脉等体征。

五、实验室和其他检查

1. 血液常规检查

发作时可有嗜酸性粒细胞增高,但多数不明显,如并发感染可有白细胞数增高,中性粒细胞比例增高。

2. 痰液检查

涂片在显微镜下可见较多嗜酸性粒细胞,可见嗜酸性粒细胞退化形成的尖棱结晶(Charcot-Leyden结晶体)、黏液栓(Curschmann螺旋)和透明的哮喘珠(Laennec珠)。如合并呼吸道细菌感染,痰涂片革兰染色、细胞培养及药物敏感试验有助于病原菌诊断及指导治疗。

3. 肺功能检查

缓解期肺通气功能多数在正常范围。在哮喘发作时,由于呼气流速受限,表现为第一秒用力呼气量

（FEV_1）、一秒率（FEV_1/FVC）、最大呼气中期流速（MMER）、呼出 50% 与 75% 肺活量时的最大呼气流量（MEF50% 与 MEF75%）以及呼气峰值流量（PEFR）减少。可出现用力肺活量减少、残气量增加、功能残气量和肺总量增加，残气占肺总量百分比增高。经过治疗后可逐渐恢复。

4. 血气分析

哮喘严重发作时可出现缺氧，PaO_2 和 SaO_2 降低，过度通气时可使 $PaCO_2$ 下降，pH 值上升，表现为呼吸性碱中毒。如重症哮喘，病情进一步发展，气道阻塞严重，可有缺氧及 CO_2 潴留，$PaCO_2$ 上升，表现为呼吸性酸中毒。如缺氧明显，可合并代谢性酸中毒。

5. 胸部 X 线检查

早期在哮喘发作时可见两肺透亮度增加，呈过度充气状态；在缓解期多无明显异常。如并发呼吸道感染，可见肺纹理增加及炎症性浸润阴影。同时要注意肺不张、气胸或纵隔气肿等并发症的存在。

6. 特异性过敏源的检测

可用放射性过敏源吸附试验（RAST）测定特异性 IgE，过敏性哮喘患者血清 IgE 可较正常人高 2~6 倍。在缓解期可做皮肤过敏试验判断相关的过敏源，但应防止发生过敏反应。

六、治疗

重症哮喘患者病情危重，严重者甚至有生命危险，护理人员应具备良好的专业素养，配合医生尽快为患者实施抢救。

1. 氧疗

重症哮喘患者常有不同程度的低氧血症，因此原则上都应吸氧，根据病情需要，可选用鼻导管或面罩给氧。氧气需要加温湿化，以免干燥、过冷刺激气道。对于伴有 CO_2 潴留的患者应给予低流量低浓度吸氧。

2. 解除支气管痉挛

在治疗过程中，可以应用 β_2 受体激动剂（控制哮喘急性发作的首选用药）、茶碱类药物、抗胆碱能药物、糖皮质激素（治疗重症哮喘最有效的药物）等药物降低气道阻力，改善通气功能。可以通过雾化吸入，借助储雾器使用 MDI 给药及静脉给药。

3. 纠正脱水兼顾纠正酸碱失衡和电解质紊乱

重症哮喘患者由于哮喘过度呼吸、发热、出汗及摄入不足等原因，常有不同程度的脱水，使气道分泌物黏稠，痰液难以咳出，影响通气，故必须及时纠正脱水，根据心功能和脱水程度，一般每日补液为 2 000~3 000 mL。若 pH<7.2 且合并代谢性酸中毒时，应适度补充碱性药物。若呼吸性酸中毒，应积极改善肺通气，排出潴留的 CO_2，及时补钾，注意监测电解质变化。

4. 控制感染，促进痰液排出

重症哮喘患者由于气道炎症、痰液黏稠及支气管痉挛等导致气道阻塞，因此加强排痰，保持呼吸道通畅尤为重要。可选择药物去痰、雾化吸入、机械性排痰，必要时给予吸痰。

5. 机械通气

对经上述治疗症状仍无明显改善的患者，特别是 $PaCO_2$ 进行性增高伴酸中毒者，为了避免严重并发症的发生，应及时建立人工气道，实施机械通气，包括无创正压通气和气管插管及气管切开机械通气。

七、护理措施

（一）一般护理

1. 环境

保持病室安静、清洁、舒适、空气新鲜，温湿度适宜。有确定过敏源者，应尽快脱离。病室不宜摆放花草。

2. 卧位

采取舒适的体位，让患者取坐位缓解呼吸困难症状。为端坐患者提供床旁桌支撑，以减少体力消耗。

3. 饮食

饮食上应进食清淡、易消化、足够热量的饮食，避免进食硬、冷、油煎的食物。护理人员应善于观察，提高与患者的沟通能力，以了解并找出与哮喘发作有关的食物，避免因食物过敏引起哮喘发作。

（二）基础护理

促进排痰，痰液黏稠必然影响通气，因此咳嗽咳痰的护理很重要，要给患者拍背排痰。手法是将手掌微曲成弓形，五指并拢，有节奏地拍打患者背部，也可使用振动排痰仪，沿支气管走向由外向中央叩击，利用腕关节活动，力量适中。根据医嘱给予患者雾化吸入治疗。

（三）专科护理（病情观察）

1. 密切监测病情

（1）观察患者有无咳嗽、咳痰、呼气性呼吸困难、呼吸加快及哮鸣音，有无大量出汗、疲倦、胸廓饱满、发绀及呕吐等情况，当呼吸困难加重时有无呼吸音及哮鸣音的减弱或消失、心率加快等。

（2）密切监测患者是否有烦躁不安、气喘加剧、心率加快等情况。注意心力衰竭、呼吸骤停等并发症的发生。

（3）密切观察患者生命体征及神志和尿量等情况，以掌握病情进展情况。

（4）密切观察哮喘发作先兆症状，如胸闷、鼻咽痒、咳嗽、打喷嚏等，若出现上述症状，应立即通知医生，尽早采取相应措施。

（5）密切观察患者有无自发性气胸、脱水、酸中毒、电解质紊乱、肺不张等并发症或伴发症。

2. 机械通气的护理

护理人员指导无创机械通气的患者人机配合，改善通气的效果。加强皮肤护理，预防压疮。气管插管或气管切开的患者，应妥善固定，防止意外脱管；保持管道通畅，防止管道扭曲受压；加强气道管理，加强湿化，及时添加湿化器中的无菌注射用水。每班测量和记录气管插管外露的长度，防止意外脱管、管道移位。严密观察呼吸机各项设置是否恰当，呼吸机是否正常运转等。观察机械通气的效果。在机械通气中，应严密观察呼吸机的运转和患者的全身情况，尤其注意患者的自主呼吸是否与呼吸机同步，并能对呼吸机报警原因进行准确的判断。机械通气患者应给予合适的气道湿化，吸痰应注意按需吸痰及无菌原则。

（四）心理护理

重症哮喘患者的心理护理是非常值得强调的一点。患者极度呼吸困难，常有焦虑、恐惧或濒死感，护理人员应关心患者，耐心解释病情，稳定患者情绪，防止情绪应激而诱发哮喘。实行机械通气的患者，护理人员应鼓励患者通过表情、手势、书面语言等形式沟通，表达其痛苦及需求。护理人员要注意领会患者的求助信号，对于其合理的要求给予满足，帮助患者保持平衡的心态、做好心理护理对保持患者良好的心态，促进早日康复有重要意义。

（五）安全护理（用药安全护理）

密切观察药物的作用和副作用，比如应用茶碱类药物时，注意患者有无胃肠道症状，心血管症状等不良反应。尤其注意糖皮质激素应用后的副作用，吸入性糖皮质激素可引起局部不良反应，如咽部的念珠菌感染，声音嘶哑，一般为可逆性的。而长时间糖皮质激素全身用药可引起严重的全身副反应，包括骨质疏松、高血压、液体潴留、体重增加、满月脸、股骨头坏死等。

八、健康教育

（一）指导呼吸运动

呼吸运动可以强化横膈呼吸肌，在执行呼吸运动前，应先清除患者鼻通道的分泌物。

1. 腹部呼吸（abdominal breathing）

①平卧，双手平放在身体两侧，膝盖弯曲，双脚放平。②用鼻连续吸气，但胸部不扩张。③缩紧双唇，缓慢呼气。④重复以上动作10次。

2. 向前弯曲运动（forward bending）

①坐在椅子上，背伸直，头向前倾，双手放在膝上。②由鼻吸气，扩张上腹部，胸部保持直立不动，由口将气慢慢呼出。

3. 侧扩张运动（side expansion）

①坐在椅子上，将手掌放在左右两侧的最下肋骨。②吸气，扩张胸部，然后经口呼气，收缩胸部。③用手掌下压肋骨，可将肺底部的空气排出。④重复以上动作10次。

（二）介绍有关用药及防病知识

居室内禁放花、草、地毯等；忌食诱发哮喘的食物，如鱼虾等；避免吸入刺激性气体、烟雾、灰尘和油烟等；避免精神紧张和剧烈运动；避免受凉及上呼吸道感染；寻找过敏源，避免接触过敏源；戒烟。

第四节 肺性脑病

一、概述

肺性脑病是一组由缺氧和二氧化碳潴留导致的神经精神障碍症候群，又称二氧化碳麻醉。肺性脑病（简称肺脑）是呼吸衰竭所引起的高碳酸血症、低氧血症、酸碱平衡失调及脑组织pH值下降等一系列内环境紊乱的脑部综合征，是肺源性心脏病严重并发症之一，该病发病后进展较快，病情危重，预后差，死亡率高。对此，应加强对肺性脑病的临床观察，早发现，早处理，并有针对性地加强各项护理，可有效缓解病情，大大降低死亡率。

二、病因与发病机制

1. 原发疾病

慢性肺部疾病，最常见的为慢性支气管炎、哮喘、肺气肿、肺源性心脏病。其他如胸廓畸形、重症结核、肺纤维化、肺癌等病也可成为其病因。

2. 神经系统疾病

格林-巴利综合征，脑干肿瘤、脑干炎症、颈椎损伤、进行性延髓麻痹、重症肌无力危象等病均可造成呼吸肌麻痹。

3. 诱发因素

（1）急性或慢性肺部感染。

（2）药物影响，如异丙嗪、异戊巴比妥、苯巴比妥、哌替啶、吗啡等。另外，长时间高浓度吸氧也可触发肺性脑病的发生。

（3）水和电解质平衡紊乱。

（4）急性或慢性气道阻塞，如痰、异物等堵塞气管、支气管。

低氧血症、二氧化碳潴留和酸中毒三个因素共同损伤脑血管和脑细胞是最根本的发病机制。

三、病理改变

主要病理改变是由于脑部毛细血管的扩张、充血和通透性增高所引起。肉眼可见软脑膜血管充血、扩张，脑表面渗血和点状出血，蛛网膜下腔也可有血性渗出。脑切面呈弥漫性水肿和点状出血。镜下有弥漫性神经细胞变性、血管周围水肿和软化灶。

四、实验室检查

（1）血常规可示红细胞增多，血红蛋白也相应增加。

（2）血气分析示$PaCO_2$增高，CO_2结合力增高，标准碳酸氢盐（SB）或剩余碱（BE）的含量增加，血液pH值降低。

（3）脑脊液（CSF）检查常见压力增高，60% 病例压力在 200 mmH$_2$O 以上，可见红细胞增多。
（4）脑电图（EEG），绝大多数患者 EEG 为全脑弥漫性慢波，且可有阵发性变化。

五、临床表现

肺性脑病的临床特征为原有的呼吸衰竭症状加重并出现神经精神症状，如神志恍惚、嗜睡或谵妄、四肢抽搐甚至昏迷等。男女均可见，以男性多见，其病死率达 30% 以上。临床表现主要为头痛、头晕、记忆力减退、易兴奋、多语或少语、失眠等脑皮层功减退症状以及意识障碍与精神异常，部分患者可有呕吐、视神经盘水肿。神经系统损害的发生率约为 53%。临床分型如下。

1. 轻型

神志恍惚、淡漠、嗜睡、精神异常或兴奋、多语而无神经系统异常体征。

2. 中型

浅昏迷、谵妄、躁动、肌肉轻度抽动或语无伦次，球结膜充血、水肿、多汗、腹胀，对各种反应迟钝，瞳孔对光反射迟钝而无上消化道出血或弥散性血管内凝血（DIC）等并发症。

3. 重型

昏迷或出现癫痫样抽搐，球结膜充血、水肿重度，多汗或眼底视神经盘水肿，对各种刺激无反应；反射消失或出现病理性神经体征，瞳孔扩大或缩小，可合并上消化道出血、DIC 或休克。

六、治疗要点

1. 去除诱因

主要是防止肺部感染复发，切勿使用安眠药和镇静药（主要是 II 型呼衰患者），不要高浓度吸氧。应对各种慢性呼吸道疾病进行治疗。

2. 保持呼吸道通畅、增加通气量、改善 CO_2 潴留

纠正缺氧和 CO_2 潴留是抢救肺性脑病的关键性措施。常规治疗无效时，应果断地行气管插管或气管切开术，给了机械通气，确保 CO_2 的排出和缺氧的纠正。

3. 对神经精神障碍作对症处理

必要时使用约束带护理，保证患者的安全。

4. 抗感染，合理应用抗生素

呼吸道感染是呼吸衰竭及肺性脑病最常见的诱因：建立人工气道机械通气和免疫功能低下的患者可反复发生感染，且不易控制。所以此类患者一定要在保持呼吸道痰液引流通畅的条件下，根据痰菌培养和药物敏感试验的结果，选择有效的药物控制呼吸道感染。

5. 纠正酸碱平衡失调

呼吸性酸中毒并发代谢性碱中毒在慢性呼吸性酸中毒的治疗过程中，常由于应用机械通气不当，使 CO_2 排出太快，或由于补充碱性药物过量，可产生代谢性碱中毒，pH 值偏高，BE 为正值，治疗时应防止以上发生碱中毒的医源性因素和避免 CO_2 排出过快，给予适量补氯和补钾，以缓解碱中毒。

七、护理措施

（一）一般护理

1. 环境与体位

患者安排在安静舒适的病房，呼吸困难者取半坐卧位。病房内每天通风 2 次，每次 30 min，温度控制在 20 ~ 22℃，湿度 60% ~ 70%；每天用紫外线消毒，消毒液擦拭物品及地面，严格限制探视人员，严密观察患者的各项情况。

2. 饮食

给予低盐、高热量、高蛋白质、易消化饮食，可进食者尽量鼓励患者自己进食，注意饮食习惯及色、香、味方面的调配；不能进食者，可通过留置胃管鼻饲，间歇给予肠内营养液（瑞素或瑞代），

500~1 000 mL/d；必要时静脉输入高营养液体，以改善患者营养状况，促进康复。

（二）基础护理

1. 口腔护理

可进食者进食后指导患者漱口，不可进食者注意口腔卫生，口腔护理2次/天。

2. 约束带护理

出现精神症状者，注意加强巡视，密切观察，必要时使用约束带，每班评估约束部位皮肤的完整性和肢端血液循环情况，若出现约束部位皮肤苍白、发绀、冰冷、肿胀、麻木、刺痛，立即解除约束。

（三）专科护理

1. 病情观察

（1）观察患者的精神神志变化多数肺心病患者出现肺性脑病前都有睡眠昼夜颠倒、脾气性格改变、情绪反常、行为错乱的表现，如暴躁、烦躁不安、精神萎靡、表情淡漠、抑郁、沉默寡言、兴奋抑郁交替出现，有些患者自诉头痛头晕。当患者出现上述症状时，要考虑早期肺性脑病的可能，护士应早发现、早报告、早治疗，消除肺性脑病的诱因，积极配合医生救治、精心护理。

（2）皮肤黏膜的观察。

观察患者皮肤的颜色，有无水肿等，发绀是缺氧的典型表现。若患者口唇、指甲等末梢部位出现发绀加重，观察患者眼结膜的变化，球结膜水肿是肺性脑病的临床早期表现，如出现上述情况应立即告知医生。

（3）生命体征的观察。

体温突降是肺性脑病的早期症状之一，肺性脑病的患者早期因为高碳酸血症引起皮肤血管扩张及儿茶酚胺分泌而导致多汗，可使体温下降，脉搏和血压发生改变，脉搏快而无力是缺氧、心功能衰竭的表现。缺氧早期，脉搏加快，血压上升，中度缺氧时血压下降，脉搏减慢。

2. 气道护理

（1）保持呼吸道通畅。

及时解除支气管痉挛，改善通气。床旁备有吸引器，对痰量多而无力咳出的患者协助患者咳痰；对卧床患者要定期指导其做深呼吸运动，协助其翻身拍背，使无效咳嗽变为有效咳嗽，但禁止使用强镇咳剂。对卧床患者要定期指导其做深呼吸运动，对部分痰液黏稠不易咳出的患者可以配合超声雾化吸入化痰药物，或者协助医生通过支气管纤维镜，气管插管或气管切开排痰。对清醒有咳嗽反射的患者应鼓励咳嗽、排痰，协助患者经常更换体位、叩背排痰。叩击背部时宜将指、掌卷曲呈勺形，自胸部边缘向中部，自背下方向上方，有节奏地拍叩，力量要适中，注意手掌与患者背部之间应扣住空气，空气越多，叩击就越有效。痰液黏稠者，可先行雾化吸入后再予以拍背排痰。对昏迷患者应及时吸痰，特别注意翻身前后吸痰，以防痰液潴留堵塞呼吸道。当痰液堵塞吸痰无效时，应迅速备好气管插管或气管切开用品，已行气管切开者按气管切开常规护理，做好口腔护理，保持口腔清洁。

（2）正确氧疗。

氧疗不当是肺性脑病的重要诱因之一。吸氧浓度过高，容易造成呼吸抑制，诱发肺脑。所以在患者进行氧疗时要控制好氧气浓度，不宜过高。要对家属进行氧疗知识的宣教，不能自行调节氧流量，氧流量为1~2 L/min，氧浓度为25%~29%。防止高浓度吸氧，否则抑制呼吸，加重二氧化碳潴留。

（3）机械通气的护理。

①无创呼吸机的护理：严格掌握无创呼吸机适应证和禁忌证。做好心理护理，解释无创呼吸机应用的必要性，正确演示通气面罩佩戴方法，消除患者紧张心理。根据病情和血气分析设置各项参数，吸气压力（IPAP）一般为6~10 cmH$_2$O（1 cmH$_2$O = 98 Pa），呼气压力（EPAP）一般从4 cmH$_2$O开始，并随时调整。在患者呕吐或痰液较多需要排痰时，及时取下面罩，防止发生窒息。

②有创呼吸机的护理：密切观察患者的呼吸频率、节律及意识障碍的程度，出现昏睡、昏迷、惊厥时提示病情加重，积极采取抢救措施，配合医生气管插管或气管切开，进行有创呼吸机辅助呼吸，定时监测血气，根据血气调整各参数。在此期间，要加强人工气道的管理，合理地调整参数，正确及时地处

理报警，做好管道的清洁与消毒，预防呼吸机并发症。恢复期要做好呼吸功能的训练，为撤机做准备。

（四）心理护理

肺性脑病的患者中老年人居多，患者病程长，易反复住院，久病缠身，造成患者心理负担和经济负担加重，患者普遍有抑郁、消极、厌世、恐惧、暴躁的情况，常因小事而大发脾气，拒绝配合治疗。护理人员应给予安慰和鼓励，开导他们，耐心倾听他们诉说，分担他们的忧虑，打消他们消极悲观的思想，使他们建立正确的情感观和价值观，并积极与患者家属沟通，使家属协助配合。

（五）安全护理

（1）对于早期出现肺性脑病症状的患者，需及时和家属联系，说明病情以取得家属的配合，留陪一人，同时派专职护士守护。去除病房内的危险品，如玻璃杯、热水瓶、刀、剪、绳子等防止伤人和自伤，必要时采取保护性的约束，禁用镇静剂，以免加重病情；长期卧床者应加用床挡，给予电动气垫床预防压疮，建立翻身卡，加强巡视，严格交接班。

（2）用药安全护理：遵医嘱用药，并观察药物的疗效及不良反应。根据细菌培养和药敏结果，选择有效的抗菌药物，严格按照给药时间，用药时应现用现配，确保疗效；尼可刹米为常用的呼吸兴奋剂，能刺激呼吸中枢，增加中枢的驱动力，提高呼吸频率以及潮气量。微量泵泵入时，要根据患者的病情控制速度，并严密观察药物的不良反应。患者出现精神症状，表现为烦躁不安、焦虑、多语时，可能是药物引起的不良反应。

八、健康教育

（1）合理吸氧：告知患者不要随意调节氧流量，流量为 1～2 L/min，一般每日吸氧持续 15 h 以上，嘱患者在家中也要低流量、低浓度、持续吸氧，以免不正确的吸氧抑制呼吸而诱发肺性脑病。

（2）呼吸道感染是呼吸衰竭患者导致肺性脑病的主要原因之一，因此应告知患者一旦有感染迹象，咳嗽加剧、咳痰增多，应立即就医，不可忽视。

（3）指导患者学会腹式呼吸和缩唇呼吸。

（4）重视缓解期营养的摄入，增强体质，改善全身营养状况。在寒冷季节及天气骤变时，注意保暖、避免受凉，冬季晨起外出时注意保暖和使用口罩。

第五节　感染性休克

一、概述

休克是机体在各种有害因素侵袭下引起的以有效循环血量骤减，导致组织灌注不足，细胞代谢紊乱、受损，微循环障碍为特点的病理过程。严重感染特别是革兰阴性菌感染常可引起感染性休克。感染性休克亦称脓毒性休克，是指由微生物及其毒素等产物所引起的脓毒病综合征伴休克。感染灶中的微生物及其毒素、胞壁产物等侵入血液循环，激活宿主的各种细胞和体液系统，产生细胞因子和内源性介质，作用于机体各种器官、系统，影响其灌注，导致组织细胞缺血缺氧、代谢紊乱、功能障碍，甚至多器官功能衰竭。

1991 年，美国胸科学院和重症医学学会达成一致意见，把严重感染引起的一些临床指征总结为系统性炎症反应综合征（SIRS）。如果患者符合以下临床症状的至少两种，可定义为 SIRS。①体温高于 38℃或低于 36℃。②心率大于每分钟 90 次。③呼吸频率高于每分钟 20 次或者动脉血 PCO_2 小于 32 mmHg。④白细胞大于 12×10^9/L 或小于 0.4×10^9/L 或者不成熟白细胞大于 10%。

败血症是指感染并伴有 SIRS，同时至少有 1 项指标显示器官功能或灌注不足。①低血氧：动脉 $PO_2 < 72$ mmHg。②血乳酸升高。③少尿：尿量每小时少于 30 mL 或者 0.5 mL/kg。严重败血症是在败血症的基础上并发器官衰竭，临床上表现为神志淡漠、低血压、血尿肌酐升高或广泛性血管内凝血障碍。

二、病因与发病机制

（一）病因

1. 病原菌

感染性休克的常见致病菌为革兰阴性菌，如肠杆菌科细菌（大肠杆菌、克雷伯菌等）、不发酵杆菌（假单胞菌属、不动杆菌属等）、脑膜炎球菌、类杆菌等。革兰阳性菌如葡萄球菌、链球菌、肺炎链球菌、梭状芽孢杆菌等也可引起休克。某些病毒性疾病如流行性出血热，其病程中也易发生休克。某些感染，如革兰阴性菌败血症、暴发性流脑、肺炎、化脓性胆管炎、腹腔感染、菌痢（幼儿）易并发休克。

2. 宿主因素

原有慢性基础性疾病，如肝硬化、糖尿病、恶性肿瘤、白血病、烧伤、器官移植以及长期接受肾上腺皮质激素等免疫抑制剂、抗代谢药物、细菌毒类药物和放射治疗，或留置导尿管或静脉导管者可诱发感染性休克。因此本病较多见于医院内感染患者，老年人、婴幼儿、分娩妇女、大手术后体力恢复较差者尤易发生。

3. 特殊类型的感染性休克

中毒性休克综合征（TSS）是由细菌毒素引起的严重症候群。最初报道的 TSS 是由金葡菌所致，近年来发现类似征群也可由链球菌引起。

（二）发病机制

感染性休克的发病机理极为复杂，20 世纪 60 年代提出的微循环障碍学说，为休克的发病机理奠定了基础，目前的研究已深入到细胞和分子水平，微生物及其毒素和胞壁组分（如脂多糖、LPS 等）激活机体的各种应答细胞（包括单核-巨噬细胞、中性粒细胞、内皮细胞等）以及体液系统（如补体、激肽、凝血和纤溶等系统）产生各种内源性介质、细胞因子等，在发病中起重要作用。感染性休克是多种因素互相作用、互为因果的综合结果。在休克发生发展过程中，微血管容积的变化可经历痉挛、扩张和麻痹三个阶段，亦即微循环的变化包括缺血缺氧期，瘀血缺氧期和微循环衰竭期三个阶段。

1. 缺血缺氧期

此期微循环改变的特点为，除心、脑血管外，皮肤及内脏（尤其是腹腔内脏）微血管收缩，微循环灌注减少，毛细血管网缺血缺氧，其中流体静压降低，组织间液通过毛细血管进入微循环，使毛细血管网获得部分充盈（自身输液）。参与此期微循环变化的机制主要有交感-肾上腺素髓质系统释放的儿茶酚胺、肾素-血管紧张素系统、血管活性物质等。

2. 瘀血缺氧期

此时的特点是无氧代谢产物（乳酸）增多，肥大细胞释放组胺和缓激肽形成增多，微动脉与毛细血管前括约肌舒张，而微静脉持续收缩，白细胞附壁黏着、嵌塞，致微循环内血流淤滞，毛细血管内流体静压增高，毛细血管通透性增加，血浆外渗，血液浓缩，有效循环血量减少，回心血量进一步降低，血压明显下降，缺氧和酸中毒更明显，氧自由基生成增多，引起广泛的细胞损伤。

3. 微循环衰竭期

血液不断浓缩，血细胞聚集，血液黏滞性增高，又因血管内皮损伤等原因致凝血系统激活而引起DIC，微血管床堵塞，灌流减少，并出血等，导致多器官功能衰竭，使休克难以逆转。

三、临床症状

感染性休克可影响到身体的任何部位和器官，包括脑、心脏、肺、肝、肾、肠道等。症状包括四肢冰冷、皮肤苍白，高热或者低温、寒战、头晕、低血压、低尿量、心悸、心跳增快、躁动、神志不清、呼吸困难等。

随着休克发展，患者烦躁或意识不清，呼吸浅速，心音低钝，脉搏细速，按压稍重即消失，表浅静脉萎陷。血压下降，收缩压降低至 10.6 kPa（80 mmHg）以下；严重者，血压较基础水平降低 20%～30%，脉压小；皮肤湿冷、发绀，常明显头晕眼花；尿量更少，甚至无尿。

休克晚期可出现 DIC 和重要脏器功能衰竭等。DIC 常有顽固性低血压和广泛出血，如皮肤、黏膜和（或）内脏、腔道出血。多脏器功能衰竭包括如下内容。

1. 急性肾功能衰竭

尿量明显减少或无尿。尿比重固定，血尿素氮、肌酐和血钾增高。

2. 急性心功能不全

患者常有呼吸突然增快、发绀。心率加快、心音低钝，可有奔马律。若患者心率不快或相对缓脉，但出现面色灰暗、肢端发绀，亦为心功能不全之兆。中心静脉压升高提示右心排血功能降低或血容量过多、肺循环阻力增高；肺动脉楔压升高提示左心排血功能不全。心电图可示心肌损害、心内膜下心肌缺血、心律失常和传导阻滞等改变。

3. 急性肺功能衰竭（ARDS）

表现为进行性呼吸困难和发绀，吸氧亦不能使之缓解，无节律不整。肺底可闻细湿啰音或呼吸音降低。X 线胸片摄片示散在小片状浸润阴影，逐渐扩展、融合。血气分析示 $PaO_2<9.33$ kPa（70 mmHg），重者 $PaO_2<6.65$ kPa（50mmHg）。

4. 昏迷

脑功能障碍引起昏迷、一过性抽搐、肢体瘫痪，以及瞳孔、呼吸改变等。

5. 其他

肝功能衰竭引起昏迷、黄疸等。胃肠道功能紊乱表现为肠鼓、消化道出血等。

感染性休克应与低血容量性休克、心源性休克、过敏性休克、神经源性休克等相鉴别，低血容量性休克多因大量出血（内出血或外出血）、失水（如呕吐、腹泻、肠梗阻等）、失血浆（如大面积烧伤等）等使血容量突然减少所致；心源性休克因心脏搏血功能低下所致，常继发于急性心肌梗死、急性心包堵塞、严重心律失常、各种心肌炎和心肌病、急性肺源性心脏病等；过敏性休克常因机体对某些药物（如青霉素等）或生物制品发生过敏反应所致；神经源性休克可由外伤、剧痛、脑脊髓损伤、麻醉意外等引起，可因神经作用使外周血管扩张，有效血容量相对减少所致。

四、实验室检查及辅助检查

1. 血象

白细胞计数大多增高，在 $(15\sim30)\times10^9/L$ 之间，中性粒细胞增多伴核左移现象。红细胞压积和血红蛋白增高为血液浓缩的标志。并发 DIC 时血小板进行性减少。

2. 病原学检查

在抗菌药物治疗前常规进行血（或其他体液、渗出物）和脓液培养（包括厌氧菌培养），分离出致病菌后做药敏试验。溶解物试验（LLT）有助于内毒素的检测。

3. 尿常规和肾功能检查

发生肾功能衰竭时，尿比重由初期的偏高转为低而固定（1.010 左右）；血尿素氮和肌酐值升高；尿、血肌酐比值小于 20；尿渗透压降低，尿渗透压为 40 mmol/L；肾衰指数 >1；Na^+ 排泄分数 >1%。

4. 酸碱平衡的血液生化检查

二氧化碳结合力（CO_2CP）为临床常测参数，但在呼吸衰竭和混合性酸中毒时，必须同时做血气分析，测定血 pH 值、动脉血 $PaCO_2$、标准 HCO_3^-、和实际 HCO_3^-、缓冲碱与碱剩余等。尿 pH 值测定简单易行。

5. 血清电解质测定

休克时血钠多偏低，血钾高低不一，取决于肾功能状态。

6. 血清酶的测定

血清 ALT、CPK、LDH 同工酶的测量可反映肝、心等脏器的损害情况。

7. 血液流变学和有关 DIC 的检查

休克时血液流速减慢、毛细血管淤滞，血细胞、纤维蛋白、球蛋白等聚集，血液黏稠度增高，故初期血液呈高凝状态，其后纤溶亢进而转为低凝。有关 DIC 的检查包括消耗性凝血障碍和纤溶亢进两方面，前者有血小板计数、凝血酶原时间、纤维蛋白原等，后者包括凝血酶时间、纤维蛋白降解产物（FDP）、血浆鱼精蛋白副凝（3P）和乙醇胶试验等。

8. 其他检查

心电图、X线检查等可按需进行。

五、治疗

（一）畅通气道

休克时肺属易损的器官，休克伴有呼吸衰竭、急性呼吸窘迫综合征者死亡率高，故应迅速保持呼吸道通畅，早期以鼻导管或面罩间歇给氧，呼吸困难者可做气管插管或气管切开，增加动脉血氧含量，减轻组织缺氧状态。

（二）补充血容量

由于感染性休克患者血容量不足，需要大量生理盐水或者林格液来扩充血容量。2~3条大口径静脉通路需要尽快建立起来，经常需要中心静脉管。一般的成年人需要3~4 L，甚至5~6 L温暖的生理盐水或者林格液快速补充到患者的循环系统中。快速输液直到患者的收缩压>90 mmHg和心率<100次/分或者尿量增加。然后，输液量保持在每小时150 mL。

（三）抗生素治疗

（1）应在1 h内静脉使用抗生素进行抗感染治疗。

（2）应联合药物进行经验性抗感染治疗，尽可能覆盖病原微生物。

（3）每日评估抗感染治疗效果，一旦获得病原微生物证据，应降阶梯治疗，以优化抗生素治疗方案，避免耐药，减少毒性，降低费用。

（4）疗程一般7~10天，如果患者病情改善缓慢，可延长用药时间。

（5）抗病毒治疗目标是越早越好，并通过聚合酶链反应或病毒培养获得证据。抗生素治疗应越早越好。一旦尿常规和细菌培养、血培养及敏感菌检查，及脑脊液的样品采集后，抗生素应该立刻给予。

（四）血管活性药物的应用

（1）首选去甲肾上腺素。

（2）以肾上腺素为优先替代选择（加用或代替）。

（3）可使用血管加压素（0.03 μg/min）。

（4）多巴胺，仅限于心律失常风险极低、心输出量低下或心率慢的患者。

（五）积极处理原发病

感染性休克的患者，原发感染灶的存在是引起休克的重要原因，应尽早处理原发感染灶。

（六）皮质醇激素

（1）提议针对感染性休克成人患者，若充分液体复苏和缩血管治疗可恢复血流动力学稳定，不用皮质醇激素；若不能恢复稳定，则建议给予氢化可的松200 mg/d静脉持续输注。

（2）不建议使用促肾上腺皮质激素刺激试验来判断感染性休克患者的皮质功能，以决定是否需使用氢化可的松。

（3）建议使用氢化可的松的感染性休克患者不加用氟氢可的松。

（4）建议当血管活性药物撤离时，停用激素。

（5）建议激素不使用于严重脓毒症无休克的患者。感染性休克常引起肾上腺功能不足，经过以上积极的抢救治疗后，给予激素治疗帮助患者身体对抗炎症反应。氢化可的松100 mg静脉注射，可每隔8 h重复给予。

（七）血制品的输注

（1）一旦消除组织低灌注，且没有削弱组织灌注的情况，如心肌缺血（或其他相关心脏病）、严重低氧血症、急性出血或乳酸性酸中毒，建议有必要输注红细胞使血红蛋白≥70 g/L。

（2）建议新鲜冰冻血浆仅用于出血或计划进行侵入性操作时，不仅仅为纠正实验室凝血指标紊乱而使用。

(3) 反对对感染性休克、严重脓毒症患者进行抗凝治疗。

(4) 不建议对严重脓毒症、感染性休克患者静脉应用丙种球蛋白。

(5) 不建议使用促红细胞生成素作为严重脓毒症贫血患者的治疗策略。

(八) 各项指征的监测

心脏和血氧浓度监测，尿导管监测尿量，监测基本体征如血压、心律和体温，保证患者充分休息。

感染性休克的死亡率较高。死亡率取决于患者的年龄和身体条件、感染源、有多少器官功能衰竭、治疗的及时程度和积极程度。因为前几个条件不可能改变，医护人员应该及时处理，并积极抢救感染性休克患者，以减少死亡率。

六、护理措施

(一) 一般护理

(1) 休克卧位：将患者头和躯干抬高20°～30°，下肢抬高15°～20°。

(2) 病房环境：室温保持在20℃左右为宜，感染性休克高热时，应予以物理降温，如用冰帽或冰袋等，必要时采用药物降温。

(3) 饮食应营养丰富、清淡、易消化的流质、半流质饮食。

(二) 基础护理

(1) 加强皮肤护理：保持床单清洁、平整、干燥，每2 h翻身、拍背，按摩受压部位。

(2) 做好管道护理，防止逆行感染。

(3) 做好口腔护理，协助患者咳嗽、排痰，必要时给予雾化吸入。

(4) 严格无菌操作。

(5) 有创面的部位按时换药，促进愈合。

(三) 专科护理

1. 病情观察

(1) 监测生命体征：监测脉搏、血压、呼吸和体温。脉搏快而弱，血压不稳定，脉压小为休克早期。若血压下降，甚至测不到，脉搏细弱均为病情恶化的表现。根据病情每10～20 min测一次脉搏和血压。体温低于正常者保温，高热者降温。

(2) 监测意识状态：意识和表情反映中枢神经系统血液灌注量，若原来烦躁的患者，突然嗜睡，或已经清醒的患者又突然沉闷，表示病情恶化；反之，由昏睡转为清醒，烦躁转为安稳，表示病情好转。此外，根据患者年龄特点，密切观察，及早发现变化。

(3) 观察皮肤色泽及肢端温度：面色苍白、甲床青紫、肢端发凉、出冷汗，都是微循环障碍、休克严重的表现。若全身皮肤出现花纹、瘀斑则提示弥散性血管内凝血。

(4) 详细记录24 h液体出入量：尿量是作为休克演变及扩容治疗等的重要参考依据。尿量>30 mL/h提示休克好转。

2. 气道护理

保持呼吸道通畅，吸氧：昏迷患者头偏向一侧，经鼻导管给氧（4～6 L/min）必要时可用面罩给氧。

(四) 心理护理

感染性休克患者往往起病急，病情发展快，加之抢救中使用的检测治疗仪器较多，易使患者和家属有病情危重和面临死亡的感受，出现不同程度的紧张、焦虑和恐惧。作为护士，应正确评估患者和家属对疾病的情绪反应，心理承受能力及对治疗和预后的了解程度，做好相应的心理护理。

(五) 安全护理

1. 建立静脉通路

迅速建立2～3条静脉通路，最好能建一条中心静脉管路，可随时监测CVP（表4-1）来决定输液速度。使用心电监护。

表 4-1 CVP 的原因及处理原则

CVP	BP	原因	处理原则
低	低	血容量严重不足	充分补液
低	正常	血容量不足	适当补液
高	低	心功能不全	给强心药，减慢输液
高	正常	容量血管过度收缩	舒张血管
正常	低	心功能不全或血容量不足	补液试验

2. 及时准确地执行医嘱
（1）遵医嘱及时应用抗生素。
（2）合理补液："先晶后胶，先盐后糖，见尿补钾"。
3. 其他
加强看护，做好保护性措施。

七、健康教育

（1）心理护理：注意掌握患者的心理状态，耐心开导、安慰，并与其亲人合作，消除不良因素，以增强患者战胜疾病的信心，使其主动配合治疗、护理，促进身体的康复。
（2）饮食注意营养丰富、清淡、易消化的流质、半流质饮食，如鱼汤、排骨汤、稀饭、牛奶等，宜温热，忌生冷、寒凉之品，忌过饱。

第六节 营养支持

一、概述

营养支持（nutritional support，NS）是指在患者饮食不能获取或摄入不足的情况下，通过肠内或肠外途径补充或提供维持人体必需的营养素。危重症患者由于严重创伤、手术、感染等，引起机体内分泌系统、神经系统及临床代谢改变，可引起肠功能衰竭在内的多系统器官功能障碍或衰竭，导致非常严重的后果。营养支持作为有效的治疗手段，在保护脏器、减少并发症、创伤组织修复、控制感染和促进机体康复等很多方面起着重要作用。

（一）危重患者的代谢特点

体内的能源包括糖、蛋白质和脂肪，危重症患者应激后的神经－内分泌变化使体内发生糖代谢紊乱、能量代谢增高、蛋白质分解代谢增强、脂肪代谢紊乱、胃肠功能改变，并且其反应程度与创伤和（或）感染的程度或部位有密切联系。

（二）患者营养状况的评估

患者营养状况评估涉及病史、临床检查、人体测量和生化检查及多项综合营养评定方法等手段，综合判断人体营养状况。包括临床检查、人体测量、生化及实验室检查等。

二、营养支持方式

营养支持方式包括肠外营养（parenteral nutrition，PN）和肠内营养（enteral nutrition，EN）或两种途径共用。当患者肠道结构和功能完整时应首选肠内营养。由于危重患者多有胃肠功能减退，故常首选肠外营养，但是，为防止长期 PN 造成胃肠道功能减退，可逐步由 PN 过渡到 EN，其营养支持大致分为四阶段：①肠外营养与管饲结合；②单纯管饲；③管饲与经口摄食结合；④正常肠内营养。

（一）肠外营养

PN 是指通过静脉途径提供人体代谢所需的营养素。当患者被禁食，所需营养素均经静脉途径提供时，称为全胃肠外营养（total parenteral nutrition，TPN）。

1. 适应证和禁忌证

（1）适应证：危重患者出现下列病症且胃肠道不能充分利用时，可考虑提供肠内营养支持。①因疾病或治疗限制经胃肠道进食或不能正常饮食。②高分解代谢状态，如严重创伤、感染和中毒等。③急性疾病导致胃肠道功能障碍。④营养不良。

（2）禁忌证。

①严重水、电解质、酸碱平衡失调。②出、凝血功能紊乱。③休克。

2. 肠内营养的应用

（1）胃肠外营养剂。

主要包括能量物质（糖类和脂类）、氨基酸、维生素、微量元素和矿物质等。

①葡萄糖是肠外营养时主要的非蛋白质能源之一，成人需要量为 4～5 g/（kg·d）。当供给过多或输入过快时，部分葡萄糖可转化为脂肪沉积于肝脏，导致脂肪肝；故每天葡萄糖的供给量不超过 100～300 g，占总能量的 50%～60%。为促进合成代谢和葡萄糖的利用，可按比例添加胰岛素，一般为 1 g 糖∶4～8 单位胰岛素。

②脂肪乳剂主要由植物油、乳化剂和等渗剂组成，是一种水包油性乳剂。应用脂肪乳剂主要在于提供能量和必需氨基酸、维持细胞膜结构和人体脂肪组织的恒定。脂肪乳剂提供的能量占总能量的 20%～30%，成人需要量 1～2 g/（kg·d）。当葡萄糖和脂肪共同构成非蛋白质能量时，二者的比例为（3～4）∶2。

③氨基酸提供肠外营养配方中的氮源，用于合成人体蛋白质。氨基酸供给量为 1～1.5 g/（kg·d），占总能量的 15%～20%。

④维生素和矿物质是参与人体代谢、调节和维持内环境稳定所必需的营养物质。水溶性维生素（B 族维生素、维生素 C 等）在体内无储备，非常饮食时将缺乏；脂溶性维生素（维生素 A、D、E、K）在体内有一定储备，短期禁食一般不会缺乏。长期 TPN 时需重视中途出现的微量元素缺乏问题，应根据实际情况予以补充。

（2）肠外营养液的配制。

肠外营养液应在无菌环境（层流室或层流台）中配制。

（3）肠外营养液的输注途径。

包括周围静脉和中心静脉途径，其选择需视病情、营养支持时间、营养液组成、输液量及护理条件而定。当短期（2 周以内）、部分补充营养或中心静脉置管和护理有困难时，可经周围静脉输注；但当长期、全量补充时，则以中心静脉途径为宜。

①中心静脉置管，中心静脉营养（central parenicral nutrition，CPN）是指全部营养要素通过中心静脉补充的方法，适用于需要长期 PN 的支持者。常用静脉有锁骨下静脉、颈外静脉、颈内静脉和股静脉等。其优点：一次穿刺置管后可长期使用，减少了反复穿刺给患者带来的痛等；中心静脉管径粗，血流速度快且血流量大，输入液体很快被血液稀释，故不受输入液体浓度、pH 值和输注速发的限制，对血管壁的刺激小；能在 24 h 内持续不断地进行液体输注，并可根据情况调节。缺点是需要护士有娴熟的置管技术及严格的无菌技术，且易引起损伤、感染、空气栓塞、导管意外等多种并发症。

②外周静脉置管，外周静脉营养（peripheral parenierial nutrition，PPN）是指通过外周静脉导管全面输送营养素的方法，适用于病情较轻、剂量小、PN 支持不超过 2 周者。其优点：避免中心静脉置管的潜在并发症降低初始治疗费用。缺点是需要频繁穿刺，带给患者痛苦大，且易引起血管疼痛、静脉炎等并发症。故使用 PPN 营养支持时应每天更换输注部位，且输注液的渗透压应低于 800～900 mmol/L。

3. 护理措施

一般护理，主要包括以下几个方面。

（1）体位：在不影响输注的情况下，协助患者采取舒适卧位。

（2）合理控制输液速度：最好用输液泵。

（3）现配现用，确保输入液体的安全性和有效性。

（4）加强常规监护：体重、体温、环境等。

（5）每日进行营养状态动态评价，记录24 h液体出入量。

并发症的观察和护理方法如下。

（1）静脉穿刺置管引起的并发症。

①损伤：包括气胸、血管、胸导管损伤等。熟练掌握插管的操作技术，严格遵守操作规程，注意动作轻柔。当患者于静脉穿刺时或置管后出现胸闷、胸痛、呼吸困难、同侧呼吸音减弱时，应怀疑气胸的发生，应立即通知医生并协助处理。包括做胸部X线检查，视气胸的严重程度予以观察、胸腔抽气减压或胸腔闭式引流及护理。对依靠机械通气的患者，须加强观察。

②空气栓塞：可发生于静脉穿刺置管过程中或因导管塞脱落或连接处脱离所致。大量空气进入可立即致死。故锁骨下静脉穿刺时，应置患者于平卧位、屏气；置管成功后立即连接输液管道，牢固连接；输液结束应旋紧导管塞。一旦疑空气进入，立即置患者于左侧卧位，以防空气栓塞。

（2）静脉置管后输液期间的并发症。

①导管移位：主要原因是导管固定不牢固。临床表现为输液不通畅和患者感觉颈、胸部酸胀不适，X线透视可明确导管位置。一旦发现立即停止输液，拔管和做局部处理。

②感染：导管引起局部或全身性感染是肠外营养的主要并发症。感染的主要原因为插管时污染或伤口污染、输入器具或溶液污染和静脉血栓形成等，需加强观察和预防护理。

预防措施：a. 置管时无菌操作。b. 每日清洁、消毒置管穿刺部位。c. 导管一经固定，不得随意拉出或拉进。d. 避免经导管抽血或输血等。e. 营养液应在层流环境配制，严格遵守无菌操作原则。

③血栓性浅静脉炎：多发生在经外周静脉输注营养液时。输注时应注意经常更换输注部位，如观察输血部位的静脉出现条索状变硬、红肿、触痛时，应及时做局部湿敷和外涂消炎软膏处理。

④代谢紊乱：协助医生进行处理。

（二）肠内营养

肠内营养（EN）是经胃肠道，包括口腔或喂养管，提供维持人体代谢所需营养素的方法。随着人们对胃肠道结构和功能的深入研究，愈来愈认识到胃肠道在免疫防御中的重要作用。较之肠外营养，肠内营养更符合生理的优点，还有助于维持胃肠黏膜和屏障功能的完整性。

1. 适应证

凡是具有营养支持基本体征、胃肠道有功能并利用的危重患者都可接受肠内营养。例如：①吞咽和咀嚼困难；②意识障碍，无力进食；③急性消化道疾病稳定期；④高分解代谢状态，如严重创伤、感染和中毒。

2. EN的应用

（1）肠内营养剂。

美国食品药品管理局（FDA）将肠内营养剂定义为医疗食品，是指具有特殊饮食目的或为保持健康、需要在医疗监护下使用的食品。它不同于通常意义上的食品，是已经经过加工预消化，更利于患者吸收或无消化即能吸收的食品。肠内营养剂有多种分类方法，按营养预消化的程度，可分为匀浆膳（非要素膳）和要素膳两大类。根据其组成成分可分为匀浆膳（非要素膳）、要素膳、组件型和特殊应用型肠内营养制剂四类。

（2）EN的输入途径。

有经口和管饲两种途径。临床应根据营养剂的类型、疾病情况、患者耐受程度、喂养时间长短、胃肠道功能等情况加以选择。口服是最经济、安全、简便的方式，而且符合人体正常生理过程。不能主动经口摄食或不足的患者，则可通过其他方式进行肠内营养治疗。

①经鼻胃管：多用于仅需短期肠内营养支持的患者。

②经胃造瘘术：适用于胃肠道功能良好、较长时间不能经口进食的患者。常用方法有剖腹胃造瘘术和经皮内镜胃造瘘术。后者具有无须剖腹与麻醉、操作简便、创伤小等优点，近年来发展起来的新型胃

造瘘术方法。经胃造瘘术进行喂食时要在 PEG 置管完成 6～8 h 后进行。每次应用前后，要生理盐水冲洗管道。

③经鼻十二指肠、空肠管：适用于胃功能不良、误吸危险性较大或消化道手术后必须胃肠减压，又需长期肠内营养支持的患者。

3. 护理措施

一般护理方法如下。

（1）体位。

病情许可或喂养管尖端在胃内者，可取半卧位，避免营养液反流或误吸发作，喂养管尖端在空肠内者，病情允许的可取任意体位。

（2）喂养管的护理。

①喂养开始前，必须确定导管尖端的位置，可通过抽吸胃内容物、X 线摄片和抽吸物的 pH 值测定方法定位。②妥善固定喂养管，防止移位和脱落。③定时冲洗喂养管，保持通畅。在每次喂养前后和连续管饲过程中每间隔 4 h 均要用 30～50 mL 生理盐水或温开水冲洗喂养管。④长期留置鼻胃管或鼻肠管者，应每天检查鼻、口腔、咽喉部有无不适及疼痛，每天用油膏涂拭鼻腔黏膜，避免局部长时间受压产生溃疡。

（3）胃肠道状况的护理。

①及时估计胃内残留量：每 4 h 抽吸并估计胃内残留量，若胃内残留液大于 100～150 mL，应延迟或暂停输液以免引起误吸。

②维持患者正常的排便形态：5%～30% 的肠内营养治疗患者可发生腹泻。护理时应注意：营养液应从低浓度开始输注，逐步递增；营养液宜从少量（250～500 mL/d）开始，在 5～7 日逐步达到全量；输注速度应从 20 mL/d 开始，视适应程度逐步增加至 100～120 mL/d，应用输液泵控制最佳；营养液的输注温度以接近正常体温为宜；营养液应现配现用，避免污染和变质导致腹泻发生。

③注意病情和肠内营养效果的观察，记录 24 h 液体出入量。每周测量体温。

并发症的观察与护理方法如下。

（1）吸入性肺炎：误吸是 EN 最严重的并发症，误吸导致的吸入性肺炎主要见于经鼻胃管喂养者。

（2）原因：胃排空延迟、喂养管移位、体位不当、营养液反流、精神障碍、咳嗽和呕吐反射受阻等。

（3）护理措施：鼓励和刺激患者咳嗽，以排出吸入物和分泌物，必要时经鼻导管或气管镜清除误吸物，应用抗生素预防和治疗肺内感染。

（4）预防措施。

①半卧位。②胃内残留量超过 150 mL 应停止输注。③呼吸道原有病变者可考虑行空肠造瘘。④尽量避免选用渗透压高的营养液，减少类似倾倒综合征症状发生。

（5）急性腹膜炎。

主要由于空肠造瘘管滑入腹腔及营养液流入导致。护理时应注意观察患者腹部症状和体征。如患者突然出现腹痛等症状，应立即报告医生并停止输注营养液，遵医嘱给予有关急性腹膜炎的护理措施。

（6）肠道感染。

主要由于营养液污染或变质导致。

护理：配制营养液要注意无菌操作，配制的营养液暂时不用时应放在冰箱中保存，时间不超过 24 h。

三、健康教育

（1）长期摄入不足或因慢性消化性疾病致营养不良的患者应及时到医院检查和治疗，以防严重营养不良和免疫防御能力下降。

（2）患者出院时，若营养不良尚未完全纠正，应继续增加饮食摄入，并定期到医院复诊。

第七节 镇静与镇痛

虽然多种因素可影响危重患者机体的代谢应激反应,但疼痛仍是主要因素之一。在危重症患者中,各种创伤、手术以及许多内科疾病如急性心肌梗死、肿瘤终末阶段的患者都会有比较剧烈的疼痛。目前,临床上重症患者镇静不足及疼痛控制欠完善仍普遍存在,尤其是手术后重症患者远远达不到有效的镇静和镇痛需求,从而引起不良反应和并发症,导致病情恶化,最终影响患者的整体预后。因此,在重症监护室工作的医护人员,应该具备相关的疼痛知识,能够准确地判断疼痛原因,评估疼痛程度,及时有效地缓解患者的疼痛,提高患者生存质量。

一、疼痛的概述

(一)疼痛的定义

1979年,国际疼痛研究协会对于疼痛所下的定义是:"疼痛是一种令人不快的感觉和情绪上的感受,伴随着现有的或潜在的组织损伤。疼痛经常是主观的,每个人在生命的早期就通过组织损伤的经历学会了表达疼痛的确切词汇,无疑这是身体局部或整体的感觉,而且也总是令人不快的一种情绪上的感受。"

定义:疼痛是因损伤或炎症刺激,或因情感痛苦而产生的一种不适的感觉。

ICU患者疼痛的诱发因素:原发疾病、各种监测、治疗手段(显性因素)和长时间卧床制动及气管插管(隐匿因素)等。

1995年,美国疼痛学会主席James Campbell提出将疼痛列为第五生命体征。疼痛包含两重意思:痛觉和痛反应。痛觉是一种意识现象,属于个人的主观知觉体验,会受到人的心理、性格、经验、情绪和文化背景的影响,患者表现为痛苦、焦虑;痛反应是指机体对疼痛刺激产生的一系列生理病理变化,如呼吸急促、血压升高、瞳孔扩大、出汗、骨骼肌收缩等。疼痛具有保护性、防御性的功能,它警告机体正在遭受某种伤害性刺激,提醒机体摆脱这种刺激的伤害。但另一方面,疼痛对人体也会造成伤害,特别是在病因明确的情况下,忍受疼痛的折磨是不必要的。

(二)疼痛的分类

由于疼痛可发生于机体的任何部位和器官系统,而且临床表现千差万别,同一种疾病可表现为不同的疼痛,而不同疾病引起的疼痛可能表现相似,因此,为疼痛制定统一的分类标准比较困难。常用的分类法有以下几种。

1. 一级分类法

此法于1991年由Cervcro和Laird提出,它将疼痛分为以下三类。

(1)生理性痛:伤害性感受系统对即将作用于身体的损伤起预警作用。如保持某种姿势时间过长,肌肉和韧带的酸痛提示需要改变姿势;进食过烫的食物口腔黏膜会感到疼痛,以避免被烫伤。生理性痛是保护性的,是健康和生存所必需的。

(2)病理性痛:内源性或外源性的有害刺激持续时间过长,造成伤害感受器敏感性增加,并使原来处于静息状态的伤害感受器激活而导致的疼痛。病理性痛又可进一步分为炎性疼痛和内源性疼痛两大类。

(3)神经性痛:各级神经元损伤导致中枢神经系统接收到大量不正常的传入信息,并且进行新调整的中枢处理过程而导致的疼痛。

2. 按照疼痛程度分类

(1)微痛:似痛非痛,常与其他感觉一起出现,如痒、酸麻、沉重、不适感等。

(2)轻痛:疼痛局限、轻微。

(3)甚痛:疼痛较轻,痛反应出现。

(4)剧痛:疼痛较重,痛反应强烈。

3. 按照疼痛病程分类

(1)急性疼痛:有明确的开始时间,持续时间较短,常用的止痛方法可以控制疼痛,如各种创伤、手术、急性炎症或器官穿孔导致的疼痛。

（2）慢性疼痛：发病缓慢或急转缓，持续时间通常达 3 个月以上，并由于心理因素干扰使病情复杂化，临床上较难控制，如风湿性关节炎、晚期癌症导致的疼痛。

4. 按照疼痛性质分类

（1）钝痛、酸痛、胀痛、闷痛。

（2）锐痛、刺痛、切割痛、灼痛、绞痛。

（3）跳痛、压榨样痛、牵拉样痛。

5. 按照疼痛深浅部位分类

（1）浅表痛：疼痛部位在体表皮肤和黏膜，程度多较剧烈，定位精确。

（2）深部痛：内脏、肌腱、韧带、骨膜等部位的疼痛，多难以精确定位，有时会向其他有关部位放射。

6. 按照疼痛在躯体的解剖部位分类

广义地讲，疼痛可分为躯体痛、内脏痛和心因痛三大类，其中按躯体解剖定位又可分为头痛、颌面痛、颈项痛、肩背痛、胸痛、上肢痛、腹痛、腰骶痛、盆痛、髂髋痛、下肢痛。

7. 按照疼痛发生的器官和系统分类

疼痛可分为神经系统疼痛、心血管系统疼痛、血液系统疼痛、呼吸系统疼痛、消化系统疼痛、内分泌系统疼痛、泌尿系统疼痛、运动系统疼痛、免疫系统疼痛等。

（三）疼痛对机体的影响

疼痛引起应激反应，应激反应是一种多因素、生理性、代谢的级联反应。最初表现为患者焦虑、躁动和兴奋，进而引起机体新陈代谢增加，交感神经系统活动增强，循环中肾上腺素和去甲肾上腺素水平升高，相应的副交感神经系统活动减弱，同时引起包括调节垂体激素交替改变的内分泌功能的广泛性变化。疼痛既可以引起应激反应，同时又受机体应激的影响。首先疼痛增加交感神经活性和儿茶酚胺的释放，引起心动过速和心肌氧耗增加，加剧高代谢状态，降低免疫系统功能，影响伤口愈合等不良反应。其次，疼痛还可导致睡眠障碍，加重躁动和谵妄。反过来，在应激反应过程中释放的化学介质和激素又可直接刺激疼痛受体，加重疼痛。

长期以来，一直认为应激是机体对创伤的一种积极的正面的代偿反应。在多数情况下，来自最初的组织损伤可诱发适度的炎症反应，包括激素（儿茶酚胺、肾上腺皮质激素、可的松、胰高血糖素）水平的升高和相互间的作用，包括细胞因子（TNF-α、IL-6、IL-8、IL-10 等）及其他细胞内产物（蛋白酶、自由基、类花生酸类物质、急性期反应物及生长因子等）的产生，来达到恢复体内平衡状态的目的。但以现代的观点来看，特别是对于重症患者，过度的应激反应可能产生严重不良反应。细胞因子在介导由最初的组织损伤所启动的生化和激素级联释放反应中起关键作用。循环中高水平的 IL-1β、IL-6 特别是 TNF-α 可引起血流动力不稳定，并刺激激素的释放和其他过量细胞因子进入血液循环，导致全身炎症反应，造成细胞内皮和微循环损伤，毛细血管渗漏，加重组织缺氧，最初的全身炎症反应发展为多器官功能衰竭，甚至死亡。

（四）危重患者镇痛与镇静治疗的目的和意义

有文献报道 ICU 中约有 70% 的患者存在焦虑，50% 的患者经历烦躁不安。除了手术切口的疼痛刺激以外，还有其他因素诸如不断的护理操作、监测设备的干扰、室内持续的声光、陌生的环境、长期的卧床等均可构成不良的刺激，引起焦虑和烦躁。如果患者的意识未被适当地控制，则加重焦虑和烦躁。对重症患者实施镇痛与镇静的目的和意义如下。

1. 减轻躯体疼痛及不适

减少不良刺激及交感神经系统的过度兴奋，消除或减轻患者的疼痛及躯体不适感。

2. 改善睡眠诱导遗忘

减少或消除患者对其在 ICU 治疗期间病痛的记忆从而改善患者的睡眠质量。

3. 减轻焦虑、躁动及谵妄

防止患者的无意识行为干扰治疗，保护患者的生命安全。

4. 降低代谢速率

减少患者氧耗、氧需，使机体组织氧耗的需求变化尽可能适应受到损害的氧输送状态，并减轻各器官的代谢负担。有少数报道还指出，对非常危重的患者，诱导并较长时间维持一种低代谢的"休眠"状态，可减少各种应激和炎性损伤，减轻器官损害。

镇痛与镇静治疗并不等同，对于同时存在疼痛因素的患者，应首先实施有效的镇痛治疗。镇静治疗则是在先已去除疼痛因素的基础之上帮助患者克服焦虑，诱导睡眠和遗忘的进一步治疗。

二、危重患者镇静镇痛的评估

（一）了解病史

进行疼痛评估时，除了了解一般病史外，还应该了解既往有无疼痛史。

1. 疼痛部位

局部一点疼痛还是多点疼痛，扩散部位或放射方向如何，一侧还是双侧疼痛，疼痛部位与肿瘤或放射学诊断结果是否相符。

2. 疼痛时间

是白天还是晚上疼痛，持续性还是间歇性，具有波动性还是静止性，是否具有其他特点。

3. 疼痛性质

某些疼痛特征可以提示疼痛的病理性质。例如，疼痛是否剧烈，表现为刺痛、烧灼痛、放电痛、牵拉痛、压迫痛，还是痉挛痛等。

4. 可能改变疼痛的因素

安静或运动、身体负担、所用治疗方法等许多因素以及家庭情况均可能对疼痛产生较大的影响，应予以了解。对于身体其他症状，如失眠、恶心、呕吐、便秘等，也应鉴别其产生的原因。

（二）疼痛程度的评估

疼痛程度的评估直接关系到治疗护理措施的选择，从而影响止痛效果。但由于对疼痛的评估缺乏特异性的客观指标，因此，临床上，对于能够自主表达的患者，主诉是评价疼痛程度和治疗效果最可靠的方法是"金标准"；对于不能表达的 ICU 患者，应使用客观疼痛评估工具进行疼痛评估。国内外应用的疼痛评分量表很多，下面介绍几种常用于重症患者疼痛评估的量表以供选择。

1.0～5 描述疼痛量表（the 5-point verbal rating scale，VRS-5）

此方法是加拿大 McGill 疼痛量表的一部分，客观存在的每个分级都有对疼痛程度的描述，容易被医护人员和患者接受。

0～5 描述疼痛量表具体内容如下。

0级：无疼痛。

1级：轻微疼痛，可忍受，能正常生活睡眠。

2级：中度疼痛，适当干扰睡眠，需用止痛药。

3级：重度疼痛，干扰睡眠，需用麻醉止痛剂。

4级：剧烈疼痛，干扰睡眠较重，伴有其他症状。

5级：无法忍受的疼痛，严重干扰睡眠，伴有其他症状或被动体位。

2.0～10 数字疼痛量表（the 11-point numeric rating Scale，NRS-11）

此方法0～10共11个点，表示从无痛到最痛（图4-1），容易被医护人员掌握，也可将量表给患者，容易被患者理解。但其尺度患者难以掌握，个体随意性较大。

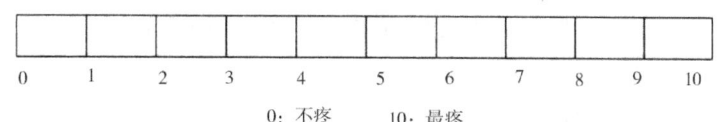

图 4-1 数字疼痛量表

3. 脸谱示意图评分法（图 4-2）

可评价不同程度的疼痛。

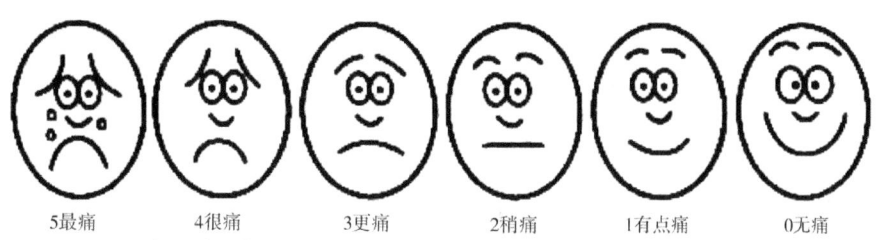

面容0：表示笑容，全无疼痛。面容1：极轻微疼痛。面容2：疼痛稍明显。
面容3：疼痛显著。面容4：重度疼痛。面容5：最剧烈疼痛。

图 4-2 脸谱示意图

4. Prince-Henry 评分法

此方法主要用于胸腹部大手术后的患者和气管插管不能讲话者，术前训练患者用手势表达疼痛的程度，从 0 分到 4 分共分 5 级。

Prince-Henry 评分法具体内容如下。

0 分：咳嗽时无疼痛。

1 分：咳嗽时才有疼痛发生。

2 分：深度呼吸时即有疼痛发生，安静时无疼痛。

3 分：静息状态下即有疼痛，但较轻，可以忍受。

4 分：静息状态下即有疼痛，难以忍受。

对于所有成年 ICU 患者，推荐常规进行疼痛监测（不再推荐采用 NRS 评估，不再根据生理指标评估疼痛）。对于不能自行描述疼痛但运动功能正常且行为可以观察的内科 ICU、术后或创伤的成年 ICU 患者（不包括颅脑外伤），可用疼痛行为量表（Behavioral Pain Scale，BPS）（表 4-2）和重症监护疼痛观察工具（Care Pain Observation Tool，CPOT）（表 4-3），这两种方法是监测疼痛的最为准确、可靠的行为量表。

表 4-2 疼痛行为量表（Behavioral Pain Scale，BPS）

指标	分值	描述
面部表情	1	放松
	2	面部部分绷紧（比如皱眉）
	3	面部完全绷紧（比如眼睑紧闭）
	4	做鬼脸，表情疼痛
上肢	1	无活动
	2	部分弯曲（移动身体或很小心地移动身体）
	3	完全弯曲（手指伸展）
	4	肢体处于一种紧张状态 permanently retracted
呼吸机的顺应性	1	耐受良好
	2	大多数时候耐受良好，偶有呛咳
	3	人机对抗
	4	没法继续使用呼吸机

表 4-3 重症监护疼痛观察工具（CPOT）

指标	描述		分值
面部表情	无肌肉紧张表现放松	平静	0
	皱眉、耸鼻、眼轮匝肌紧固	紧张	1
	皱眉、耸鼻、眼轮匝肌紧固、双目紧闭	表情痛苦	2
身体活动度	完全不动或正常体位	无运动	0
	缓慢小心地移动或轻抚痛处，通过运动寻求关注	防护状态	1
	拽管，试图坐起，捶打，不遵医嘱，撞击床柱，试图下床	焦躁不安	2
肌紧张度（对上肢被动伸屈的评估）	对被动运动无抵抗	放松	0
	对被动运动有抵抗	紧张、僵硬	1
	对被动运动强烈抵抗，无法完成被动运动	非常紧张、僵硬	2
人机协调（气管插管患者）	未报警，机械通气顺畅	人机协调	0
	自助呼吸报警	咳呛但可耐受	1
	与呼吸机不同步；抵抗机械通气，频繁报警	人机对抗	2
发声（无气管插管患者）	言语正常或不发声	言语正常或不发声	0
	叹气，呻吟	叹气，呻吟	1
	喊叫，啜泣	喊叫，啜泣	2

（三）镇静状态及评估

ICU患者理想的镇静水平，是既能保证患者安静入睡，又容易被唤醒。应在镇静治疗开始时就明确所需的镇静水平，定时、系统地进行评估和记录，并随时调整镇静用药以达到并维持所需镇静水平。

定时评估镇静程度有利于调整镇静药物及其剂量以达到预期目标。理想的镇静评分系统应使各参数易于计算和记录，有助于镇静程度的准确判断并能指导治疗。目前临床常用的镇静评分系统有Ramsay评分、Riker镇静、躁动评分（SAS），以及肌肉活动评分（MAAS）等主观性镇静评分方法，以及脑电双频指数（BIS）等客观性镇静评估方法。临床推荐使用的是RASS评分法和SAS评分法。

镇静和躁动的评估方法如下。

（1）Ramsay评分：临床上使用最为广泛的镇静评分标准，分为六级，分别反映三个层次的清醒状态和三个层次的睡眠状态（表4-4）。Ramsay评分被认为是可靠的镇静评分标准，但缺乏特征性的指标来区分不同的镇静水平。

（2）躁动镇静评分（Richmond Agitation-Sedation Scale，RASS）：成人ICU患者测量镇静质量与深度的最真实与可靠的镇静评估工具（表4-5）。

（3）Riker镇静和躁动评分（sedation-agitation scale，SAS）：SAS根据患者七项不同的行为对其意识和躁动程度进行评分（表4-6）。

（4）肌肉活动评分法（MAAS）：自SAS演化而来，通过7项指标来描述患者对刺激的行为反应，对危重患者也有很好的可靠性和安全性（表4-7）。

表 4-4 Ramsay评分表（镇静目标为3～4分）

分值	表现
1	患者焦虑，躁动不安
2	患者合作，清醒冷静
3	患者只对命令有反应
4	患者入睡，轻叩其眉反应敏捷

续 表

分值	表现
5	患者入睡，轻叩其眉反应迟钝
6	患者呈深睡或麻醉状态

表4-5　躁动镇静评分表（RASS）（镇静目标为0～3分）

分数	术语	描述
4	攻击行为	明显的好战行为、暴力行为，对工作人员构成直接的威胁
3	非常躁动不安	抓或拔出引流管或各种插管，具有攻击性
2	躁动不安	频繁的无目的动作，与呼吸机对抗
1	烦躁不安	焦虑不安，但动作不是猛烈的攻击
0	清醒状态且平静	清醒自然状态
−1	昏昏欲睡	不能完全清醒，但声音刺激能叫醒并维持觉醒状态
−2	轻度镇静状态	声音能叫醒并有短暂的眼睛接触
−3	中度镇静状态	声音刺激后有动静或睁眼反应
−4	深度镇静状态	对声音刺激无反应，但身体刺激后有动静或睁眼反应
−5	不可叫醒状态	对声音或身体刺激均无反应

表4-6　镇静和躁动评分（SAS）（镇静目标为3～4分）

分数	术语	描述
7	危险躁动	拔除气管插管和其他导管，翻越床栏，打医务人员
6	异常躁动	反复解释后仍无法安静，咬气管插管，需要物理约束
5	躁动	焦虑和中度躁动，要求坐起，言语指令后安静
4	安静合作	安静，易于叫醒，听从指令
3	镇静	难以叫醒，呼唤或轻摇后醒来但又睡着，听从简单指令
2	过度镇静	躯体刺激后醒来，但无法交流，不听从指令，可有自主活动
1	无法唤醒	强烈刺激后无或仅有极小反应，无法交流或听从指令

表4-7　肌肉活动评分法（MAAS）

分值	术语	描述
7	危险躁动	试图拔除各种导管，翻越床栏，攻击医护人员，拉拽气管插管，在床上挣扎
6	非常躁动	需要保护性束缚并反复语言提示劝阻，咬气管插管
5	躁动	焦虑或身体躁动，经言语提示劝阻可安静
4	安静	合作安静，容易唤醒，服从指令
3	镇静	嗜睡，语言刺激或轻轻摇动可唤醒并能服从简单指令，但又迅速入睡
2	非常镇静	躯体刺激有反应，不能交流及服从指令，有自主运动
1	不能唤醒	对恶性刺激无或仅有轻微反应，不能交流及服从指令

三、镇痛治疗

（一）镇痛治疗

1. 药物疗法（常用药物）

①吗啡（Morphine）：静脉注射2～5 mg，每10～15 min重复，后以1～6（mg·h）或0.05～0.2 mg/（kg·h）维持。禁用于哮喘、肺心病、孕妇。

②芬太尼（Fentanyl）：静脉注射剂量25～100μg，每5～15 min重复，后以1～2μg/（kg·h）维持。血流动力学不稳定的患者首选，适用于肾功能不全的患者。目前临床常用的药物为芬太尼贴剂。该方法提供了一种简便、价廉的持续性阿片类药物的给药途径。但是该途径血药浓度上升缓慢，需要8～10 h达到稳定的平台浓度，镇痛效果缓慢，在ICU的危重患者中应用较少。

③曲马朵（tramadol）：肌内注射，一次50～100 mg，必要时可重复。日剂量不超过40 mg。适用于轻中度疼痛，对呼吸循环抑制作用较轻。

④氯胺酮（Kctamine）：成人先静注0.2～0.75 mg/kg，2～3 min注射完，而后连续5～20μg/（kg·min）。适用于小儿或剧痛不安患者临时镇痛制动。颅内高压、脑出血、青光眼患者不宜单独使用，禁用于失代偿休克和心功能不全的患者。

⑤非甾体类解热镇痛药（NSAIDS）：可减少阿片类药物的用量，但不良反应明显，包括胃肠道出血、抑制血小板聚集以及潜在的肾功能损害。常用药物包括如下两大类。

（1）非选择性COX-2抑制剂。

①氨糖美辛：200 mg每日2次，口服。

②扶他林：75 mg每日1次，口服。

③怡美力：100 mg每日2次，口服。

（2）选择性COX-2抑制剂（胃肠道及凝血系统不良反应小）。

①莫比可：7.5 mg每日1次，口服。

②cereblex：100 mg每日1～2次，口服。

2. 非药物疗法

非药物治疗包括心理治疗、针灸止痛、物理治疗等手段。疼痛既包括生理因素，又包括心理因素。在疼痛治疗中，应首先尽量设法去除疼痛诱因，并积极采用非药物治疗，非药物治疗能降低患者疼痛的评分及其所需镇痛药的剂量。

（二）镇静治疗

1. 镇静的目的和适应证

（1）解除焦虑和恐惧。

（2）治疗急性精神错乱。

（3）完成床边诊断和治疗。

（4）使机械通气容易进行。

（5）控制肌肉紧张和抽搐。

（6）减轻或抑制生理应激反应。

2. 镇静治疗的前提

（1）充分的镇痛。

（2）纠正或排除以下病理情况：①低血容量；②低氧血症；③低血糖及闭合性脑损伤和脑血管意外。

3. 镇静原则

（1）没有气管插管的患者要谨慎使用镇静药物，不推荐持续静脉注射。

（2）调整镇静药物用量达到设定的镇静深度后，逐渐减量或每天停药一段时间，以减少时效延长。

（3）长期使用苯二氮䓬类药物，不推荐使用氟马西尼拮抗。

4. 镇静药物的选择

（1）急性躁动患者使用咪达唑仑或安定来快速镇静。

（2）异丙酚适用于需要快速清醒的患者，如患者在拔管前。

5. 常用镇静药物

（1）咪达唑仑。

①有顺行性遗忘作用。

②起效时间2～5 min，作用时间20～30 min，单次1～3 mg注射，5～15 min可重复，持续输

注 0.04～0.2 mg/（kg·h）。

③注速过快可产生呼吸抑制和低血压，肾功能衰竭时镇静时间延长。

④推荐短期使用，当持续输注超过 4～72 h，苏醒时间无法预测。

（2）安定（Valium）。

①心肺复苏或脑外伤后脑缺氧抽搐患者可用。

②一般 3～5 mg 注射，持续输注 2～6 mg/h。

③由于以下原因不推荐在 ICU 中使用：①静脉注射部位局部疼痛及血栓性静脉炎；②剂量较难控制，很容易导致镇静过深；③持续静脉点滴时需大量液体稀释，增加患者液体负荷。

（3）羟氯安定（lorazepam）。

①起效较慢，作用时间长（半衰期 12～15 h），通常间断静脉注射或持续静注，没有活性代谢产物，高龄和肝功能受损对其代谢的影响相对较小。由于其起效稍有延迟，当需要快速镇静时，允许先使用一种能迅速起效的苯二氮䓬类药物。

②单次 1～4 mg 注射，每 10～20 min 重复直到目标，必要时每 2～6 h 重复。

（4）异丙酚（Propofol）。

①起效迅速，停药后苏醒快，可以降低颅内压，有遗忘作用。

②持续静脉输注 5 μg/（kg·min）开始，每 5 min 调整剂量，一般剂量 0.5～2 mg/（kg·h）。

③不推荐使用负荷剂量，儿科患者长期镇静不能使用异丙酚，成人长期镇静应注意代谢性酸中毒和心律失常。

④使用异丙酚 48～72 h 后要检测血浆甘油三酯浓度。

（5）右美托咪定。

一种新型的镇静药，它是美托咪定的右旋异构体，属于咪唑类衍生物，它的镇静作用是通过激动中枢 α_2 肾上腺受体而产生的，其发挥抗焦虑作用的关键部位是蓝斑核。区别于其他镇静药，右美托咪定的镇静是可唤醒的，使患者的配合度更高，合作性更好。右美托咪定是 α_2 肾上腺素能受体激动剂，兼具良好镇静与镇痛作用，没有明显心血管抑制及停药后反跳，不产生呼吸抑制，对血流动力学影响小，已越来越多地用于 ICU 镇静。表 4-8 是几种常用镇静药物的作用比较。

表 4-8　几种常用镇静药物的作用

	咪达唑仑	丙泊酚	阿片类	右美托咪定
呼吸功能稳定	—	—	—	√
催眠	√	√	—	√
遗忘	√	√	—	√
抗焦虑	√	√	√	√
镇痛	—	—	√	√
镇静期间可唤醒	—	—	√	√

6. 镇静药物的给予方法

危重患者镇静药的给药方式应以持续静脉输注为主，首先应给予负荷剂量以尽快达到镇静目标。经肠道（口服、胃管、空肠造瘘管等）、肌内注射则多用于辅助改善患者的睡眠。间断静脉注射一般用于负荷剂量的给予，以及短时间镇静且无须频繁用药的患者。

7. 镇静药物的依赖性

大剂量使用镇静药治疗超过一周，可产生药物依赖性和戒断症状。苯二氮䓬类药物的戒断症状表现为躁动、睡眠障碍、肌肉痉挛、肌阵挛、注意力不集中、经常打哈欠、焦虑、震颤、恶心、呕吐、出汗、流涕、声光敏感性增加、感觉异常、谵妄和癫痫发作。因此，为防止戒断症状，停药不应快速中断，二是有计划地逐渐减量。一般需要进行每日唤醒的计划，轻度镇静的患者可不进行每日唤醒。

（1）每日唤醒方法。

每日清晨定时停用所有镇静药物，待患者完全清醒、回答指令问题后，以停药前剂量的0.5倍开始，重新给予镇静。达到目标镇静深度后，减至原剂量。

（2）以下情形避免进行每日中断镇静。

①因活动性癫痫或酒精撤除接受镇静输注。

②正在因烦躁焦虑而增加镇静剂量时。

③接受神经肌肉阻滞剂的患者。

④过去24 h内发生心肌缺血。

⑤颅内高压患者。

四、护理措施

（一）准确评估疼痛程度

1. 患者的主诉是金标准

疼痛是一种主观的感觉，必须依靠患者的主诉来判断疼痛是否存在以及疼痛的部位、性质、程度、有无不良反应。护士要主动询问，耐心倾听患者主诉并做好记录。

2. 选择合适的疼痛评估量表

根据患者的特点选择合适的疼痛量表进行评估，将疼痛程度精确化、统一化。呼吸机治疗的患者无法进行语言交流时可采用手势、写字等非语言交流的方式。对于极度虚弱、小儿患者则应通过观察与疼痛相关的行为（运动、面部表情和姿势）和生理指标（心率、血压和呼吸频率），并且监测镇痛治疗后这些参数的变化来评估疼痛。

3. 避免评估的偏差性

护理人员通常认为主诉多的患者比主诉少的患者经历着更为剧烈的疼痛，而经常低估了主诉少的患者的疼痛程度。因此，护士应尽量避免由此而造成的评估的偏差性。

（二）选用恰当的镇痛镇静措施

1. 去除或减轻导致疼痛、焦虑和躁动的诱因

有很多因素会加重重症患者的疼痛、焦虑和躁动，在实施镇痛镇静治疗前应预先排除，这些诱因包括以下几点。①精神因素：精神压力过重、极度悲伤、性格忧郁。②环境因素：气温、噪音、强光、人多嘴杂等。③身体因素：不良姿势、过度疲劳、低氧状态等。

2. 遵医嘱给予镇痛镇静治疗

遵医嘱按时给药，并且根据病情估计可能经历较严重疼痛的患者，应预防性地使用镇痛药，并且应该在麻醉药物作用未完全消失时重复给药。对于合并疼痛因素的患者，在实施镇静之前，应首先给予充分镇痛治疗。护士还可在自己的职权范围内运用一些非药物的方法为患者减轻疼痛，减少其对止痛药的需求，常用的方法有冷敷、热敷、按摩、改变卧位、活动肢体、呼吸调整、分散注意力等。

3. 根据镇痛、镇静效果不断调整用药剂量

在采取了镇痛、镇静措施后，应及时观察、评估镇痛镇静的效果，并根据疗效制定下一步的治疗护理措施，以达到满意的治疗目的。

4. 镇静过程中实施每日唤醒计划

为避免药物蓄积和药效延长，应每日定时中断镇静药物输注（宜在白天进行），以评估患者的精神与神经功能状态，该方案可减少用药量，减少机械通气时间和重症监护室停留时间。但患者清醒期须严密监测和护理，以防止患者自行拔除气管插管等意外的发生。

5. 做好健康教育

护士负责患者及家属的宣教，让那些不愿意报告疼痛、害怕成瘾、担心出现不良反应的患者采取正确的态度对待疼痛，配合治疗。指导患者如何表达自己的疼痛程度、性质、持续时间和部位；对于使用PCA的患者，还应教会其正确的使用方法。让患者学会自我缓解疼痛的方法，如放松、想象、分散注意力等。家属对患者的安慰和鼓励对提高患者的痛阈起着不可替代的作用。

(三)观察及处理不良反应及并发症

1. 呼吸抑制

患者可能表现为呼吸频率减慢、幅度减小、缺氧和(或)二氧化碳蓄积等。因此,需注意呼吸运动的监测,密切观察患者的呼吸频率、幅度、节律、呼吸周期比和呼吸形式,常规监测脉搏、氧饱和度,酌情监测呼气末二氧化碳,定时监测动脉血氧分压和二氧化碳分压。对机械通气患者定期监测自主呼吸、潮气量、每分通气量等。应结合镇痛、镇静状态评估,及时调整治疗方案,避免发生不良事件,无创通气患者尤其应该引起注意。加强呼吸道护理,缩短翻身、拍背的间隔时间,酌情给予背部叩击治疗和肺部理疗,结合体位引流,促进呼吸道分泌物排出,必要时可应用纤维支气管镜协助治疗。

2. 过度镇静

临床上应选用恰当的镇静状态评分标准定时进行镇静评分。使用麻醉性镇痛药及镇静药后第 1 个 4 h 内每 1 h 监测 1 次,然后每 2 h 监测 1 次,连续 8 h,以后只要继续给药,就应每 4 h 监测镇静程度 1 次,根据评分结果及时调整药物用量。ICU 患者长期镇痛镇静治疗期间,应尽可能实施每日唤醒计划。

3. 尿潴留

发生率低于 5%,多见于男性,常发生于镇痛治疗后的 24~48 h,同时使用镇静剂、腰麻术后、合并前列腺增生时会增加发生的危险性。为预防尿潴留的发生,尽量避免镇痛药物和镇静药物同时使用,给患者安排合理的排尿时间和良好的空间。诱导自行排尿可采用流水诱导法、热水冲会阴部法、膀胱区按摩法。诱导失败时可采用导尿,对于难以缓解的持续尿潴留患者可考虑更换镇痛药物。

4. 恶心、呕吐

一般发生于用药初期,症状大多在 4~7 天内缓解。初用阿片类药物第 1 周可预防性使用甲氧氯普胺等止吐药。轻度恶心者选用甲氧氯普胺、氯丙嗪或氟哌啶醇。重度恶心、呕吐应按时给止吐药,必要时用恩丹西酮或格兰西隆。对于持续性重度恶心、呕吐的患者应注意是否伴有便秘并及时解除。

5. 便秘

便秘不仅出现在用阿片类药物的初期,还会持续存在于阿片类镇痛药物治疗的全过程。因此在病情允许的情况下应建议患者多饮水,进食富含纤维素的食物,必要时适量使用缓泻剂。重度便秘时可选择强效泻药或予灌肠。

6. 低血压

引起低血压的原因是多方面的,如麻醉的影响、有效循环血量不足、心功能下降、长时间卧床等,采用硬膜外镇痛时会增加发生率。因此在镇痛、镇静治疗期间应严密监测血压、中心静脉压、心率、心律。尤其给予负荷剂量时,应根据患者的血流动力学变化调整给药速度,并适当进行液体复苏治疗,力求维持血流动力学平稳,必要时应给予血管活性药物。一出现低血压应查明原因,进行针对性处理。

7. 皮肤瘙痒

皮脂腺萎缩的老年患者、皮肤干燥、晚期癌症、黄疸及伴随糖尿病的患者,使用阿片类药物时容易出现皮肤瘙痒。应注意皮肤卫生,避免搔抓、摩擦、强刺激性外用药、强碱性肥皂等不良刺激,选择松软的棉质内衣。对于轻度瘙痒给予适当皮肤护理即可,症状严重者,可以选择局部或全身丹用药。局部用药主要选择无刺激性止痒药,全身用药选择 H 受体拮抗剂类的抗组胺药。

第五章

呼吸内科疾病护理

第一节 慢性阻塞性肺疾病

慢性阻塞性肺疾病（chronic obstructive pulmonary disease，COPD）简称慢阻肺，是以气流受限为特征的肺部疾病，其气流受限多呈进行性发展。慢阻肺主要累及肺部，与肺对有害气体或有害颗粒的异常炎症反应有关。一些已知病因或具有特征性病理表现的气流受限疾病，如支气管扩张症、肺结核、弥漫性泛细支气管炎和闭塞性细支气管炎等均不属于慢阻肺。

慢阻肺是一种严重危害人类健康的常见病、多发病，严重影响患者的生命质量，病死率较高，给患者、家庭以及社会带来沉重的经济负担。我国对7个地区20 245名成年人进行调查，结果显示在40岁以上的人群中慢阻肺的患病率高达8.2%。据"全球疾病负担研究项目（The Global Burden of Disease Study）"估计，2020年慢阻肺将位居全球死亡原因的第3位。世界银行和世界卫生组织的资料表明，至2020年慢阻肺将位居世界疾病经济负担的第5位。

一、病因

慢阻肺确切的病因不清楚。

（一）吸烟

吸烟是慢阻肺最常见危险因素。烟草中含尼古丁、焦油和氢氰酸等化学物质，可以损伤气道上皮细胞，使纤毛运动减退和巨噬细胞吞噬功能降低；支气管黏液腺肥大，杯状细胞增生，黏液分泌增多，使气道净化能力下降；支气管黏膜充血水肿，黏液积聚，容易继发感染，慢性炎症及吸烟刺激黏膜下感受器，使副交感神经功能亢进，引起支气管平滑肌收缩，气流受限，烟草、烟雾还可使氧自由基产生增多，诱导中性粒细胞释放蛋白酶，抑制抗蛋白酶系统，破坏肺弹力纤维，诱发肺气肿形成。国外较多流行病学研究结果表明，吸烟人群肺功能异常的发生率与不吸烟人群相比明显升高。吸烟年龄越早，吸烟量越大，则发病率越高。

（二）职业性粉尘和化学物质

当职业性粉尘（二氧化硅、煤尘、棉尘等）及化学物质（烟雾、过敏源、工业废气和室内空气污染等）的浓度过大或接触时间过久，均可导致慢阻肺的发生。接触某些特殊物质、刺激性物质、有机粉尘及过敏源也可使气道反应性增加。

（三）空气污染

空气中的二氧化硫、二氧化氮、氯及臭氧等，为细菌感染创造条件。氯、氧化氮和二氧化硫等化学气体对气管黏膜有刺激和细胞毒性作用。空气中的烟尘或二氧化硫明显增加时，慢阻肺急性发作显著增多。其他粉尘也刺激支气管黏膜，使气道清除功能遭受损害，为细菌入侵创造了条件。

（四）生物燃料烟雾

生物燃料是指柴草、木头、木炭、庄稼秆和动物粪便等，其烟雾的主要有害成分包括碳氧化物、氮氧化物、硫氧化物和未燃烧完全的碳氢化合物颗粒与多环有机化合物等。使用生物燃料烹饪时产生的大量烟雾可能是不吸烟妇女发生慢阻肺的重要原因。生物燃料所产生的室内空气污染与吸烟具有协同作用。

（五）感染

呼吸道感染是慢阻肺发病和加剧的另一个重要因素，病毒和（或）细菌感染是慢阻肺急性加重的常见原因。儿童期重度下呼吸道感染与成年时肺功能降低、呼吸系统症状的发生有关。

（六）蛋白酶－抗蛋白酶失衡

蛋白水解酶对组织有损伤、破坏作用；抗蛋白酶对弹性蛋白酶等多种蛋白酶具有抑制功能，其中 α_1-抗胰蛋白酶（α_1-AT）是活性最强的一种，蛋白酶和抗蛋白酶维持平衡是保证肺组织正常结构免受损伤和破坏的主要因素，蛋白酶增多或抗蛋白酶不足均可导致组织结构破坏产生肺气肿。

（七）氧化应激

慢阻肺患者肺部氧化剂来源分内源性和外源性两种。内源性主要为巨噬细胞和中性粒细胞等炎症细胞释放的氧自由基，外源性主要是烟雾和空气污染。氧化物可持续损害细胞膜，引起抗蛋白酶失活、黏液过度分泌，促进炎症反应等。

（八）社会经济地位

慢阻肺的发病与患者的社会经济地位相关，室内外空气污染程度不同、营养状况等与社会经济地位的差异也许有一定内在联系。低体重指数也与慢阻肺的发病有关，体重指数越低，慢阻肺的患病率越高。吸烟和体重指数对慢阻肺存在交互作用。

（九）其他

如自主神经功能失调、呼吸道防御功能及免疫力降低、气温变化、营养不良等都可能参与慢阻肺的发生、发展。

二、病理生理

慢阻肺的病理改变主要表现为慢性支气管炎及肺气肿的病理变化。支气管黏膜上皮细胞变性、坏死、溃疡形成，纤毛倒伏、变短、不齐、粘连、部分脱落，缓解期黏膜上皮修复、增生，鳞状上皮化生、肉芽肿形成，杯状细胞数目增多、肥大、分泌亢进，腔内分泌物潴留，基底膜变厚、坏死，支气管腺体增生、肥大，腺体肥厚与支气管壁厚度比值常大于 $0.55 \sim 0.79$（正常值为 0.4 以下）。

各级支气管壁有各类炎症细胞浸润，以浆细胞、淋巴细胞为主，急性发作期可见到大量中性粒细胞，严重者为化脓性炎症，黏膜充血、水肿、变性坏死和溃疡形成，基底部肉芽组织和机化纤维组织增生导致管腔狭窄，炎症导致气道壁的损伤和修复过程反复循环发生，修复过程导致气道壁的结构重塑，胶原含量增加及瘢痕形成，这些病理改变是慢阻肺气流受限的主要病理基础之一。

肺气肿的病理改变可见肺过度膨胀，弹性减退，外观灰白或苍白，表面可见多个大小不一的大泡，镜检见肺泡壁变薄，肺泡腔扩大，破裂或形成大泡，血液供应减少，弹力纤维网破坏，细支气管壁有炎症细胞浸润，管壁黏液腺及杯状细胞增生、肥大，纤毛上皮破损，纤毛减少，有的管腔纤细狭窄或扭曲扩张，管腔内有痰液存留，细支气管的血管内膜可增厚或管腔闭塞，按累及肺小叶的部位，可将阻塞性肺气肿分为小叶中央型、全小叶型及介于两者之间的混合型三类，其中以小叶中央型为多见，小叶中央型是由于终末细支气管或一级呼吸性细支气管炎症导致管腔狭窄，其远端的二级呼吸性细支气管呈囊状扩张，其特点是囊状扩张的呼吸性细支气管位于二级小叶的中央区，全小叶型是呼吸性细支气管狭窄引起所属终末肺组织，即肺泡管－肺泡囊及肺泡的扩张。其特点是气肿囊腔较小，遍布于肺小叶内，有时两种类型同时存在于一个肺内，称为混合型肺气肿，多在小叶中央型基础上，并发小叶周边区肺组织膨胀。

在慢阻肺的肺部病理学改变基础上，出现相应的慢阻肺特征性病理生理学改变，包括黏液高分泌、纤毛功能失调、小气道炎症、纤维化及管腔内渗出、气流受限和气体陷闭引起的肺过度充气、气体交换异常、肺动脉高压和肺心病，以及全身的不良效应。黏液高分泌和纤毛功能失调导致慢性咳嗽和多痰，这些症状可出现在其他症状和病理生理异常发生之前。肺泡附着的破坏使小气道维持开放能力受损，这在气流受限的发生中也有一定的作用。

随着慢阻肺的进展，外周气道阻塞、肺实质破坏和肺血管异常等降低了肺气体交换能力，产生低氧血症，并可出现高碳酸血症。长期慢性缺氧可导致肺血管广泛收缩和肺动脉高压，常伴有血管内膜增生，某些血管发生纤维化和闭塞，导致肺循环的结构重组。慢阻肺晚期出现肺动脉高压，进而产生慢性肺源性心脏病及心力衰竭，提示预后不良。

慢阻肺可以导致全身不良效应，包括全身炎症反应和骨骼肌功能不良，并促进或加重并发症的发生等，全身炎症表现有全身氧化负荷异常增高、循环血液中促炎症细胞因子浓度异常增高及炎症细胞异常活化等，骨骼肌功能不良表现为骨骼肌重量逐渐减轻等。慢阻肺的全身不良效应可使患者的活动能力受限加剧，生命质量下降，预后变差，因此它具有重要的临床意义。

三、临床表现

（一）症状

1. 慢性咳嗽

通常为首发症状，初起咳嗽呈间歇性，晨间起床时咳嗽明显。以后早晚或整日均有咳嗽，但夜间咳嗽并不显著，少数病例咳嗽不伴有咳痰，也有少数病例虽有明显气流受限但无咳嗽症状。

2. 咳痰

一般为白色黏液或浆液性泡沫样痰，偶可带血丝，清晨排痰较多，急性发作期痰量增多，可有脓性痰。

3. 气短或呼吸困难

早期仅在劳动、上楼或爬坡时出现，后逐渐加重，晚期在穿衣、洗漱、进食等日常活动甚至休息时也感到气短，是慢阻肺的标志性症状。

4. 喘息和胸闷

部分患者特别是重度患者或急性加重时出现喘息。

5. 其他

晚期患者常见体重下降、营养不良、食欲减退等。

（二）体征

早期可无异常体征，随疾病进展出现以下体征。

1. 视诊

桶状胸，呼吸变浅，频率增快，严重者可有缩唇呼吸等。

2. 触诊

双侧语颤减弱或消失。

3. 叩诊

过清音，心浊音界缩小，肺肝界降低。

4. 听诊

双肺呼吸音可减低，呼气延长，可闻及干啰音，双肺底或其他肺野可闻及湿啰音，心音遥远，剑突部心音较清晰、响亮。

（三）病史

1. 危险因素

吸烟史、职业性或环境有害物质接触史。

2. 既往病史

包括哮喘史、过敏史、儿童时期呼吸道感染及其他呼吸系统疾病。

3. 家族史

慢阻肺有家族聚集倾向。

4. 发病年龄和好发季节

多于中年以后发病，症状好发于秋冬、寒冷季节，常有反复呼吸道感染及急性加重史，随着病情进展，急性加重愈渐频繁。

5. 并发症

心脏病、骨质疏松、骨骼肌肉疾病和肺癌等。

6. 慢阻肺对患者生命质量的影响

多为活动能力受限、劳动力丧失、抑郁和焦虑等。

7. 慢性肺源性心脏病史

慢阻肺后期出现低氧血症和（或）高碳酸血症，可合并慢性肺源性心脏病和右心衰竭。

（四）慢阻肺的病程分期

1. 急性加重期

呼吸道症状超过日常变异范围的持续恶化，需改变药物治疗方案，在疾病过程中，常有短期内咳嗽、咳痰、气短和（或）喘息加重，痰量增多，脓性或黏液脓性痰，可伴有发热等炎症明显加重的表现。

2. 稳定期

咳嗽、咳痰和气短等症状稳定或症状轻微，病情基本恢复到急性加重前的状态。

（五）并发症

（1）慢性呼吸衰竭。

常在慢阻肺急性加重时发生，其症状明显加重，发生低氧血症和（或）高碳酸血症，可具有缺氧和二氧化碳潴留的临床表现。

（2）自发性气胸。

如有突然加重的呼吸困难，并伴有明显的发绀，患侧肺部叩诊为鼓音，听诊呼吸音减弱或消失，应考虑并发自发性气胸，通过X线检查可以确诊。

（3）慢性肺源性心脏病。

由于慢阻肺肺病变引起肺血管床减少及缺氧致肺动脉痉挛，血管重塑，导致肺动脉高压，右心室肥厚扩大，最终发生右心功能不全。

（4）胃溃疡。

（5）睡眠呼吸障碍。

（6）继发性红细胞增多症。

四、辅助检查

（一）肺功能检查

判断有无气流受限，是诊断慢阻肺的"金标准"，对其严重程度评价、疾病进展、评估预后和治疗反应有重要意义。第一秒用力呼气容积占用力肺活量百分比（FEV_1/FVC）是评价气流受限的一项敏感指标，吸入支气管舒张剂后，$FEV_1/FVC<70\%$ 并排除其他疾病引起的气流受限即可确诊。肺总量（TLC）、功能残气量（FRC）和残气量（RV）增高，肺活量（VC）降低，表明肺过度充气。

（二）胸部X线检查

X线检查对确定肺部并发症及其与其他疾病（如肺间质纤维化、肺结核等）的鉴别具有重要意义。慢阻肺早期X线胸片可无明显变化，以后出现肺纹理增多和紊乱等非特征性改变。慢阻肺主要X线征象为肺过度充气，表现为肺容积增大，胸腔前后径增长，肋骨走向变平，肺野透亮度增高，横膈位置低平，心脏悬垂狭长，肺门血管纹理呈残根状，肺野外周血管纹理纤细、稀少等，有时可见肺大疱形成。慢阻肺并发肺动脉高压和肺源性心脏病时，除右心增大的X线特征外，还可有肺动脉圆锥膨隆，肺门血管影扩大及右下肺动脉增宽等。

（三）胸部CT检查

CT检查不作为慢阻肺的常规检查，高分辨率CT对有疑问病例的鉴别诊断有一定意义。

（四）动脉血气分析

早期无异常，晚期可出现低氧血症、高碳酸血症、酸碱平衡失调以及呼吸衰竭等改变。

（五）其他

慢阻肺的急性加重常因微生物感染诱发，当合并细菌感染时，血白细胞计数增高，中性粒细胞核左移，痰细菌培养可检出病原菌；常见病原菌为肺炎链球菌、流感嗜血杆菌、卡他莫拉菌等，病程较长，而且出现肺结构损伤者，易合并铜绿假单胞菌感染，长期吸入糖皮质激素者易合并真菌感染。

五、诊断

慢阻肺的诊断应根据临床表现、危险因素接触史、体征及实验室检查等资料，综合分析确定。任何有呼吸困难、慢性咳嗽或咳痰，且有暴露于危险因素病史的患者，临床上都需要考虑慢阻肺的诊断。诊断慢阻肺需要进行肺功能检查，吸入支气管舒张剂后 $FEV_1/FVC<70\%$ 即可明确存在持续的气流受限，在排除了其他疾病后可确诊为慢阻肺。因此，持续存在的气流受限是诊断慢阻肺的必备条件。肺功能检查是诊断慢阻肺的"金标准"。凡具有吸烟史和（或）环境职业污染及生物燃料接触史，临床上有呼吸困难或咳嗽、咳痰病史者，均应进行肺功能检查。慢阻肺患者早期轻度气流受限时可有或无临床症状。胸部 X 线检查有助于确定肺过度充气的程度及其与其他肺部疾病的鉴别。

六、治疗

（一）稳定期治疗

1. 教育与管理

劝导患者戒烟，这是减慢肺功能损害最有效的措施。对吸烟患者采取多种宣教措施，有条件者可以考虑使用辅助药物。减少职业性粉尘和化学物质吸入，对于从事接触职业粉尘的人群如煤矿、金属矿、棉纺织业、化工行业及某些机械加工等工作人员应做好劳动保护。

2. 支气管舒张药

这是现有控制慢阻肺症状的主要措施。

（1）抗胆碱能药。

这是慢阻肺常用的药物，主要品种为异丙托溴铵（ipratropium）气雾剂，雾化吸入，起效较沙丁胺醇慢，持续 6～8 h，每次 40～80 μg（每喷 20 μg），每天 3～4 次。

（2）$β_2$ 肾上腺素受体激动剂。

主要有沙丁胺醇（salbutamol）气雾剂，每次 100～200 μg（1～2 喷），雾化吸入，疗效持续 4～5 h，每 24 h 不超过 8～12 喷。特布他林（terbutaline）气雾剂亦有同样作用。

（3）茶碱类。

茶碱缓释或控释片，0.2 g，早、晚各一次；氨茶碱（aminophylline），0.1 g，每日 3 次。

3. 去痰药

对痰不易咳出者常用药物有盐酸氨溴索（ambroxol），30 mg，每日 3 次，或羧甲司坦（carbocisteine）0.5 g，每日 3 次。

4. 糖皮质激素

临床上广泛应用于抗炎和免疫抑制作用，在紧急情况下，糖皮质激素往往作为首选药物，广泛应用于临床，具有抗炎、抗病毒、抗过敏、抗休克、以及非特异性抑制免疫以及退热等多种作用，可有效治疗各种免疫反应以及炎症，但是在抗炎的同时不具有抗病毒和抗细菌的作用，所以在应用糖皮质激素的同时，要充分应用抗生素等对抗病原微生物的药物，以防感染难以控制。

5. 长期家庭氧疗（LTOT）

对慢阻肺慢性呼吸衰竭者可提高生活质量和生存率。LTOT 指征：① $PaO_2 \leqslant 55$ mmHg 或 $SaO_2 \leqslant 88\%$，有或没有高碳酸血症。② PaO_2 50～60 mmHg，或 $SaO_2<89\%$，并有肺动脉高压、心力衰竭水肿或红细胞增多症（血细胞比容 > 0.55），一般用鼻导管吸氧，氧流量为 1～2 L/min，吸氧时间 >15 h/d。目的是使患者在静息状态下，达到 $PaO_2 \geqslant 60$ mmHg 和（或）使 SaO_2 升至 90%。

6. 通气支持

无创通气已广泛用于极重度慢阻肺稳定期患者。无创通气联合长期氧疗对某些患者，尤其是在日间有明显高碳酸血症的患者或许有一定益处。无创通气可以改善生存率但不能改善生命质量。慢阻肺合并阻塞性睡眠呼吸暂停综合征的患者，应用持续正压通气在改善生存率和住院率方面有明确益处。

7. 康复治疗

康复治疗对进行性气流受限、严重呼吸困难而很少活动的慢阻肺患者，可以改善其活动能力，提高生命质量，这是慢阻肺患者一项重要的治疗措施。康复治疗包括呼吸生理治疗、肌肉训练、营养支持、精神治疗和教育等多方面措施。呼吸生理治疗包括帮助患者咳嗽，用力呼气以促进分泌物清除；使患者放松，进行缩唇呼吸及避免快速浅表呼吸，可帮助患者克服急性呼吸困难。肌肉训练有全身性运动和呼吸肌锻炼，前者包括步行、登楼梯、踏车等，后者有腹式呼吸锻炼等。营养支持的要求应达到理想体重，同时避免摄入高糖类和高热量饮食，以免产生过多二氧化碳。

（二）急性加重期治疗

（1）确定急性加重期的原因及病情严重程度。最多见的是细菌或病毒感染。

（2）根据病情严重程度决定门诊或住院治疗。病情严重的慢阻肺急性加重患者需要住院治疗。

①症状明显加重，如突然出现静息状况下呼吸困难。

②重度慢阻肺。

③出现新的体征或原有体征加重如发绀、意识改变和外周水肿。

④有严重的伴随疾病（如心力衰竭或新近发生的心律失常）。

⑤初始治疗方案失败。

⑥高龄。

⑦诊断不明确。

⑧院外治疗无效或条件欠佳。

（3）支气管舒张药。

药物同稳定期。有严重喘息症状者可给予较大剂量雾化吸入治疗，如应用沙丁胺醇 500μg 或异丙托溴铵 500μg，或沙丁胺醇 1 000μg 加异丙托溴铵 250～500μg 通过小型雾化吸入器给患者吸入治疗以缓解症状。

（4）控制性吸氧。

发生低氧血症者可鼻导管吸氧，或通过文丘里（Venturi）面罩吸氧。鼻导管给氧时，吸入的氧浓度与给氧流量有关，估算公式为吸入氧浓度（%）= 21 + 4 × 氧流量（L/min）。一般吸入氧浓度为 28%～30%，应避免吸入氧浓度过高而引起二氧化碳潴留。

（5）抗生素。

当患者呼吸困难加重、咳嗽伴痰量增加、有脓性痰时，应根据患者所在地常见病原菌类型及药物敏感情况积极选用抗生素治疗。如给予 β 内酰胺类/β 内酰胺酶抑制剂，或给予第二代头孢菌素、大环内酯类或喹诺酮类。如门诊可用阿莫西林/克拉维酸、头孢唑肟 0.25 g，每日 3 次、头孢呋辛 0.5 g，每日 2 次、左氧氟沙星 0.2 g，每日 2 次、莫西沙星或加替沙星 0.4 g，每日 1 次；较重者可应用头孢曲松钠 2.0 g 加于生理盐水中静脉滴注，每日 1 次。住院患者可根据疾病严重程度和预计的病原菌更积极地给予抗生素，一般多静脉滴注给药。

（6）糖皮质激素。

对需住院治疗的急性加重期患者可考虑口服泼尼松龙 30～40 mg/d，也可静脉给予甲泼尼龙，连续 5～7 天。

（7）辅助治疗在监测出入量和血电解质的情况下适当补充液体和电解质，注意维持液体和电解质平衡，注意补充营养，对不能进食者需经胃肠补充要素饮食或给予静脉高营养；对卧床、红细胞增多症或脱水的患者，无论是否有血栓栓塞性疾病史，均需考虑使用肝素或低分子肝素进行抗凝治疗。此外，还应注意痰液引流，积极排痰治疗（如刺激咳嗽、叩击胸部、体位引流和湿化气道等），识别及治疗并发症(如冠心病、糖尿病和高血压等)及其并发症(如休克、弥散性血管内凝血和上消化道出血等)。

(8)机械通气。

可通过无创或有创方式实施机械通气,无论何种方式都只是生命支持的一种手段,在此条件下,通过药物治疗消除慢阻肺急性加重的原因,使急性呼吸衰竭得到逆转。进行机械通气的患者应同时进行动脉血气监测。

①无创通气根据病情需要可首选此方法,慢阻肺急性加重期患者应用无创通气可降低 $PaCO_2$,降低呼吸频率、呼吸困难程度,减少呼吸机相关肺炎等并发症和住院时间,更重要的是降低病死率和插管率。使用无创通气要掌握合理的操作方法,提高患者的依从性,避免漏气,通气压力应从低水平开始逐渐升至适当水平,还应采取其他有利于降低 $PaCO_2$ 的方法,提高无创通气效果。

②有创通气。

在积极的药物和无创通气治疗后,患者的呼吸衰竭仍进行性恶化,出现危及生命的酸碱失衡和(或)意识改变时,宜用有创机械通气治疗,待病情好转后,可根据情况采用无创通气进行序贯治疗。

在决定终末期慢阻肺患者是否使用机械通气时,还需充分考虑到病情好转的可能性,患者本人及家属的意愿,以及强化治疗条件是否许可。使用最广泛的3种通气模式包括同步间歇指令通气(SIMV)、压力支持通气(PSV)和SIMV与PSV联合模式。由于慢阻肺患者广泛存在内源性呼气末正压,导致吸气功耗增加和人机不协调,因此,可常规加用适度的外源性呼气末正压,压力为内源性呼气末正压的70%~80%。慢阻肺患者的撤机过程可能会遇到困难,需设计和实施周密的撤机方案。无创通气也被用于帮助早期撤机,并取得初步的良好效果。

七、护理诊断/问题

1. 气体交换受损

与呼吸道阻塞、肺组织弹性降低、通气和换气功能障碍、分泌物过多有关。

2. 活动无耐力

与疲劳、呼吸困难、肺功能下降引起慢性缺氧及活动时供氧不足有关。

3. 清理呼吸道无效

与呼吸道分泌物增多且黏稠、支气管痉挛、气道湿度降低有关。

4. 营养失调:低于机体需要量

与呼吸道感染致消耗增加、摄入减少、食欲降低、痰液增多、呼吸困难有关。

5. 焦虑

与疾病呈慢性过程、病情逐渐加重、经济状况有关。

6. 潜在并发症

肺部感染、自发性气胸、呼吸衰竭。

八、护理措施

1. 病情观察

观察患者咳嗽、咳痰,呼吸困难的程度,密切观察痰液的颜色、性状、量,以及咳痰是否顺畅。监测水、电解质及酸碱平衡状况,进行动脉血气分析。

2. 休息与活动

病情缓解期间,根据患者活动能力,进行适当的锻炼,以患者不感到疲劳、不加重症状为宜。可进行床上运动、打太极、慢跑、散步等。保持室内合适的温湿度。

3. 氧疗护理

对呼吸困难伴低氧血症者,采用鼻导管低流量持续给氧,1~2 L/min,每天氧疗时间不少于15 h。**氧疗有效的指标**:患者呼吸频率减慢、呼吸困难减轻、心率减慢、发绀减轻、活动耐力增加。

4. 用药护理

遵医嘱给予抗感染治疗,应用支气管舒张药物和去痰药,观察药物疗效和不良反应。

5. 保持呼吸道通畅

(1)体位引流。

目的:借重力作用使痰液顺体位引出,保持气道通畅。技巧:患者可取前倾或头低位,以 5～15 min 为宜,引流时护士协助叩击背部有助于排痰,极度衰弱、严重高血压、心力衰竭及意识不清等禁忌体位引流。

(2)有效咳嗽和排痰。

目的:避免无效咳嗽,减少体力消耗。技巧:患者取坐位或侧卧位,叩击者手背隆起,手掌中空,手指弯曲,由下向上,由外向内轻轻叩击背部以助排痰。不可在乳房、脊柱、裸露的皮肤等部位叩打。

6. 呼吸功能锻炼

(1)腹式或膈式呼吸法。

腹式呼吸法指呼吸时让腹部凸起,吐气时腹部凹入的呼吸法。患者可以选择立位、半卧或平卧位。两膝半屈或在膝下垫一个小枕头,使腹肌放松,两手分别放在前胸和上腹部,用鼻子缓慢吸气时,膈肌松弛,腹部的手有向上抬起的感觉,而胸部的手原位不动。呼气时腹肌收缩,腹部的手有下降感。患者可每天进行练习,每次做 8～10 次,每天训练 3～4 次为宜,逐渐养成平稳而缓慢的腹式呼吸习惯。需要注意的是,呼吸要深长而缓慢,尽量用鼻而不用口。训练腹式呼吸有助于增加通气量,降低呼吸频率,还可增加咳嗽、咳痰能力,缓解呼吸困难。

(2)缩唇呼气法。

缩唇呼气法就是以鼻吸气,缩唇呼气,即在呼气时,胸部前倾,口唇缩成吹口哨状,使气体通过缩窄的口缓缓呼出。吸气与呼气时间比例为 1:2 或 1:3。要尽量做到深吸慢呼,缩唇程度以不感到费力为适度。每分钟 7～8 次,每天锻炼两次,每次 10～20 min。目的是避免气道过早关闭,改善肺泡有效通气量。

(3)呼吸体操。

①单举呼吸:单手握拳并举起,举起时深吸气,放下时缓慢呼气(吸气:呼气 =1:2 或 1:3)或做缩唇呼吸。

②托天呼吸:双手握拳,有节奏地缓慢举起并放下,举起时吸气或呼气,放下时呼气或吸气。

③蹲站呼吸:双手自然放松,做下蹲动作同时吸气,站立时缓慢呼气。

(4)深呼吸训练,就是胸腹式呼吸联合进行,可以排出肺内残气及其他代谢产物,吸入更多的新鲜空气,以供给各脏器所需的氧分,提高或改善脏器功能。深呼吸训练具体方法是,选择空气新鲜的地方,每日进行 2～3 次。胸腹式联合的深呼吸类似瑜伽运动中的呼吸操,深吸气时,先使腹部膨胀,然后使胸部膨胀,达到极限后,屏气几秒钟,逐渐呼出气体。呼气时,先收缩胸部,再收缩腹部,尽量排出肺内气体。反复进行吸气、呼气,每次 3～5 min。

7. 饮食护理

指导患者进高热量、高蛋白质、高维生素的软食,避免食用产气食物如豆类、土豆、胡萝卜、汽水等,避免食用易引起便秘的食物,如油煎食物、干果、坚果等,少量多餐,指导患者餐后不要平卧,有利于消化。患者便秘时,嘱其多饮水,多食纤维素多的食物和水果。提供良好的进餐环境,进食时半卧位,餐前、餐后漱口,以促进食欲。必要时静脉输液补充营养。

8. 心理护理

护理人员应主动与患者沟通,倾听患者的诉说、抱怨,关注患者心理状况,确认患者的焦虑程度。进行疾病相关知识的讲解,与患者及家属共同制定康复计划,增强患者战胜疾病的信心。指导患者缓解焦虑、分散注意力的方法,如外出散步、听轻音乐、做游戏、按摩,或培养 1～2 种兴趣、爱好等。

九、健康教育

1. 疾病知识指导

向患者及家属讲解慢阻肺相关知识，慢阻肺虽是不可逆的病变，但积极预防和治疗可减少急性发作，延缓病情，提高生命质量。指导患者避免各种可使病情加重的因素，劝导患者戒烟，避免粉尘和刺激性气体吸入，避免在通风不良的空间燃烧生物燃料，秋冬季节注射流感疫苗，避免到人群密集的地方，保持居室空气新鲜，发生上呼吸道感染时应积极治疗。

2. 饮食指导

向患者及家属宣传饮食治疗的意义和原则，鼓励患者进食，与患者及家属共同制定患者乐意接受的高维生素、高蛋白质、高热量的饮食计划。避免进食产气食物，以免腹部胀气，使膈肌上抬而影响肺部换气功能。做到少量多餐，避免进食引起便秘的食物。

3. 家庭氧疗

指导患者及家属家庭氧疗的方法，氧疗装置的清洁、消毒、更换等；注意用氧安全，做到四防"防火、防油、防热、防震"；了解氧疗的目的、必要性和注意事项。

4. 加强锻炼

根据自身情况选择适合自己的锻炼方式，如散步、慢跑、游泳、爬楼梯、爬山、打太极拳、跳舞，可通过做呼吸瑜伽、唱歌、吹口哨、吹笛子等进行肺功能锻炼。

5. 心理指导

指导患者保持心情舒畅，以积极的心态对待疾病，多进行有益身心愉悦的活动，以分散注意力，缓解焦虑。

6. 其他

教会患者自我监测病情的方法，告知患者出现气促、咳嗽、咳痰等症状明显或加重时，应及时就医，以防病情恶化。告知常用药物的正确使用方法，避免滥用药物。

第二节　肺炎

肺炎是指终末气道、肺泡和肺间质的炎症，可由病原微生物（细菌、病毒、真菌、寄生虫等）、理化因素（放射性损伤、化学物质、过敏反应等）等引起。

一、流行病学

尽管新的强效抗生素不断投入应用，但肺炎的发病率和病死率仍然很高，其原因可能有如下几点：病原体变迁；病原学诊断困难；不合理应用抗生素引起细菌耐药性增高；易感人群结构改变，如社会人口老龄化、吸烟人群的低龄化、医院获得性肺炎发病率增高、部分人群贫困化加剧等。老年人、伴有基础疾病或免疫功能低下者，如慢阻肺、应用免疫抑制剂、久病体衰、糖尿病、尿毒症、艾滋病等并发肺炎时病死率高。

二、病因与分类

以感染为最常见病因，如细菌、病毒、真菌、寄生虫等。还有理化因素、免疫损伤、过敏及药物等。

（一）按病因分类

病因学分类对于肺炎的资料有决定性意义。

1. 细菌性肺炎

肺炎链球菌、金黄色葡萄球菌、甲型溶血性链球菌等需氧革兰阳性球菌，肺炎克雷白杆菌、流感嗜血杆菌、铜绿假单胞菌等需氧革兰阴性杆菌，棒状杆菌、梭形杆菌等厌氧杆菌。

2. 非典型病原体所致肺炎

支原体、军团菌和衣原体等。

3. 病毒性肺炎

甲型和乙型流感病毒、腺病毒、呼吸道合胞病毒、冠状病毒等。病毒侵入细支气管上皮引起细支气管炎，波及肺间质与肺泡可导致肺炎。病变吸收后可留有肺纤维化。

4. 真菌性肺炎

白念珠菌、曲菌、放射菌等。

5. 其他病原体所致肺炎

立克次体（如Q热立克次体）、弓形虫（如鼠弓形虫）、原虫（如卡氏肺囊虫）、寄生虫（如肺包虫、肺吸虫、肺血吸虫）等。

6. 理化因素所致的肺炎

放射性损伤引起的放射性肺炎，重者可发展为肺广泛纤维化。胃酸吸入引起的化学性肺炎；吸入刺激性气体、液体等化学物质，亦可引起化学性肺炎，重者出现呼吸衰竭。过敏源引起机体的变态反应或异常免疫反应时，也可出现轻重不一的呼吸系统症状。

（二）按患病环境和宿主状态分类

由于病因学分类在技术及实施上有困难，而在不同环境和不同宿主所发生的肺炎病原体分布和临床表现有不同的特点，处理和预后也有差异。因此，按患病环境分类可协助肺炎的诊治，已广泛应用于临床。可以将肺炎分为如下几种。

1. 社区获得性肺炎（community acquired pneumonia，CAP）

社区获得性肺炎也称院外肺炎，是指在医院外罹患的感染性肺实质炎症，包括有明确潜伏期的病原体感染而在入院后平均潜伏期内发病的肺炎。传播途径为吸入飞沫、空气或血源传播。致病菌中肺炎链球菌比例虽在下降，但仍为最主要的病原体，非典型病原体所占的比例在增加，耐药菌普遍。

2. 医院获得性肺炎（hospital acquired pneumonia，HAP）

医院获得性肺炎简称医院内肺炎，是指患者在入院时既不存在，也不处于潜伏期，而是在住院48 h后发生的感染，也包括出院后48 h内发生的肺炎。其中以呼吸机相关肺炎最为多见，治疗和预防较困难。误吸口咽部定植菌是HAP最主要的发病机制。常见病原体为肺炎链球菌、流感嗜血杆菌、金黄色葡萄球菌、铜绿假单胞菌、大肠杆菌、肺炎克雷白杆菌。除了医院，在老年护理院和慢性病护理院生活的人群肺炎易感性亦高，临床特征和病因学分布介于CAP和HAP之间，可按HAP处理。

（三）按解剖分类

1. 大叶性肺炎（肺泡性肺炎）

病原体先在肺泡引起炎症，经肺泡间孔（Cohn孔）向其他肺泡扩散，致使病变累及单个、多个肺叶或整个肺段。主要表现为肺实质炎症，通常不累及支气管，最常见的致病菌为肺炎链球菌。

2. 小叶性肺炎（支气管肺炎）

病变起于支气管或细支气管，继而累及终末细支气管和肺泡。病灶可融合成片状或大片状，密度深浅不一，且不受肺叶和肺段限制，区别于大叶性肺炎。致病菌多为肺炎链球菌、葡萄球菌、病毒、肺炎支原体以及军团菌等。

3. 间质性肺炎

以肺间质炎症为主，包括支气管壁、支气管周围间质组织及肺泡壁。由于病变在肺间质，所以呼吸道症状较轻，异常体征较少。致病菌多为细菌、支原体、衣原体、病毒或卡氏肺囊虫等引起。X线检查通常表现为肺下部的不规则条索状阴影。

三、诊断要点

（一）肺炎的诊断

根据症状、体征、实验室及胸部X线等检查可确定肺炎诊断。

1. 症状和体征

一般急性起病，典型表现为突然畏寒、发热，或先有短暂"上呼吸道感染"史，咳嗽、咳痰或原有呼吸道症状加重，并出现脓性痰或血痰，伴或不伴胸痛。触觉语颤增强，胸部病变区叩诊呈浊音或实音，听诊有肺泡呼吸音减弱，或管样呼吸音，消散期可听到湿啰音。

2. 实验室及其他检查

（1）胸部 X 线。

以肺泡浸润为主。呈肺叶、段分布的炎性浸润影，或呈片状或条索状影，密度不均匀，沿支气管分布。另外，也可见两肺弥漫性浸润影，伴空洞或大疱者。病变吸收与年龄、免疫状态和病原体有关，如超过 1 个月未完全吸收者，多与伴有慢性支气管炎、肺气肿等基础疾病有关。

（2）实验室检查。

①细菌性肺炎可见血白细胞计数和中性粒细胞增高，并有核左移，或细胞内见中毒颗粒。年老体弱、酗酒、免疫功能低下者白细胞计数可不增高，但中性粒细胞比例仍高。②病原学检查：痰涂片革兰染色有助于初步诊断，但易受咽喉部寄殖菌污染。为避免上呼吸道污染，应在漱口后取深部咳出的痰液送检，或经纤支镜取标本检查，结合细菌培养，诊断敏感性较高。必要时做血液、胸腔积液细菌培养，以明确诊断。

（3）血清学检查补体结合试验适用于衣原体感染。间接免疫荧光抗体检查多用于军团菌肺炎等。

（二）评估严重程度

如果肺炎诊断成立，评估病情的严重程度对于决定是在门诊还是入院甚至重症监护室治疗至关重要。肺炎的严重性取决于三个主要因素：局部炎症程度、肺部炎症的播散和全身炎症反应程度。此外，患者有以下危险因素会增加肺炎的严重程度和死亡危险。

1. 病史

年龄 65 岁以上；存在基础疾病或相关因素，如慢阻肺、糖尿病、慢性心脏病、肾衰竭、慢性肝病、一年内住过院、疑有误吸、神智异常、脾切除术、长期酗酒或营养不良。

2. 体征

呼吸频率 >30 次 / 分；脉搏 ≥ 120 次 / 分；血压 <90/60 mmHg；体温 ≥ 40 ℃或体温 ≤ 35 ℃；意识障碍；存在肺外感染病灶如脑膜炎，甚至败血症。

3. 实验室和影像学

血白细胞计数 >20 × 10^9/L 或血白细胞计数 <4 × 10^9/L，或中性粒细胞计数 <1 × 10^9/L；呼吸空气时 PaO_2<60 mmHg、氧合指数 PaO_2/FiO_2<300 或 $PaCO_2$>50 mmHg，血肌酐 >106 μmol/L 或血尿素氮 >7.1 mmol/L，血红蛋白 <90 g/L 或血细胞比容 <0.30，血浆蛋白 <25 g/L；感染中毒症或有弥散性血管内凝血的证据，如血培养阳性、代谢性酸中毒、凝血酶原时间和部分活动的凝血活酶时间延长、血小板减少；X 线胸片病变累及一个肺叶以上、出现空洞、病灶迅速扩散或出现胸腔积液。

许多国家制定了重症肺炎的诊断标准虽有所不同，但均注重肺部病变的范围、器官灌注和氧合状态。我国制定的重症肺炎标准如下：①意识障碍；②呼吸频率 > 30 次，7 分；③ PaO_2<60 mmHg、PaO_2/FiO_2<300，需行机械通气治疗；④血压 <90/60 mmHg；⑤胸片显示双侧或多肺叶受累，或入院 48 h 内病变扩大 50% 以上；⑥少尿，尿量 <20 mL/h，或尿量 <80 mL/4 h 或急性肾衰竭需要透析治疗。

（三）确定病原体

明确病原体有助于临床治疗。最常见检测方法是痰标本涂片镜检和细菌培养，可帮助确定致病菌。但由于口咽部存在大量定植菌，经口咳痰的标本易受污染，必要时可经人工气道吸引或经纤维支气管镜通过防污染样本毛刷获取标本。有胸腔积液时应做培养。疑有菌血症时应采血做血培养。此外还可以通过血清学方法检测抗体以得出病原学诊断。

四、治疗要点

(一) 抗感染治疗

抗感染治疗是肺炎治疗的最主要环节。选用抗生素应遵循抗菌药物治疗原则，即对病原体给予针对性治疗；根据本地区肺炎病原体的流行病学资料，按社区获得性肺炎或医院感染肺炎选择抗生素进行经验性治疗，再根据病情演变和病原学检查结果进行调整。抗生素治疗后 48～72 h 应对病情进行评价，治疗有效表现为体温下降、症状改善、白细胞逐渐降低或恢复正常，而 X 线胸片病灶吸收较迟。

(二) 对症和支持治疗

包括去痰、降温、吸氧、维持水和电解质平衡、改善营养及加强机体免疫功能等治疗。

(三) 预防并及时处理并发症

肺炎球菌肺炎、葡萄球菌肺炎、革兰阴性杆菌肺炎等出现严重败血症或毒血症可并发感染性休克，应及时给予抗休克治疗。

五、鉴别诊断

(一) 肺结核

浸润性肺结核与轻型肺炎相似，但前者发病缓慢，中毒症状相对较轻，可反复咯血，病灶常位于肺尖，X 线检查其病灶有特征性。干酪性肺炎多有长期发热、乏力和消瘦症状，X 线呈大片密度增高阴影，其中有多个不规则的薄壁空洞，对侧肺常有播散病灶。痰结核菌阳性，病程长，抗结核治疗有效。

(二) 其他病原菌引起的肺炎

1. 金黄色葡萄球菌肺炎

常发生于儿童或年老体弱者，中毒症状严重，身体其他部位有化脓性病灶，如疖、痈等；咳粉红色乳样或脓性痰；肺部 X 线检查具有特征性，常为多发性病灶，且在短期内变化很大，常迅速扩展，多并发气胸、脓胸；痰培养可发现凝固酶阳性的金黄色葡萄球菌。

2. 克雷白杆菌肺炎

多见于年老体弱者，起病急骤，中毒症状重，咳棕色胶冻样痰；严重者可有谵妄、黄疸、肺水肿、休克、呼吸衰竭等；X 线表现为肺叶实变，其中有蜂窝状透亮区，叶间隙下坠，痰涂片或培养可找到克雷白杆菌。

3. 其他

革兰阴性杆菌肺炎多发生于年老体弱、慢性心肺疾病或免疫缺陷患者，常为院内获得性感染。通过临床观察和细菌学检查，鉴别诊断一般不难。

4. 病毒、支原体等引起的肺炎

病情较轻，白细胞常无明显增加。痰液病原体分离和血清免疫学试验有助于诊断。

(三) 肺癌

患者年龄多较大，起病缓慢，常有刺激性咳嗽和少量咯血，无明显全身中毒症状，血白细胞计数不高，若痰中发现癌细胞可以确诊。肺癌可伴发阻塞性肺炎，若经抗生素治疗后肺部炎症迟迟不消散，或暂时消散后又出现者，应密切随访，必要时进一步做 CT、MRI、纤维支气管镜、痰脱落细胞等检查，以免贻误诊断。

(四) 急性肺脓肿

早期临床表现与肺炎球菌肺炎相似。但随病程进展，咳出大量脓臭痰为肺脓肿的特征。X 线显示脓腔及液平面。

(五) 其他肺炎

伴剧烈的胸痛时，应与渗出性胸膜炎、肺梗死鉴别。相关的体征及 X 线影像有助于鉴别。肺梗死常有静脉血栓形成的基础，咯血较多见，很少出现口角疱疹。下叶肺炎可能出现腹部症状，应通过 X 线、B 超等检查确诊，应与急性胆囊炎、膈下脓肿、阑尾炎等进行鉴别。

六、护理

(一) 评估

1. 健康史

(1) 患病及治疗经过。

询问本病的有关病因,如有无着凉、淋雨、劳累等诱因,有无上呼吸道感染史,有无慢性阻塞性肺疾病、糖尿病等慢性基础疾病,是否使用过抗生素、激素、免疫抑制剂等,是否吸烟、吸烟量多少。

(2) 目前病情与一般状况。

确定患者现存的主要症状,有无寒战、高热、咳嗽、咳痰、胸痛等。日常活动与休息、饮食、排便是否规律,是否有食欲减退、恶心、呕吐、腹泻等表现。

2. 身体评估

(1) 一般状态。

判断患者意识是否清楚,有无烦躁、嗜睡、反复惊厥、表情淡漠等意识障碍;有无急性病容,面颊绯红,鼻翼扇动等表现;有无生命体征异常,如呼吸频率加快和节律异常、血压下降、体温升高或下降等。

(2) 皮肤、淋巴结。

有无面颊绯红、口唇发绀、皮肤黏膜出血、浅表淋巴结肿大。

(3) 胸部。

患者呼吸时有无三凹征,有无呼吸频率、节律异常,胸部压痛、有无叩诊实音或浊音,有无肺泡呼吸音减弱或消失、异常支气管呼吸音、干湿啰音、胸膜摩擦音等。

3. 实验室及其他检查

(1) 血常规有无白细胞计数升高、中性粒细胞增高及核左移、淋巴细胞升高。

(2) 胸部 X 线检查:有无肺纹理增粗、炎性浸润影等。

(3) 痰培养:有无细菌生长,药敏试验结果如何。

(4) 血气分析病变范围较大时,是否有 PaO_2 减低和(或)$PaCO_2$ 升高。

4. 心理 – 社会状况

(1) 评估患者对健康的认识和对生活的态度。

(2) 评估患者和家属对疾病的认识,了解自我护理的态度和能力。

(3) 评估家庭的关系、照顾能力、禁忌对收入、支付医疗费用的能力的评估。

(4) 个人应对状况。

(二) 护理措施

1. 体温过高

(1) 休息与环境:发热患者应卧床休息,以减少氧耗量,缓解头痛、肌肉酸痛等症状。室内应阳光充足、空气新鲜,室内通风每日 2 次,每次 15 ~ 30 min,但要注意避免患者受凉。病房环境保持整齐、清洁、安静和舒适并适当限制探视。室温为 18 ~ 20 ℃,湿度 50% ~ 60%,以防止因空气过于干燥而降低气管纤毛运动的功能,导致排痰不畅。

(2) 口腔护理:由于水分消耗过多及胃肠道消化吸收障碍,导致体液不足,唾液分泌减少,引起口腔黏膜干燥、口唇干裂、炎症,甚至口腔溃疡,应定时清洁口腔,做好口腔护理,鼓励患者在清晨、餐后及睡前漱口,或协助患者漱口。口唇疱疹者局部涂抗病毒软膏,防止继发感染。

(3) 饮食与补充水分:提供高热量、高蛋白质、高维生素、易消化的流质或半流质食物,以补充高热引起的营养物质消耗。鼓励患者多饮水,1 ~ 2 L/d,以保证足够的摄入量并有利于痰液稀释。轻症者无须静脉补液,失水明显者可遵医嘱静脉补液,保持血钠 <145 mmol/L,尿比重 <1.020,补充丢失的水和盐,加快毒素排泄和热量散发,尤其是食欲差或不能进食者。心脏病或老年人应注意补液速度,避免过快导致急性肺水肿。

(4) 降温护理:监测体温,体温在 37.2 ℃ 以上者,每日测 1 次体温;体温在 39 ℃ 以上者,应每 4 h

测体温一次，遵医嘱给予药物降温，或采用酒精擦浴、冰袋、冰帽等物理降温措施，30～60 min后复测体温。有谵妄、意识障碍时应加床挡，防止坠床，儿童要预防高热惊厥，不宜用阿司匹林或其他解热药，以免大汗、脱水和干扰热型观察。患者出汗时，及时协助擦汗、更换衣服和被褥，保持皮肤的清洁和干燥，避免受凉。

（5）病情观察：监测并记录生命体征，以便观察热型，协助医生明确诊断。了解血常规、红细胞压积、电解质等变化，在患者大量出汗、食欲不振及呕吐时，应密切观察有无脱水现象。观察患者末梢循环情况，高热而四肢厥冷、发绀等提示病情加重。重症肺炎者不一定有高热，重点观察儿童、老年人、久病体弱者的病情变化。

（6）用药护理：遵医嘱使用抗生素，观察疗效和副作用。应用头孢唑啉钠（先锋Ⅴ号）可出现发热、皮疹、胃肠道不适等副作用，偶见白细胞减少和丙氨酸氨基转移酶增高；喹诺酮类药（氧氟沙星、环丙沙星）偶见皮疹、恶心等；氨基糖苷类抗生素有肾、耳毒性，老年人或肾功能减退者，应特别注意观察是否有耳鸣、头昏、唇舌发麻等不良反应的出现。

2. 保持呼吸道通畅

（1）环境：为患者提供安静、整洁、舒适的病房，保持室内空气新鲜、洁净，注意通风。维持合适的室温（18～20℃）和湿度（50%～60%），以充分发挥呼吸道的自然防御功能。

（2）饮食护理：慢性咳嗽者，能量消耗增加，应给予高蛋白质、高维生素、足够热量的饮食。注意患者的饮食习惯，避免油腻、辛辣刺激性食物，影响呼吸道防御能力。每天饮水1 500 mL以上，足够的水分可保证呼吸道黏膜的湿润和病变黏膜的修复，有利于痰液稀释和排出。

（3）病情观察：密切观察咳嗽、咳痰情况，详细记录痰液的颜色、性质、气味和量，如肺炎球菌肺炎呈铁锈色痰，克雷白杆菌肺炎典型痰液为砖红色胶冻状，厌氧菌感染者痰液多有恶臭味等。最好在用抗生素前留取痰标本，痰液采集后应在10 min内接种培养。

（4）促进有效排痰。①深呼吸和有效咳嗽：指导患者掌握有效咳嗽的正确方法，使患者尽可能采用坐位，先进行深而慢的呼吸5～6次，后深吸气至膈肌完全下降，屏气3～5 s，继而缩唇（噘嘴），缓慢地通过口腔将肺内气体呼出，再深吸一口气后屏气3～5 s，身体前倾进行2～3次短促有力的咳嗽，咳嗽同时收缩腹肌，或用手按压上腹部，帮助痰液咳出。也可让患者取俯卧屈膝位，借助膈肌、腹肌收缩，增加腹压，咳出痰液。②吸入疗法：雾化治疗，可在雾化液中加入痰溶解剂，抗生素、平喘药等，达到去痰、消炎、止咳、平喘的作用，一般以10～20 min为宜。

（5）对症护理：患者胸痛时，常随呼吸、咳嗽而加重，可采取侧卧位，或用宽胶布固定胸廓，指导其在咳嗽以及深呼吸时用手按压患侧胸部缓解疼痛，必要时可用少量可待因。有低氧血症（$PaO_2<60$ mmHg）或发绀者予以鼻导管或面罩给氧。

3. 潜在并发症：感染性休克

（1）病情监测。

①生命体征：有无心率加快、脉搏细速、血压下降、脉压变小、体温不升或高热、呼吸困难等，必要时进行心电监护。②精神和意识状态：有无精神萎靡、表情淡漠、烦躁不安、神志模糊等。③皮肤、黏膜：有无发绀、肢端湿冷。④出入量：有无尿量减少，疑有休克应测每小时尿量及尿比重。⑤实验室检查：有无血气分析等指标的改变。

（2）感染性休克抢救配合。

发现异常情况，立即通知医生，并备好物品，积极配合抢救。

①体位：患者取仰卧中凹位，抬高头胸部约20°、抬高下肢约30°，有利于呼吸和静脉血回流。

②吸氧：给予中、高流量吸氧，维持$PaO_2>60$ mmHg，改善缺氧状况。

③补充血容量：快速建立两条静脉通道，遵医嘱给予低分子右旋糖酐或平衡盐液以维持有效血容量，降低血液黏滞度，防止弥散性血管内凝血（DIC）；随时监测患者一般情况、血压、尿量、尿比重、血细胞比容等；监测中心静脉压，作为调整补液速度的指标，中心静脉压<5 cmH_2O可放心输液，达到10 cmH_2O应慎重，输液不宜过快，以免诱发急性心力衰竭。提示血容量已补足的依据：口唇红润、肢端温暖、

收缩压 >90 mmHg、尿量 >30 mL/h 以上。如血容量已补足，尿量 <400 mL/d，比重 <1.018，应及时报告医生，注意有无急性肾衰竭。

④纠正水、电解质和酸碱失衡：监测和纠正钾、钠、氯和酸碱失衡。常用 5% 的碳酸氢钠静脉滴注，输液不宜过多过快，以免引起血管内碱中毒。碱性药物配伍禁忌较多，一般应单独输入。

⑤用药护理：遵医嘱输入多巴胺、间羟胺（阿拉明）等血管活性药物。应根据血压随时调节滴速，以维持收缩压在 90～100 mmHg 为宜，保证重要器官的血液供应，改善微循环，注意防止液体溢出血管外引起局部组织坏死；联合使用广谱抗生素控制感染时，应注意药物疗效和副作用；糖皮质激素有抗炎抗休克作用，增强人体对有害刺激的耐受力，有利于缓解症状，改善病情，可在有效抗生素使用的情况下短期应用，如氢化可的松 100～200 mg 或地塞米松 5～10 mg 静脉滴注，重症休克可加大剂量。

4. 睡眠形态紊乱

（1）评估导致患者睡眠形态紊乱的具体原因（属于病理生理、心理或情境哪一方面的因素）。患者睡眠形态，如早醒、入睡困难、易醒、多梦等。及时与医生沟通，遵医嘱用药。

（2）尽量减少或消除影响患者睡眠形态的相关因素，如躯体、精神不适；及时妥善处理好患者的排泄问题。协助医生调整影响睡眠的药物种类、剂量或给药时间。为患者安排合理的运动、活动及减少白天卧床、睡眠时间。帮助患者适应生活方式或环境的改变。夜间患者睡眠时，除必要的观察和操作外，不宜干扰患者。

5. 活动

（1）鼓励患者充分卧床休息。

（2）将患者经常使用的日常生活用品（如卫生纸、茶杯等）放在患者容易拿取的地方。

（3）指导陪护协助其日常生活，以减少能量消耗。

（4）帮助患者树立信心，提高生活自理能力。

（5）指导患者使用床栏、扶手等辅助设施，以节省体力和避免摔伤。

（6）鼓励患者尽量进行能耐受的身体活动。

6. 保护皮肤完整性

（1）定期对患者进行压疮风险评估。

（2）病情允许者，鼓励下床活动。

（3）按时翻身拍背，避免局部长期受压，更换体位时应观察受压部位的皮肤情况。

（4）避免托、拉、拽等动作，防止皮肤擦伤。

（5）持续使用气垫床，骨隆突部位可垫气圈或海绵垫。

（6）保持床铺平整、清洁、干燥、无皱褶、无渣屑，避免局部刺激。

（7）长期卧床者要保持肢体处于功能位。

（8）鼓励摄入充足的营养物质和水分。

7. 心理护理

护士应主动询问患者的需求，鼓励患者说出内心感受。以通俗易懂的语言耐心地给患者讲解疾病的相关知识，解释各种症状和不适的原因，各项检查、护理操作的目的，程序和配合要点，告知患者大部分肺炎球菌肺炎预后良好，消除患者焦虑，紧张情绪，树立战胜疾病的信心。运用良好的护理沟通技巧，耐心倾听患者的主诉，允许其有适量的情绪宣泄，以防恶劣情绪爆发而影响身体健康。严重焦虑时，条件允许可将其安置在安静舒适的房间，避免干扰，周围的设施要简单、安全，专人陪护。

8. 营养失调：低于机体需要量

（1）监测并记录患者的进食量。

（2）按医嘱使用能够增加患者食欲的药物。

（3）必要时请营养科会诊，制定患者饮食计划。

（4）根据患者的病因制定相应的护理措施。

（5）鼓励适当活动以增加营养物质的代谢和作用，从而增加食欲。

（6）防止餐前发生不愉快或痛苦的事件；提供良好的就餐环境。

9. 知识缺乏

（1）通过交谈了解患者对疾病和未来生活方式的顾虑，给予耐心解释或指导。

（2）鼓励患者有规律地进行锻炼。

（3）用通俗易懂的语言向患者讲解疾病相关知识，直至理解和掌握。

（4）鼓励患者提出问题，耐心给予解答。

七、健康指导

（一）疾病预防指导

指导患者及家属了解肺炎的病因和诱因。避免受凉、淋雨、吸烟、酗酒，防止过度疲劳。参加体育锻炼，防止感冒，增强体质。有皮肤痈、伤口感染、毛囊炎、蜂窝织炎时应及时治疗，尤其是免疫功能低下者（糖尿病、血液病、HIV感染、肝硬化、营养不良患者或儿童等）和慢阻肺、支气管扩张者。

慢性病、长期卧床、年老体弱者，应注意经常改变体位、翻身、拍背，咳出气道痰液，必要时可注射肺炎疫苗。

（二）疾病知识指导

向患者介绍肺炎的发病原因、诱发因素、简单的发病机制、典型的表现、主要的治疗方法、该病的发展方向和可能发生的并发症。建议患者进行自我症状监测，早期发现，早期治疗；指导患者遵医嘱按时服药，了解药物的疗效、用法、疗程和副作用，防止自行停药或减量，定期随访。出现发热、心率增快、咳嗽、咳痰、胸痛等症状时，应及时就诊。

（三）休息与活动指导

发热者要卧床休息，注意保暖，保持室内空气清新，鼓励患者每隔1h进行深呼吸和有效咳嗽。卧床患者应注意翻身，每4h为患者叩背排痰一次。恢复期应增加休息时间，适当活动，坚持深呼吸锻炼至少4～6周，这样可以减少肺不张的发生；还要避免呼吸道的刺激，如吸烟、灰尘、化学飞沫等；尽可能避免去人群拥挤的地方或接触已有呼吸道感染的患者。

（四）心理指导

肺炎患者发病时出现发热、胸痛、咳嗽、咳痰等不适感，常因疼痛而害怕咳嗽，而影响愈后，应积极鼓励并给予帮助，并告诉患者肺炎经积极治疗后一般可彻底治愈，以减轻患者的焦虑，取得配合。

（五）出院指导

肺炎虽可治愈，但若不注意，易复发。应坚持锻炼身体，增强体质，提高机体抵抗力。保持生活规律、心情愉快，季节交换时避免受凉。避免过度疲劳，天气变化时及时增减衣服，感冒流行时少去公共场所，尽早防治上呼吸道感染。如有高热、寒战、胸痛，应立即就诊。

第三节 肺结核

一、概述

肺结核（pulmonary tuberculosis）是结核分枝杆菌复合群引起的肺部疾病，具有慢性传染性的特点。它目前仍是严重危害人类健康的主要传染疾病。在全球传染病中，结核病仍是成年人的首要死因，世界卫生组织（WHO）在1993年宣布结核病处于"全球紧急状态"。1990—2010年，各国采用DOTS的结核病患者为5500万人，约4400万人疾病转归为治愈，约700万人免于死亡。目前，结核病的疫情成缓慢下降趋势，但是由于多耐药结核病（multidrug-resistant tuberculosis，MDT-TB）的增多，结核病仍然是危害人类健康的公共卫生问题。

在我国，结核病的疫情成"患病率高、死亡率高、耐药率高、年递减率低"的特点。因此，结核病的防治仍然是需要高度重视的公共卫生及社会问题。

二、病因

结核病的病原菌是结核分枝杆菌复合群,包括结核分枝杆菌、牛分枝杆菌、非洲分枝杆菌和田鼠分枝杆菌。人类肺结核90%以上是结核分枝杆菌。典型的结核分枝杆菌是细长、稍弯曲、两端圆形的杆菌,痰标本中的结核分枝杆菌可呈现T、V、Y字形以及丝状、球状、棒状等多种形态。结核分枝杆菌可以存活数月。结核分枝杆菌具有抗酸性,因此又称抗酸杆菌。它生长缓慢,是需氧菌,适宜温度为37℃左右,其增加时间为14~20 h,培养时间是2~8周。结核分枝杆菌结构复杂,主要为类脂类、蛋白质和多糖。类脂类占总量的50%~60%,其中蜡质约50%,与结核病的组织坏死、干酪液化、空洞发生以及结核变态反应有关。菌体蛋白质以结核形式存在,是结核菌素的主要成分,诱发皮肤变态反应。多糖 类与血清反应等免疫应答有关。

结核病在人群中传播源主要是结核病患者,即痰涂片阳性者。传播方式主要是通过咳嗽、喷嚏、大笑、大声说话等方式将含有结核分枝杆菌的微滴排到空气中进行传播。飞沫传播是结核病重要的传播途径。传染性的大小取决于患者排出结核分枝杆菌量的多少及通风、换气的情况。

三、病理

结核病的基本病理变化是炎性渗出、增生和干酪样坏死、病理过程的特点是破坏与修复同时进行,因此三种病理变化多同时存在,也可以是其中某一种变化为主,并且相互转化。能否感染取决于结核分枝杆菌的感染量,毒力大小以及机体的抵抗力和变态反应状态。炎性渗出为主的病理改变,表现为局部中性粒细胞浸润,继之由巨噬细胞及淋巴细胞代替。组织充血、水肿和白细胞浸润,其中有结核分枝杆菌,通常出现在结核炎症的早期或病灶恶化时,经及时治疗,病变可以完全消散吸收;增生为主的病理改变,表现为结核结节的形成,为结核特征性病变,结节中间可有干酪样坏死。上皮细胞互相聚集融合形成多核巨细胞称为朗格汉斯巨细胞;干酪样坏死为主的病理改变,肉眼可见病灶呈黄灰色,质松而脆,状似干酪,因此得名。干酪病灶含菌量最大,传染性强,肺组织坏死已不可逆转。

四、临床表现

(一)症状

1. 呼吸系统症状

(1)咳嗽、咳痰。

咳嗽、咳痰为肺结核最常见的症状。大部分为干咳伴少量白色黏液痰。当空洞形成时,痰量增多;脓性痰出现在合并感染时;合并厌氧菌感染时为大量脓臭痰;刺激性咳嗽多合并支气管结核。

(2)咯血

多为小量咯血。咯血可分痰中带血、少量咯血(每日咯血量少于100 mL)、中等量咯血(每日咯血量100~500 mL)和大咯血(每日咯血量达500 mL以上)。少数患者可发生失血性休克。

(3)胸痛

病变累及壁层胸膜可有胸壁刺痛,伴随咳嗽和呼吸时加重。

(4)呼吸困难

多见于大量胸腔积液患者和干酪样肺炎,也可见于纤维空洞性肺结核。

2. 全身症状

最常见症状为发热,多为长期午后潮热,即下午或者傍晚开始升高,次日晨降至正常。若肺部病灶进展播散时,可出现不规则高热、畏寒等。部分患者可表现乏力,食欲减退和体重减轻。育龄女性可出现月经不调。

(二)体征

情况不一,取决于病变性质和范围。病变范围小或者位置深者多无异常体征。渗出性病变范围较大或者干酪样坏死时,可有肺实变体征,如触觉语颤增强、叩诊浊音、听诊闻及支气管呼吸音和细湿啰音。

较大的空洞性病变听诊也可以闻及支气管呼吸音,当有较大范围的纤维条索形成时,气管向患侧移位,患侧胸廓塌陷、叩诊浊音、听诊呼吸音减弱并可闻及湿啰音。结核性胸膜炎可有胸腔积液体征:气管向健侧移位,患侧胸廓望诊饱满、触觉语颤减弱、叩诊实音、听诊呼吸音消失、支气管结核可有局限性哮鸣音。

少数患者可有类似风湿热样表现,称为结核性风湿症。多见于女性青少年,常累及四肢大关节,在受累关节附近可见结节性红斑或者环形红斑,间歇出现。

五、辅助检查

(一)结核菌素试验

结核菌素试验用于检出结核分枝杆菌感染,不能检出结核病。WHO和国际防痨和肺病联合会推荐使用的结核菌素为纯蛋白衍化物(purified protein derivative,PPD),便于国际结核感染率的比较。通常在左前臂屈侧中部皮内注射0.1 mL(5 IU),48~72 h后测量皮肤硬结直径,而不是红晕的直径。硬结是特异性变态反应,红晕是非特异性变态反应。硬结直径≤4 mm为阴性,5~9 mm为弱阳性,硬结直径≥20 mm或局部有水泡和淋巴管炎为强阳性。

结核菌素试验阳性仅仅表示曾经有结核分枝杆菌感染,并不一定是现症患者,若呈强阳性,常提示活动性结核病。结核菌素试验对婴幼儿的诊断价值大于成人,因年龄越小,自然感染率越低。3岁以下强阳性反应者,应视为有新近感染的活动性结核病,应进行治疗。如果2年内结核菌素反应从10 mm以下增加至10 mm以上,并增加6 mm以上时,可认为新近感染。

结核菌素试验阴性除见于未感染结核分枝杆菌外,还见于结核感染后4~8周以内,处于变态反应前期,免疫力下降或免疫受抑制,如应用糖皮质激素或免疫抑制剂、淋巴细胞免疫系统缺陷、麻疹、百日咳、严重结核病和危重患者。

(二)痰结核分枝杆菌检查

痰结核分枝杆菌检查是确诊肺结核、制定化学治疗方案和考核治疗效果的主要依据。痰涂片抗酸染色镜检快速简便,若抗酸杆菌阳性,肺结核诊断基本可以成立。痰培养更精确,不但能了解结核分枝杆菌生长繁殖能力,还可作药物敏感试验与菌型鉴定。

(三)影像学检查

胸部X线检查是诊断肺结核的常规首选方法。可以发现早期轻微的结核病变,确定病变范围、部位、形态、密度与周围组织的关系、病变阴影的伴随影像,判断病变性质、有无活动性、有无空洞、空洞大小和洞壁特点等。诊断最常用影像学方法是正、侧位胸片,常能将心影、肺门、血管、纵隔等遮掩的病变以及中叶和舌叶的病变显示清晰(图5-1)。

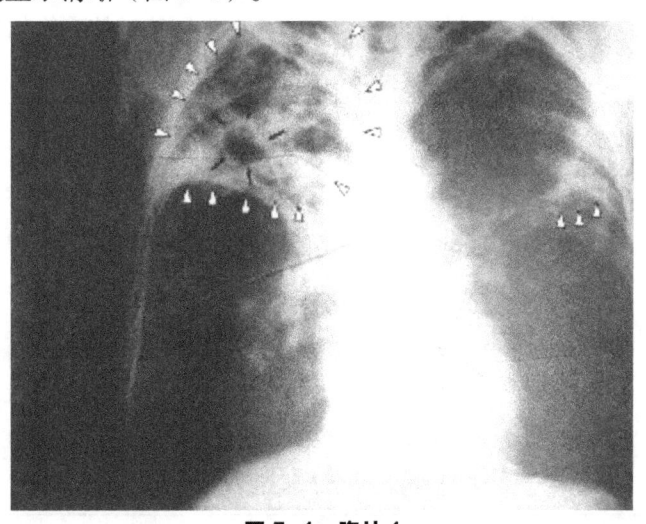

图5-1 胸片1

CT能提高分辨率,对病变细微特征进行评价,减少重叠影像,易发现隐匿的胸部和气管、支气管内病变，早期发现肺内粟粒阴影和减少微小病变的漏诊；能准确显示各型肺结核病变特点和性质，与支气管关系，空洞有无以及进展恶化和吸收好转的变化；能准确显示纵隔淋巴结有无肿大。常用于对肺结核的诊断以及与其他肺部疾病的鉴别诊断，也可用于引导穿刺、引流和介入治疗等（图 5-2）。

（四）纤维支气管镜检查

常用于支气管结核和淋巴结支气管瘘的诊断。支气管结核表现为黏膜充血、溃疡、糜烂、组织增生、形成瘢痕和支气管狭窄，可以在病灶部位钳取活体组织进行病理学检查和结核分枝杆菌培养。对于肺内结核病灶，可以采集分泌物或冲洗液标本做病原体检查，也可以经支气管肺活检获取标本检查。

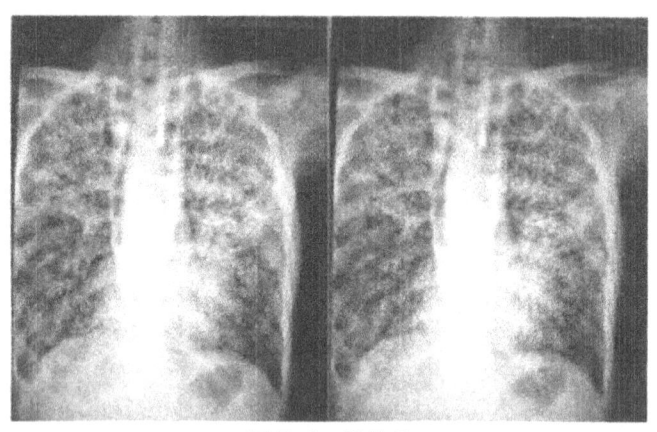

图 5-2　胸片 2

（五）γ- 干扰素释放试验（interferon-gamma release assays，IGRASs）

通过特异性抗原 ESAT-6 和 GEP-10 与全血细胞共同孵育，然后检测 IGRAs 水平。此试验诊断结核感染的特异性明显高于 PPD 试验，但是由于成本较高等原因，目前多用于研究评价工作，未广泛推行。

六、治疗

合理的化学治疗可以使病灶内细菌消失，最终达到痊愈。传统的休息和营养疗法起到辅助作用。

1. 化学治疗

（1）治疗原则。

治疗原则是早期、规律、全程、适量、联合。治疗方案分为强化和巩固阶段。化学治疗的主要作用：杀菌作用，临床上表现为痰菌迅速转阴，防止耐药菌的产生，灭菌。

（2）常用抗结核药物（表 5-1）。

异烟肼（INH）和利福平（RFP）在细胞内、外均能达到杀菌作用。吡嗪酰胺能杀灭巨噬细胞内酸性环境中的结核分枝杆菌，是半杀菌剂。另有部分结核药将在常用抗结核药物剂量表格中简述，仅作了解。

表 5-1　常用抗结核药物

药名	缩写	每日剂量 /g	间歇疗法 每日剂量 /g	主要不良反应
异烟肼	H，INH	0.3	0.3 ~ 0.6	周围神经炎，肝功能损害
利福平	R，RFP	0.45 ~ 0.6	0.6 ~ 0.9	肝功能损害，过敏反应
吡嗪酰胺	Z，PZA	1.5 ~ 2.0	2 ~ 3	围产不适，肝功能损害，关节痛，高尿酸血症
乙胺丁醇	E，EMB	0.75 ~ 1.0	1.5 ~ 2.0	视神经炎
氧氟沙星	Ofx	0.6 ~ 0.8		肝、肾毒性，光敏反应
左氧氟沙星	Lfx	0.6 ~ 0.75		肝、肾毒性，光敏反应
莫西沙星	Mfx	0.4		肝、肾毒性，光敏反应

2. 对症治疗

肺结核的一般症状在合理化疗下很快减轻或消失，无须特殊处理。咯血是肺结核常见症状，一般少量咯血时多以安慰患者、消除紧张、卧床休息为主，可给予氨甲苯酸等药物止血。大咯血时用垂体后叶素加入葡萄糖溶液中缓慢静脉注射。高血压、冠状动脉粥样硬化性心脏病、心力衰竭患者和孕妇禁用。对支气管动脉破坏造成的大咯血采用支气管动脉栓塞法。

3. 糖皮质激素治疗

糖皮质激素治疗肺结核主要是抗炎、抗毒作用。仅用于结核毒性症状严重者。必须确保在有效抗结核药物治疗的情况下使用。使用剂量依病情而定，一般用泼尼松口服，20 mg，顿服（"顿服"是指一次性服用），1～2周，以后逐量递减，用药时间为4～8周。

4. 外科治疗

经合理化学治疗无效、多重耐药的后壁空洞、大块干酪灶、结核性脓胸、支气管胸膜瘘和大咯血保守治疗无效者可行外科手术治疗。

七、护理诊断／问题

1. 知识缺乏

结核病药物治疗知识的缺乏。

2. 营养失调：低于机体需要量

机体消耗增加，食欲减退，造成营养低于机体需要量。

3. 体温过高

结核分枝杆菌感染造成相关发热症状。

4. 疲劳

结核分枝杆菌感染后相关毒性症状。

5. 焦虑

不明疾病预后造成的心理焦虑。

6. 潜在并发症

咯血、窒息、胸腔积液、呼吸衰竭。

八、护理措施

1. 休息与活动

（1）肺结核患者症状明显，有咯血、高热等严重结核病毒性症状，或结核性胸膜炎伴有大量胸腔积液者，应卧床休息。

（2）恢复期可适当增加户外活动，比如散步、做操。

（3）症状轻的患者在坚持化学治疗的同时，可进行正常工作，但是，应当避免劳累和重体力劳动，保证充足睡眠和休息。

（4）痰涂片阴性和经有效抗结核治疗4周以上的患者，没有传染性或只有极低的传染性，应当鼓励患者过正常的家庭和社会生活，以减轻肺结核患者的社会隔离感和因患病带来的焦虑。

2. 药物治疗指导

（1）有计划、有目的地向患者及家属逐步介绍有关药物的相关治疗知识。

（2）强调早期、联合、适量、规律、全程化学治疗的重要性，为患者树立治愈疾病的信心，积极配合治疗。另外需要督促患者按医嘱按时服药、建立按时服药的好习惯。

（3）解释药物不良反应时，重视强调药物的治疗效果，使患者认识到药物的积极作用，认识到发生不良反应的可能性不大。鼓励患者坚持全程化学治疗、防止治疗失败而产生耐药结核病，增加治疗的困难和经济负担。若仍然出现不良反应时，如巩膜黄染、肝区疼痛、胃肠不适、眩晕、耳鸣等，要及时与医生联系，不可自行随意停药。一般不良反应症状经过治疗可以完全消失。

3. 加强营养

（1）制定全面的饮食营养计划，为结核病患者提供高热量、高蛋白质，高维生素的食物。蛋白质可以提供热量，还可以增加机体的抗病能力及机体的修复能力，患者饮食中应当含有鱼、肉、蛋、奶、豆制品等富含动植物蛋白的食物。食物中维生素C具有减轻血管渗透性的作用，可以促进渗出病灶的吸收；B族维生素对神经系统及胃肠神经有调节作用，也可增进食欲，每天摄入一定量的新鲜蔬菜和水果，补充维生素。

（2）采用患者喜欢的烹饪方式来增进患者食欲，增加饮食品种，尽量保证患者进食时心情愉快，细嚼慢咽，促进食物的消化吸收。督促患者定期监测体重，判断营养状况。

4. 体温的护理

（1）每日定时监测患者体温，关注体温变化。

（2）为患者，更换干净床单，衣物，避免着凉。

（3）安慰患者，告知其发热和疾病相关的原因，缓解其紧张心理。

5. 其他

出现胸闷、发绀、呼吸困难等不适立即就医，积极治疗并发症。

九、健康指导

1. 控制传染源

早期发现患者并登记管理，及时给予合理治疗和良好的护理，是预防结核病的关键。肺结核病程长、易复发、具有传染性，必须长期随访。掌握患者从发病、治疗到治愈的全过程。

2. 切断传播途径

（1）痰涂片阳性患者住院期间需要进行呼吸道隔离，室内保证良好的通风，每天用紫外线消毒。

（2）注意个人卫生，严禁随地吐痰，不可面对他人打喷嚏或咳嗽，以防飞沫传播。咳嗽或打喷嚏时要用双层纸巾捂住口鼻，纸巾焚烧处理、留置于容器的痰液需经过灭菌处理才可以弃掉。接触痰液后用流水清洗双手。

（3）餐具煮沸消毒或用消毒液浸泡消毒，同桌共餐时使用公筷，以预防感染。

（4）被褥、书籍在烈日下暴晒6h以上。

（5）患者外出时戴口罩。

3. 保护易感人群

（1）给未受过结核分枝杆菌感染的新生儿，儿童及青少年接种卡介苗（活的无毒力牛型结核分枝杆菌疫苗），使人体产生对结核分枝杆菌的获得性免疫力。卡介苗不能预防感染，但可减轻感染后的发病和病情。

（2）密切接触者应定期到医院进行有关检查，必要时给予预防性治疗。

（3）对受结核分枝杆菌感染的高危人群，如HIV感染者、硅沉着病、糖尿病等，可应用预防、化学性治疗。

4. 患者指导

（1）嘱患者戒烟、戒酒。

保证营养补充；合理安排休息，避免劳累；避免情绪波动及呼吸道感染；住处应尽可能保持通风、干燥，有条件者可选择空气清新、气候温和处疗养，以促进身体的康复，增加抵抗疾病的能力。

（2）用药指导。

强调坚持用药的重要性，坚持规律、全程、合理用药，并且取得患者和家属的主动配合。

（3）定期复查。

定期复查胸片和肝、肾功能，了解治疗效果和病情变化。

肺结核的病因明确，有成熟的预防和治疗手段，只要切实可行，本病大部分可获临床治愈。

第四节 气胸

一、概述

胸膜腔内积气称为气胸（pneumothorax）。气胸的形成多由于肺组织、气管、支气管、食管破裂，空气逸入胸膜腔，或因胸壁伤口穿破胸膜，胸膜腔与外界沟通，空气进入所致。当胸膜腔因炎症、手术等原因发生粘连时，胸腔积气则会局限于某些区域，出现局限性气胸。

二、病因

根据气胸的性质，一般分为闭合性气胸、开放性气胸和张力性气胸三类。在胸部损伤中气胸的发生率仅次于肋骨骨折。

1. 闭合性气胸

多发生于肋骨骨折，由于肋骨的断端刺破肺，空气进入胸膜腔所致。

2. 开放性气胸

多发生于因刀刃、锐器、弹片或火器等导致的胸部穿透伤。胸膜腔通过胸壁伤口与外界大气相通，外界空气可随呼吸自由出入胸膜腔。

3. 张力性气胸

因为较大的肺泡破裂，较深较大的肺裂伤或支气管破裂所致。

三、病理生理

（一）闭合性气胸（closed pneumothorax）

胸膜腔内压仍低于大气压。胸膜腔积气决定伤侧肺萎陷的程度。随着胸腔内积气与肺萎陷程度增加，肺表面裂口缩小，直至吸气时也不开放，气胸则趋于稳定并可缓慢吸收。伤侧肺萎陷使肺呼吸面积减少，通气血流比率失衡，影响肺通气和换气功能。伤侧胸膜腔内压增高可引起纵隔向健侧移位。根据胸膜腔内积气的量与速度，患者轻者可无症状，重者有明显呼吸困难。体检可能发现伤侧胸廓饱满，呼吸活动度降低，气管向健侧移位，伤侧胸部叩诊呈鼓音，呼吸音降低。胸部 X 线检查可显示不同程度的肺萎陷和胸膜腔积气，有时可伴有少量胸腔积液。

气胸发生缓慢且积气量少的患者，不需要特殊处理，胸腔内积气一般可在 1~2 周内自行吸收。大量气胸需进行胸膜腔穿刺，或行胸腔闭式引流术，排除积气，促使肺尽早膨胀。

（二）开放性气胸（open pneumothorax）

外界空气经胸壁伤口或软组织缺损处，呼吸自由进出胸膜腔。空气出入量与胸壁伤口大小有密切关系，伤口大于气管口径时，空气出入量多，胸膜腔内压几乎等于大气压，伤侧肺完全萎陷、丧失呼吸功能。伤侧胸内压力不均衡的周期性变化，可使纵隔在吸气时移向健侧，呼气时移向伤侧，成为纵隔扑动（mediastinal flutter）。纵隔扑动和移位影响静脉回心血流，引起循环障碍（图 5-3）。

患者出现明显呼吸困难、鼻翼扇动、口唇发绀、颈静脉怒张、伤侧胸壁可见伴有气体进出胸腔发出吸吮样声音的伤口，称为胸部吸吮伤口（sucking wound）。气管向健侧移位，伤侧胸部叩诊呈鼓音，呼吸音消失，严重者伴有休克。胸部 X 线检查可见伤侧胸腔大量积气，肺萎陷，纵隔移向健侧。

开放性气胸急救处理要点为，将开放性气胸立即变为闭合性气胸，赢得挽救生命的时间，并迅速转至医院。使用无菌敷料如凡士林纱布、棉垫或清洁器材，如塑料袋、衣物、碗杯等制作不透气敷料或压迫物，在伤员用力呼吸末封盖吸吮伤口，并加压包扎。转运途中如伤员呼吸困难加重或有张力性气胸表现，应在伤员呼气时开放密闭敷料，排出高压气体。送达医院进一步处理措施如下：给氧，补充血容量，纠正休克；清创、缝合胸壁伤口，并做胸腔闭式引流；给予抗生素，鼓励患者咳嗽排痰，预防感染。如怀疑有胸腔内脏器损伤或进行性出血，则需要行开胸探查手术。

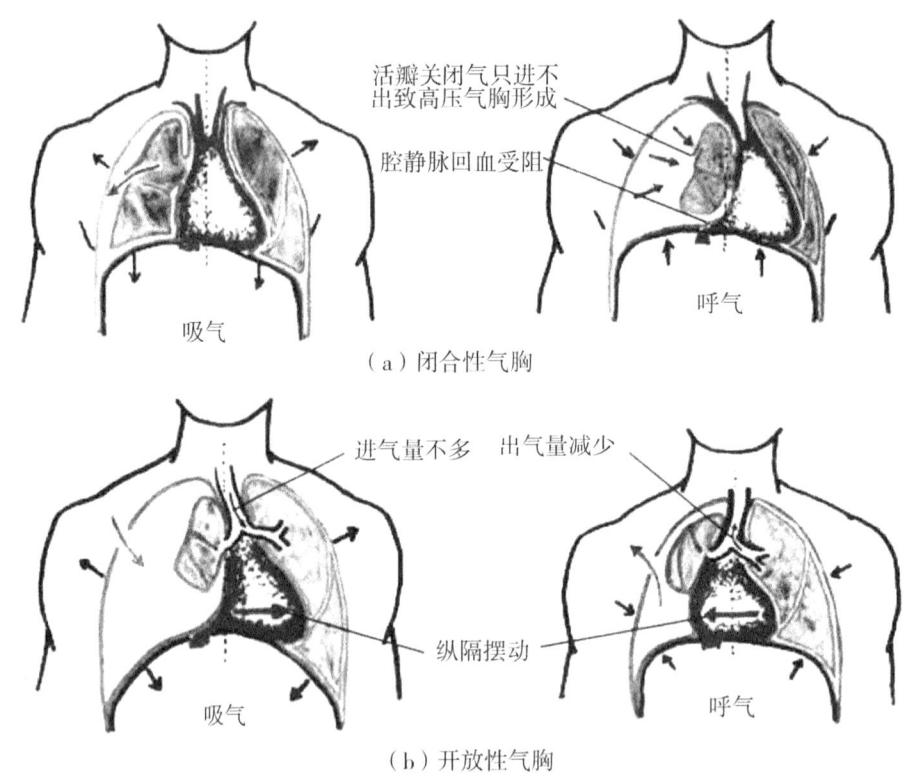

图 5-3 气胸 1

(三) 张力性气胸

气管、支气管或肺损伤处形成活瓣,气体随每次吸气进入胸膜腔并积累增多,导致胸膜腔压力高于大气压,称为张力性气胸 (tension pneumothorax),又称为高压性气胸。伤侧肺萎陷,纵隔显著向健侧移位,健侧肺受压,腔静脉回流障碍。高于大气压的胸膜腔内压,驱使气体经支气管、气管周围疏松结缔组织或壁层胸膜裂伤处,进入纵隔或胸壁软组织,形成纵隔气肿 (mediastinal emphysema) 或面、颈、胸部的皮下气肿 (subcutaneous emphysema)。

四、临床表现

(一) 症状

1. 胸痛

部分患者可能因抬举重物、用力过猛、剧烈咳嗽、屏气或者大笑等诱因存在,
多数患者发生在正常活动或安静休息时,偶有在睡眠中发生。患者突然感到一侧针刺样或刀割样胸痛,持续时间较短,继而出现胸闷、呼吸困难。

2. 呼吸困难

严重程度与有无肺基础疾病及肺功能状态、气胸发生速度、胸膜腔内积气量及压力三个因素有关。若气胸发生前肺功能良好,尤其是年轻人,即使肺压缩80%也无明显呼吸困难。如果原有肺功能减退,肺压缩20%~30%即可出现呼吸困难,患者不能平卧或必须被迫卧位,以减轻呼吸困难。大量气胸,尤其是张力性气胸时,由于胸膜腔内压力骤增、患侧肺完全压缩、纵隔移位,可迅速出现呼吸循环障碍,表现为烦躁不安、挣扎坐起、胸闷、发绀、冷汗、脉速、虚脱、心律失常,甚至出现休克、意识丧失和呼吸衰竭。

3. 咳嗽

可出现不同程度的刺激性咳嗽,多是由于气体刺激胸膜腔所导致的。

(二) 体征

和积气量相关,少量气胸时体征不明显。大量气胸时,出现呼吸增快,呼吸运动减弱,发绀,患侧

胸膜膨隆；气管向健侧移位，肋间隙变宽，语颤减弱；叩诊时呈过清音或鼓音，心浊音界缩小或消失，右侧气胸时，肝浊音界下降；患侧呼吸音减弱或消失，左侧气胸或并发纵隔气肿时可存在左心缘处听见与心脏搏动一致的气泡破裂，称为 Hamman 征。液气胸时，可闻及胸内振水声。

（三）并发症

皮下气肿、纵隔气肿、血气胸和脓气胸。

五、检查

X 线显示，大量气胸时，肺脏向肺门回缩，呈圆球形阴影。大量气胸或张力性气胸（图 5-4）常显示纵隔及心脏向健侧移位。合并纵隔气肿在纵隔旁和心缘旁可见透光带。

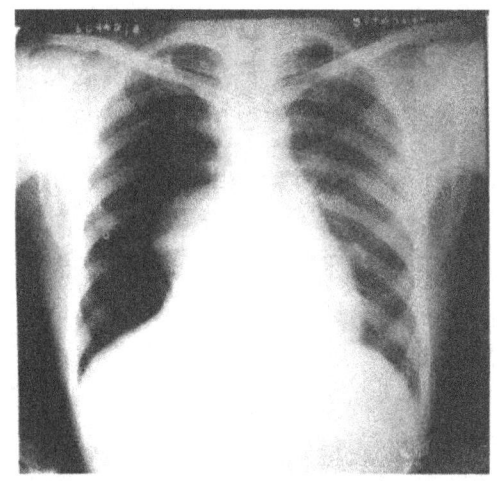
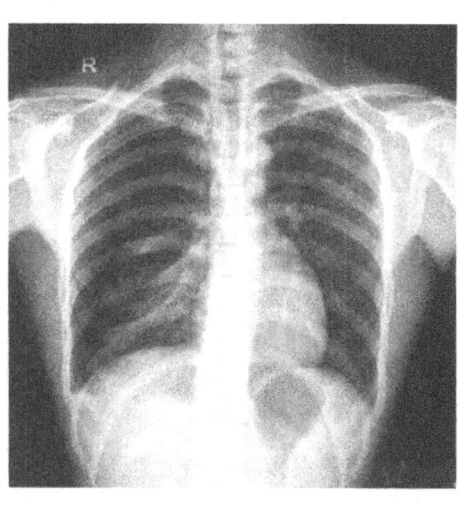

图 5-4 气胸 2

气胸时肺黏膜呈局限性包裹，有时气胸相互连通。气胸若延及下部胸腔，肋膈角变锐利。合并胸腔积液时，显示气液平面。CT 表现为胸膜腔内出现肺大疱与气胸的鉴别比 X 线胸片更敏感和准确。对气胸量大小的评价更为准确。气胸容量的大小可依据 X 线胸片判断。气液平面如图 5-5 所示。由于气胸容量近似于肺直径立方和单侧胸腔直径立方的比例［（单侧胸腔直径 3 - 肺直径 3）/ 单侧胸腔直径 3］，在肺门水平侧胸壁到肺边缘的距离为 1 cm 时，约占单侧胸腔容量的 25%，2 cm 时为 50%。

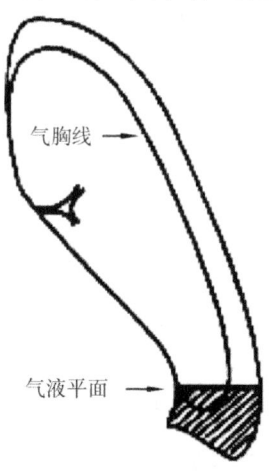

图 5-5 气液平面

六、治疗

治疗目的是促进患侧肺复张、消除病因及减少复发。具体措施有保守治疗、胸腔闭式引流术、胸腔镜手术以及开胸手术。应根据气胸的类型和病因、发生频次、肺内压缩程度、病情状态及有无并发症等适当选择。部分轻症者可经保守治疗得到治愈，但多数需做胸腔闭式引流术帮助肺复张，少数患者

（10%～20%）需手术治疗。

影响肺复张的因素包括年龄、基础肺疾病、气胸类型、肺萎陷时间长短以及治疗措施等。老年人肺复张的时间通常较长，开放性气胸较闭合性气胸需时长，有基础肺疾病、肺萎陷时间长者肺复张的时间亦长，单纯卧床休息肺复张的时间显然较胸腔闭式引流术或胸腔穿刺抽气为长。有支气管胸膜瘘、脏层胸膜增厚、支气管阻塞者，均可妨碍肺复张，并易导致慢性持续性气胸。

（一）保守治疗

适用于稳定型小量气胸，首次发生症状较轻的闭合性气胸。应严格卧床休息，酌情予镇静、镇痛等药物。由于胸腔内气体分压和肺毛细血管内气体分压存在压力差，每日可自行吸收胸腔镜内气体容积（胸片的气胸面积）的1.25%～2.20%。高浓度吸氧可加快胸腔内气体吸收，经鼻导管或面罩吸入10 L/min氧气，可达到比较满意的疗效。保守治疗需密切监测病情改变，尤其在气胸发生后的24～48 h内。如患者年龄较大，并有肺基础疾病如慢阻肺，其胸膜破裂口愈合慢，呼吸困难等症状严重，即使气胸量较小，原则上亦不主张保守治疗。

（二）以抢救生命为治疗的首要原则

治疗包括封闭胸壁开放性伤口，通过胸膜腔闭式引流及胸腔穿刺抽气排出胸腔内积气和预防感染。

1. 胸腔闭式引流术的适应证

①中、大量气胸，开放性气胸，张力性气胸；②胸腔穿刺术治疗后肺无法复张者；③需使用机械通气或人工通气的气胸或血胸者；④拔除胸腔引流管后气胸或血胸复发者；⑤剖胸手术，根据临床诊断确定安置引流管的部位，气胸引流一般在前胸壁锁骨中线第二肋间隙，血胸则在腋中线与腋后线第六或第七肋间隙。消毒后在局部胸壁全层做局部浸润麻醉，切开皮肤，钝性分离肌层，经肋骨上缘置入带侧孔的胸腔引流管（图5-6）。引流管的侧孔应深入胸腔内2～3 cm。引流管外接闭式引流装置，保证胸腔内气体、液体克服3～4 cmH₂O的压力能通畅引流出胸腔，而外界空气、液体不会吸入胸腔。术后经常挤压引流管以保持管腔通畅，记录每小时或24 h的引流量。引流后肺膨胀良好，已无气体和液体排出，可在患者深吸气屏气时拔除引流管，并封闭伤口。

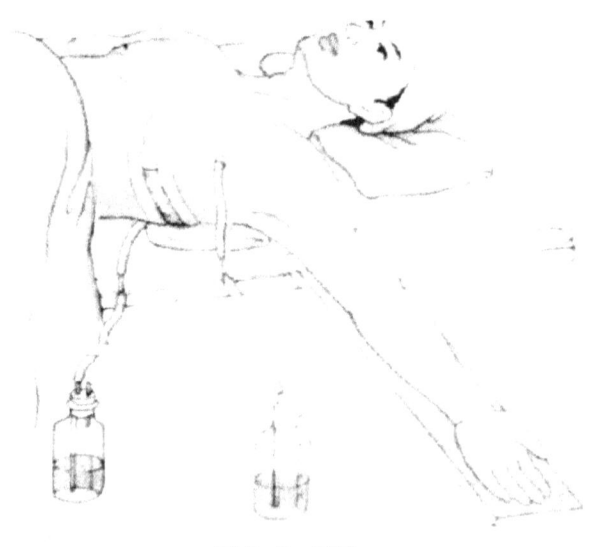

图 5-6 引流

2. 胸腔穿刺抽气

适用于小量气胸（20%以上），呼吸困难较轻，心肺功能尚好的闭合性气胸患者。抽气可加速肺复张，迅速缓解症状。通常选择患侧胸部锁骨中线第二肋间为穿刺点，局限性气胸则要选择相应的穿刺部位。皮肤消毒后气胸针或细导管直接刺入胸腔，连接于50 mL或100 mL注射器或气胸机抽气并测压，直到患者呼吸困难缓解为止。一次抽气量不宜超过1 000 mL，每日或隔日抽气一次。张力性气胸病情危急，应迅速解除胸腔内正压以避免发生严重并发症，如无条件紧急插管引流，亦需立即胸腔穿刺排气；无抽气设备时，为了抢救患者生命，可用粗针头迅速刺入胸膜腔以达到暂时减压的目的。可用粗注射针头，在其尾部扎上橡皮指套，指套末端剪一小裂缝，插入胸腔以临时排气，此时高压气体从小裂缝排出，待胸腔内压减至负压时，套囊即行塌陷，小裂缝关闭，外界空气即不能进入胸膜腔。

3. 化学性胸膜固定术

由于气胸复发率高，为了预防复发，可胸腔内注射硬化剂，产生无菌性胸膜炎症，使脏层和壁层胸膜粘连从而消灭胸膜腔间隙。此法适用于不宜手术或拒绝手术的下列患者：①持续性或复发性气胸；②双侧气胸；③合并肺大疱；④肺功能不全，不能耐受手术者。通常的硬化剂有滑石粉等，用生理盐水60～100 mL稀释后经胸腔导管注入，夹管1～2 h后引流，或经胸腔镜直视下喷洒粉剂。胸腔注入硬化剂前，尽可能使肺复张。为避免药物引起的局部剧痛，先注入适量利多卡因（标准剂量200 mg），让患者转动体位，充分麻醉胸膜，15～20 min后注入硬化剂。若一次无效，可重复注药。观察1～3天，经X线胸片证实气胸已吸收，可拔除引流管。此法成功率高，主要不良反应为胸痛、发热，滑石粉可引起急性呼吸窘迫综合征，应用时应注意。

4. 手术治疗

经内科治疗无效的气胸为手术适应证，主要适用于长期气胸、血气胸、双侧气胸、复发性气胸、张力性气胸引流失败者、胸膜增厚导致肺膨胀不全或多发性肺大疱者。手术治疗成功率高，复发率低。

（1）胸腔镜。

直视下粘连带烙断术可促使受牵拉的破口关闭；对肺大疱或破裂口喷涂纤维蛋白胶或医用ZT胶；或用Nd-YAG激光或二氧化碳激光烧灼肺大疱，烧灼直径控制在20 mm以下。电视辅助胸腔镜手术可行肺大疱结扎、肺段或肺叶切除，具有微创、安全、不易复发等优点。

（2）开胸手术。

如无禁忌，亦可考虑开胸修补破口，肺大疱结扎，手术过程中用纱布擦拭胸腔上部壁层胸膜，有助于促进胸膜粘连。若肺内原有明显病变，可考虑将肺叶或肺段切除。手术治疗远期效果最好，复发率最低。

5. 并发症及其处理

（1）脓气胸。

由金黄色葡萄球菌、肺炎克雷白杆菌、铜绿假单胞菌、结核分枝杆菌以及多种厌氧菌引起的坏死性肺炎、肺脓肿以及干酪样肺炎并发脓气胸，脓气胸也可因胸穿或肋间插管引流所致医源性感染引起。病情多危重，常有支气管胸膜瘘形成。脓液中查到病原菌。除积极使用抗生素外，应插管引流，胸腔内生理盐水冲洗，必要时应根据具体情况考虑手术。

（2）血气胸。

气胸伴有胸膜腔内出血常与胸膜粘连带内血管断裂有关，肺完全复张后，出血多能自行停止，若出血不止，除抽气排液及适当输血外，应考虑开胸结扎出血的血管。

（3）纵隔气肿与皮下气肿。

由于肺泡破裂逸出的气体进入肺间质，形成间质性肺气肿。肺间质内的气体沿着血管鞘进入纵隔，甚至进入胸部或腹部皮下组织，导致皮下气肿。张力性气胸抽气或闭式引流后，亦可沿针孔或切口出现胸壁皮下气肿，或全身皮下气肿及纵隔气肿。大多数患者并无症状，但颈部可因皮下积气而变粗。气体集聚在纵隔间隙可压迫纵隔大血管，出现干咳、呼吸困难、呕吐及胸骨后疼痛，并向双肩或双臂放射。疼痛可因呼吸运动及吞咽运动而加剧。患者发绀、颈静脉怒张、脉速、低血压、心浊音界缩小或消失、心音遥远、心尖部可听到清晰的与心跳同步的"咔嗒"声（Hamman征）。X线检查可见纵隔旁或心缘旁（主要为左心缘）透明带。皮下气肿及纵隔气肿随胸腔内气体排出减压而自行吸收。吸入较高浓度的氧气可增加纵隔内氧浓度，有利于气肿消散。纵隔气肿张力过高影响呼吸及循环，可做胸骨上窝切开排气。

七、护理措施

（一）休息与卧位

急性自发性气胸患者应绝对卧床休息，避免用力、屏气、咳嗽等增加胸腔内压的活动。血压平稳者去半卧位，有利于呼吸、咳嗽排痰及胸腔引流。卧床期间，协助患者每2 h翻身1次，如有胸腔引流管，翻身时应注意防止引流管脱落。

（二）氧气吸入

根据患者缺氧的严重程度选择适当的吸氧方式和吸入氧流量，保证患者$SaO_2>90\%$，对于选择保守治疗的患者，应给予高浓度吸氧，有利于促进胸膜腔内气体的吸收。

（三）病情观察

密切观察患者的呼吸频率、呼吸困难和缺氧的情况，治疗后患侧呼吸音的变化等；有无心率加快、血压下降等循环衰竭的征象；大量抽气或放置胸腔引流管后，如呼吸困难缓解后次出现胸闷，并伴有顽固性咳嗽、患侧肺部出现湿啰音，应考虑复张性肺水肿的可能，立即报告主管医生进行处理。

（四）心理护理

患者由于疼痛和呼吸困难出现紧张、焦虑和恐惧等反应，导致耗氧量增加、呼吸浅快，从而加重呼吸困难和缺氧。因此当患者呼吸困难严重时需尽量在床边陪伴，解释病情及时回复患者的需求。在做各项检查、操作前向患者解释目的和效果，即使在非常紧急的情况下，也应在实施操作的同时简要进行解释，不应只顾执行治疗性护理而忽略患者的心理状态。

（五）排气患者的护理

协助医生做好胸腔抽气或胸腔闭式引流术的准备和配合工作，使肺尽早复张、减轻呼吸困难症状。

（六）胸腔闭式引流的护理

1. 术前准备

向患者简要说明排气疗法的目的、意义、过程及注意事项，取得患者配合以及理解。检查引流装置的密闭性。确保患者的胸腔和引流装置之间密闭。

2. 保证有效的引流

（1）确保引流装置安全：引流瓶搁置在患者胸部以下且不易踢到的地方，任何时候液面低于引流管胸腔出口平面60 cm，防止瓶内液体反流进入胸腔。妥善固定引流管。

（2）观察引流管①密切观察引流管内的水柱是否随呼吸上下波动以及有无气体自水封瓶液面逸出。必要时，请患者做深呼吸或咳嗽。如有波动，表示引流通畅。若水柱波动不明显，液面无气体逸出，患者无胸闷、呼吸困难等症状，可能肺组织已经恢复张力；若患者出现呼吸困难加重、发绀、大汗淋漓、胸闷、气管偏向健侧等症状，应立即通知医生紧急处理。②观察引流液的量、色和性状，并做好记录。

（3）防止胸腔积液或渗出物堵塞引流管：引流液黏稠或引流血液时，应根据病情定时捏挤引流管（由胸腔端向引流瓶端方向进行捏挤）。

（4）防止意外拔管：患者外出或下床活动时需要双钳夹闭引流管，防止意外脱落、漏气或引流液反流等意外情况。若胸腔引流管不慎滑出胸腔，立即嘱患者呼气或者憋气，同时迅速用凡士林纱布及胶布封闭引流口，并立即通知医生进行处理。

3. 引流装置及伤口护理

严格进行无菌操作，引流瓶上的排气管外端用纱布包扎好，避免空气中脏物进入引流瓶。每日更换引流瓶，更换时应注意连接管和接头的消毒，更换前双钳夹闭引流管近心端，更换完毕检查有无漏气，再解开双钳，以防止气体进入胸腔造成人为再次气胸。伤口有分泌物时随时更换敷料。

4. 肺功能锻炼

鼓励患者每2 h进行一次深呼吸、咳嗽和吹气球练习，以促进受压萎陷的肺扩张，加速胸腔内气体排出，促进肺复张。但是需要避免持续性剧烈咳嗽。

5. 拔管护理

拔管前做好患者和物品准备。拔管后注意观察有无胸闷、呼吸困难，有无切口漏气、出血、皮下气肿等。

八、健康教育

1. 坚持肺部基础疾病的治疗

向患者介绍：继发性自发性气胸的发生是由于肺组织有基础疾病的存在，因此遵医嘱积极治疗肺部基础疾病对于预防气胸的复发极为重要。

2. 避免气胸诱发因素

（1）避免抬举重物、剧烈咳嗽、屏气、用力排便等，并采取有效的预防便秘措施。

（2）注意劳逸结合，在气胸痊愈后的1个月内，不要进行剧烈运动，例如打球、跑步等。

（3）保持愉快心情、避免情绪波动。

（4）吸烟者需要戒烟。

3. 气胸复发时的处理

若出现突发性胸痛，随即感到胸闷、气急时，可能为气胸复发，需要立即就诊。

第五节 支气管哮喘

一、概述

支气管哮喘（bronchial asthma）简称哮喘，是一种以嗜酸性粒细胞和肥大细胞反应为主的气道变应性炎症和气道高反应为特征的疾病。气道阻塞不同程度的可逆性是本病的特点。临床表现为反复发作的呼气性呼吸困难伴哮鸣音，可自行或经治疗后缓解。为减少或避免哮喘发作，缓解期仍须进行病因治疗。近年来哮喘发病严重程度和病死率大致相同，约40%的患者有家族史。

二、病因

本病的病因较复杂，大多认为是一种多基因遗传病，受遗传因素、环境因素和神经因素等多种因素的影响。

（一）遗传因素

哮喘患者亲属患病率高于群体患病率，并且亲缘关系越近，患病率越高；患者病情越严重，其亲属患病率也越高。哮喘与遗传的关系已日益引起重视。根据家系资料，早期的研究大多认为哮喘是单基因遗传病，有学者认为是常染色体显性遗传（autosomal dominant inheritance）的疾病，也有认为是常染色体隐性遗传（autosomal recessive inheritance）的疾病。目前认为哮喘是一种多基因遗传病，其遗传度在70%~80%。多基因遗传病是位于不同染色体上多对致病基因共同作用所致，这些基因之间无明显的显隐性区别，各自对表现型的影响较弱，但有累加效应，发病受环境因素的影响较大。所以，支气管哮喘由若干作用微小但有累积效应的致病基因构成其遗传因素，这种由遗传基础决定个体患病的风险称为易感性。而由遗传因素和环境因素共同作用并决定个体是否易患哮喘的可能性则称为易患性。遗传度的大小可衡量遗传因素在其发病中的作用大小，遗传度越高则表示遗传因素在发病中所起的作用越大。许多调查资料表明，在一个家系中，患者数越多，其亲属患病率越高；患者病情越严重，其亲属患病率也越高。

（二）环境因素

哮喘的形成和反复发病，常是许多复杂因素综合作用的结果。

1. 吸入物

吸入物分为特异性和非特异性两种。前者如尘螨、花粉、真菌、动物毛屑等；非特异性吸入物如硫酸、二氧化硫、氯氨等。职业性哮喘的特异性吸入物如甲苯二异氰酸酯、邻苯二甲酸酐、乙二胺、青霉素、蛋白酶、淀粉酶、蚕丝、动物皮屑或排泄物等，此外，非特异性的尚有甲醛、甲酸等。

2. 感染

哮喘的形成和发作与反复发作呼吸道感染有关。在哮喘患者中，可存在有细菌、病毒、支原体等的特异性IgE，如果吸入相应的抗原则可激发哮喘。在病毒感染后，可直接损害呼吸道上皮，致使呼吸道反应性增高。有学者认为病毒感染所产生的干扰素、IL-1使嗜碱性粒细胞释放的组胺增多。在乳儿期，呼吸道病毒（尤其是呼吸道合胞病毒）感染后，表现哮喘症状者也甚多。由于寄生虫如蛔虫、钩虫引起的哮喘，在农村仍可见到。

3. 食物

由于饮食关系引起哮喘发作的现象常可见到，尤其是婴幼儿容易发生食物过敏，但随年龄的增长而逐渐减少。引起过敏最常见的食物是鱼类、虾蟹、蛋类、牛奶等。

4. 气候改变

当气温、气压和（或）空气中离子等改变时可诱发哮喘，故在寒冷季节或秋冬气候转变时发病较多。

5. 精神因素

患者情绪激动、紧张不安、怨怒等，都会促使哮喘发作，一般认为它是通过大脑皮层和迷走神经反射或过度换气所致。

6. 运动

有70%~80%的哮喘患者在剧烈运动后诱发哮喘，称为运动诱发性哮喘，或称运动性哮喘。典型的病例是在运动6~10 min，停止运动后1~10 min内支气管痉挛最明显，许多患者在30~60 min内自行恢复。运动后约有1 h的不应期，在此期间40%~50%的患者再进行运动则不发生支气管痉挛。临床表现有咳嗽、胸闷、气急、喘鸣，听诊可闻及哮鸣音。有些患者运动后虽无典型的哮喘表现，但运动前后的肺功能测定能发现有支气管痉挛。本病多见于青少年。如果预先给予色甘酸钠、酮替芬或氨茶碱等，则可减轻或防止发作。有关研究认为，剧烈运动后因过度通气，致使气道黏膜的水分和热量丢失，呼吸道上皮暂时出现浓度过高，导致支气管平滑肌收缩。

7. 哮喘与药物

有些药物可引起哮喘发作，如普萘洛尔等因阻断β_2-肾上腺素能受体而引起哮喘。2.3%~20%哮喘患者因服用阿司匹林类药物而诱发哮喘，称为阿司匹林哮喘。患者因伴有鼻息肉和对阿司匹林耐受低下，因而又将其称为阿司匹林三联症。其临床特点是，服用阿司匹林可诱发剧烈哮喘，症状多在用药后2 h内出现，偶可晚至2~4 h。患者对其他解热镇痛药和非甾体抗炎药可能有交叉反应；儿童哮喘患者发病多在2岁以前，但大多为中年患者，以30~40岁者居多；女性多于男性，男女之比约为2：3；发作无明显季节性，病情较重又顽固，大多对激素有依赖性；半数以上有鼻息肉，伴有常年性过敏性鼻炎和（或）鼻窦炎，鼻息肉切除术后有时哮喘症状加重或促发；常见吸入物变应原皮试多呈阴性反应，血清总IgE多正常；家族中较少有过敏性疾病的患者。关于其发病机制尚未完全阐明，有人认为患者的支气管环氧酶可能因一种传染性介质（可能是病毒）的影响，致使环氧酶易受阿司匹林类药物的抑制，即对阿司匹林不耐受。因此当对患者使用了阿司匹林类药物后，影响了花生四烯酸的代谢，抑制前列腺素的合成，使$PGE_2/PGF_{2\alpha}$失调，白细胞三烯生成量增多，导致支气管平滑肌出现强而持久的收缩。

哮喘的重要特征是存在气道高反应性，研究表明，一些遗传因子控制着气道对环境刺激的反应，说明哮喘患者家属中存在气道高反应性的基础，故气道高反应性遗传在哮喘的遗传中起着重要作用。

（1）变态反应。

支气管哮喘的发病与变态反应有关，已被公认的主要为Ⅰ型变态反应。患者多为特异性体质，常伴有其他过敏性疾病，当变应原进入体内刺激机体后，可合成高滴度的特异性IgE，并结合于肥大细胞和嗜碱性粒细胞表面的高亲和性Fcε受体（FcεR1）；也能结合于某些B细胞、巨噬细胞、单核细胞、嗜酸粒细胞、NK细胞及血小板表面的低亲和性Fcε受体（FcεR2）。但是FcεR2与IgE的亲和力比FcεR1低10~100倍。如果过敏源再次进入体内，可与结合在FcεR上的IgE交联，合成并释放多种活性介质，致使支气管平滑肌收缩、黏液分泌增加、血管通透性增高和炎症细胞浸润等，炎症细胞在介质的作用下又可释放多种介质，使气道炎症加重。根据过敏源吸入后哮喘发生的时间，可分为速发型哮喘反应（IAR）、迟发型哮喘反应（LAR）和双相型哮喘反应（DAR）。IAR几乎在吸入过敏源的同时立即发生反应，10～30 min达高峰，在2 h左右逐渐恢复正常。LAR则起病迟，6 h发生，持续时间长，可达数天。某些较严重的哮喘患者与迟发型反应有密切关系，其临床症状重，肺功能受损明显而持久，常需吸入糖皮质激素等药物治疗后恢复。近年来，LAR的临床重要性已引起人们的高度重视。LAR的机制较复杂，与IgE介导的肥大细胞脱颗粒有关，主要因气道炎症所致，可能涉及肥大细胞的再脱颗粒和白三烯（LT）、前列腺素（PG）、血栓素（TX）等缓发介质的释放。有研究表明，肥大细胞脱颗粒反应不是免疫机制所特有，非免疫性刺激例如运动、冷空气、吸入二氧化硫等都可激活肥大细胞而释放颗粒。现认为哮喘是一种涉及多种炎症细胞相互作用、许多介质和细胞因子参与的一种慢性炎症疾病，LAR是由于气道炎症反应的结果，肥大细胞则为原发效应细胞，而嗜酸性粒细胞、中性粒细胞、单核细胞、淋巴细胞和血小板等为继发效应系统，这些细胞又可释放大量炎性介质，激活气道靶器官，引起支气管平滑肌痉挛、微血管渗漏、黏膜水肿、黏液分泌亢进的神经反应兴奋，患者的气道反应性明显增高。临床上单用一般支气管扩张剂不易缓解，而应用皮质类固醇和色甘酸钠吸入治疗可预防LAR的发生。

关于支气管哮喘与Ⅲ型变态反应的关系现又提出争议。传统观点认为，外源性哮喘属Ⅰ型变态反应，表现为IAR；而内源性哮喘属Ⅲ型变态反应（Arthus现象），表现为LAR。但也有研究结果表明，LAR绝大多数继发于IAR，LAR对IAR有明显的依赖性。因此，并非所有LAR都是Ⅲ型变态反应。

（2）气道炎症。

气道炎症是近年来哮喘发病机制研究领域的重要进展。支气管哮喘患者的气道炎症是一种由多种细胞特别是肥大细胞、嗜酸性粒细胞和T淋巴细胞参与，并有50多种炎症介质和25种以上细胞因子相互作用的气道慢性非特异性炎症。气道炎症是哮喘患者气道可逆性阻塞和非特异性支气管高反应性的重要决定因素。哮喘的气道炎症反应过程有三个阶段，即IgE激活和FcεR启动，炎症介质和细胞因子释放，以及黏附分子表达促使白细胞跨膜移动。当变应原进入机体后，B细胞识别抗原并活化，其活化途径如下：T、B细胞识别抗原不同表位分别表达激活；B细胞内吞、处理抗原并结合主要组织相容性复合体（MHCⅡ），此复合体被Th识别后释放IL-4、IL-5进一步促进B细胞活化。被活化的B细胞产生相应的特异性IgE抗体，后者再与肥大细胞、嗜酸性粒细胞等交联，再在变应原的作用下产生、释放炎症介质。已知肥大细胞、嗜酸性粒细胞、中性粒细胞、上皮细胞、巨噬细胞和内皮细胞都有产生炎症介质的能力，根据介质产生的先后可分为快速释放性介质（如组胺）、继发产生性介质（PG、LT、PAF等）和颗粒衍生介质（如肝素）三类。肥大细胞是气道炎症的主要原发效应细胞，肥大细胞激活后，可释放组胺、嗜酸性粒细胞趋化因子（ECF-A）、中性粒细胞趋化因子（NCF-A）、LT等介质。肺泡巨噬细胞在始动哮喘炎症中也可能起重要作用，它被激活后可释放TX、PG和血小板活因子（PAF）等介质。ECF-A使嗜酸性粒细胞趋化，并诱发释放主要碱基蛋白（MBP）、嗜酸性粒细胞阳离子蛋白（ECP）、嗜酸性粒细胞过氧化酶（EPO）、嗜酸性粒细胞神经毒素（EDN）、PAF、LTC4等，MBP、EPO可使气道上皮细胞脱落，暴露感觉神经末梢，造成气道高反应性。MBP、EPO又可激活肥大细胞释放介质。NCF-A可使中性粒细胞趋化并释放LT、PAF、PGS、氧自由基和溶酶体酶等，加重炎症反应。LTC4和LTD4是极强的支气管收缩剂，并促使黏液分泌增多和血管通透性增加。LTB4能使中性粒细胞、嗜酸性粒细胞的单核细胞趋化、聚集并分泌介质等。PGD_2、PGF_2、$PGF_{2\alpha}$、PGI_2和TX均是强力的气道收缩剂。PAF可收缩支气管和趋化、激活嗜酸性粒细胞等炎症细胞，诱发微血管渗出增多，是重要的哮喘炎症介质之一。近年来发现在气道上皮细胞及血管内皮细胞产生的内皮素（ET5）是引起气道收缩和重建的重要介质，ETI是迄今所知最强的支气管平滑肌收缩剂，其收缩强度是LTD4和神经激肽的100倍，是乙酰胆碱的1 000倍，ET还有促进黏膜下腺体分泌和促进平滑肌和成纤维细胞增殖的效应。炎前细胞因子TNFα能刺激气道平滑肌细胞分泌ETI，这不仅加剧了平滑肌的收缩，还提高了气道平滑肌自身收缩反应性，并可导致由气道细胞异常增殖引起气道重建，可能成为慢性顽固性哮喘的重要原因。黏附分子（adhesion molecules，AMs）是一类能介导细胞间黏附的糖蛋白，现已有大量研究资料证实，黏附分子在哮喘发病中起重要作用，在气道炎症反应中，黏附分子介导白细胞与内皮细胞的黏附和跨内皮转移至炎症部位。

总之，哮喘的炎症反应有多种炎症细胞、炎症介质和细胞因子参与，其关系十分复杂，有待深入探讨。

（3）气道高反应性。

气道反应性是指气道对各种化学、物理或药物刺激的收缩反应。气道高反应性（AHR）是指气道对正常不引起或仅引起轻度应答反应的非抗原性刺激物出现过度的气道收缩反应。气道高反应性是哮喘的重要特征之一。AHR常有家族倾向，受遗传因素影响，但外因性的作用更为重要。目前普遍认为气道炎症是导致气道高反应性最重要的机制之一。当气道受到变应原或其他刺激后，由于多种炎症细胞、炎症介质和细胞因子的参与、气道上皮和上皮内神经的损害等导致AHR。有人认为，气道基质细胞内皮素的自分泌及旁分泌，以及细胞因子特别是TNFα与内皮素相互作用在AHR的形成上有重要作用。此外，AHR与β-肾上腺能受体功能低下、胆碱能神经兴奋性增强和非肾上腺素能非胆碱能（NANC）神经的抑制功能缺陷有关。在病毒性呼吸道感染、SO_2、冷空气、干燥空气、低渗和高渗溶液等理化因素刺激下均可使气道反应性增高。气道高反应性程度与气道炎症密切相关，但两者并非等同。目前已公认AHR为支气管哮喘患者的共同病理生理特征，然而出现AHR者并非都是支气管哮喘，如长期吸烟、接触臭氧、病毒性上呼吸道感染、慢性阻塞性肺疾病、过敏性鼻炎、支气管扩张、热带肺嗜酸性粒细胞增多症和过敏性肺泡炎等患者也可出现AHR，所以应该全面地理解AHR的临床意义。

（三）神经因素

支气管的自主神经支配很复杂，除以前所了解的胆碱能神经、肾上腺素能神经外，还存在非肾上腺素能非胆碱能（NANC）神经系统。

三、病理

气道的基本病理改变为肥大细胞、肺巨噬细胞、嗜酸性粒细胞、淋巴细胞与中性粒细胞浸润。气道黏膜上组织水肿，微血管通透性增加，支气管内分泌物潴留，支气管平滑肌痉挛，纤毛上皮剥离，基底膜露出，杯状细胞增殖及支气管分泌物增加等病理改变，称为慢性剥脱性嗜酸性细胞性支气管炎。上述的改变可随气道炎症的程度而发生变化。若哮喘长期反复发作，则可进入气道不可逆性狭窄阶段，主要表现为支气管平滑肌的肌层肥厚，气道上皮细胞下的纤维化等致气道重建，周围肺组织对气道的支持作用消失。在发病早期，因病理的可逆性，解剖学上很少发现器质性改变。随着疾病发展，病理学变化逐渐明显。肺膨胀及肺气肿较为突出，肉眼可见，肺柔软疏松有弹性，支气管及细支气管内含有黏稠痰液及黏液栓。支气管壁增厚、黏膜充血肿胀形成皱襞，黏液栓塞局部可发现肺不张。

四、临床表现

支气管哮喘典型的表现是发作性伴有哮鸣音的呼气性呼吸困难。与哮喘相关的症状有咳嗽、喘息、胸闷、咳痰等。干咳或咳大量白色泡沫痰，严重者可呈强迫坐位或端坐呼吸，甚至出现发绀。哮喘症状可在数分钟内发作，经数小时至数天，用支气管扩张药可缓解或自行缓解。哮喘的发病特征如下。①发作性：当遇到诱发因素时呈发作性加重。②时间节律性：常在夜间及凌晨发作或加重。③季节性：常在冬春季节发作或加重。④可逆性：平喘药通常能缓解症状，可有明显的缓解期。认识这些特征，有利于哮喘的诊断与鉴别。

1. 护理体检

缓解期可无异常体征。发作期胸廓膨隆，叩诊呈过清音，多数患者双肺可闻及广泛的呼气相为主的哮鸣音，呼气音延长。严重哮喘发作时常有呼吸费力、大汗淋漓、发绀、胸膜反常运动、心率增快、奇脉等体征。

2. 运动性哮喘

有些青少年患者表现在运动时出现胸闷和呼吸困难，称为运动性哮喘。

3. 重症哮喘

严重的哮喘发作持续24 h以上，经一般支气管舒张剂治疗不能缓解者，称为重症哮喘，又称哮喘持续状态。常因呼吸道感染未控制，持续接触大量的过敏源，失水使痰液黏稠形成痰栓阻塞细支气管，治疗不当或突然停用糖皮质激素，精神过度紧张，并发自发性气胸或肺功能不全等因素引起。患者表现为极度呼吸困难、端坐呼吸、发绀明显、大汗淋漓、心慌、焦虑不安或意识障碍，甚至出现呼吸及循环衰竭。患者颈静脉怒张，胸廓饱满，呈吸气状，呼吸幅度小，叩诊呈过清音，心浊音界缩小，呼气时两肺可闻及哮鸣音，合并感染者肺部可闻及湿啰音。如呼吸微弱或痰栓阻塞支气管，哮鸣音可不明显。

五、辅助检查

1. 血液常规检查

部分患者发作时可有嗜酸性粒细胞增高，但多数不明显，如并发感染可有白细胞数增高，中性粒细胞比例增高。

2. 痰液涂片检查

可见较多嗜酸性粒细胞，如合并呼吸道细菌感染，痰液涂片革兰染色、细胞培养及药物敏感试验有助于病原菌的诊断及指导治疗。

3. 肺功能检查

缓解期肺通气功能多数在正常范围。在哮喘发作时，由于呼气流速受限，表现为第一秒用力呼气量（FEV_1），一秒率（FEV_1/FVC）、最大呼气中期流速（MMER）、呼出50%与70%肺活量时的最大呼气流量（MEF50%与MEF75%）以及呼气峰值流量（PEFR）均减少。可有用力肺活量减少、残气量增加、功能残气量和肺总量增加，残气占肺总量百分比增高。经过治疗后可逐渐恢复。

4. 血气分析

哮喘严重发作时可有缺氧，PaO_2和SaO_2降低，由于过度通气可使$PaCO_2$下降，pH值上升，表现呼吸性碱中毒。如重症哮喘，病情进一步发展，气道阻塞严重，可有缺氧及CO_2潴留，$PaCO_2$上升，表现呼吸性酸中毒。如缺氧明显，可合并代谢性酸中毒。

六、治疗

目前尚无特效的治疗办法，但坚持长期规范化治疗可使哮喘症状得到良好控制，减少复发甚至不再发作。1994年美国国立卫生研究院心肺血液研究所与WHO共同努力，制定了关于哮喘管理预防的全球策略，长期使用少量或不用药物的患者活动不受限制，并能与正常人一样生活、工作和学习。治疗原则为，消除病因，控制急性发作，预防复发。

（一）消除病因

脱离过敏源，消除引起哮喘的刺激因子。

（二）控制急性发作

急性发作治疗的主要目的是尽快缓解气道阻塞，纠正低氧血症、恢复肺功能，预防进一步恶化或再次发作。治疗方案则依据病情的严重程度而定，可选择以下一种或多种药物。

1. 气管扩张剂

气管扩张剂即β_2受体兴奋剂。此类药物主要通过兴奋β-受体，舒张支气管平滑肌，稳定细胞膜。短效的β_2受体兴奋剂兴奋支气管平滑肌的作用强，起效快（吸入后数分钟即发生作用），能迅速控制哮喘的急性发作。常用的β_2受体兴奋剂有沙丁胺醇（salbutamal，又名舒喘灵，喘乐宁），特布他林（terbutaline，博利康尼），非诺特罗（备劳特）等。舒喘灵片2～4mg/次、每日3次，喘乐宁气雾吸入，0.1～0.2mg/次，每日2～3次，博利康尼，2.5 mg/次，每日口服2～3次；缓解舒喘灵（全特宁）口服剂量，每次8 mg，每日2次，其他常用的长效β_2受体兴奋剂有丙特卡罗（美喘清），沙美特罗（salmeterol）和班布特罗（bambuterol）缓释片等。

2. 茶碱类药物

茶碱类药物主要的作用机理如下：抑制磷酸二酯酶，提高平滑肌细胞内的cAMP的浓度，同时具有腺苷受体的拮抗作用，刺激肾上腺分泌肾上腺素，增强呼吸肌的收缩。茶碱类药物的支气管作用低于β_2受体兴奋剂。常用的有氨茶碱，口服0.1～0.2 g/次，3次/天，必要时用葡萄糖稀释后静脉推注或静脉注射，一般日剂量为 8～10 mg/kg，每日总量不得超过 1.2～1.5 g。由于茶碱的毒性作用以及个体间茶碱的代谢差异很大，为获得最佳有效血浓度，防止不良反应，应经常监测血液中茶碱浓度。茶碱缓释片（舒弗美）、氨茶碱控释片，每 12 h 服药一片常能维持理想的血药浓度。

3. 抗胆碱能药物

其作用主要是，可以阻断节后迷走神经通路，降低迷走神经兴奋性，使平滑肌松弛；乙丙溴铵吸入制剂（商品名为爱喘乐）疗效好，不良反应较少。此外还有阿托品、654-2 等。

4. 其他受体拮抗剂

如硝苯地平通过钙离子进入肥大细胞，以缓解支气管痉挛，阿司咪唑则通过拮抗 H_1 受体扩张支气管。

5. 急性发作的其他处理措施

促进痰液引流、氧疗、控制感染，危重患者应注意水、电解质和酸碱平衡失调，并及时给予纠正，必要时给予机械通气。

（三）预防复发

避免接触过敏源，参加体育锻炼，增强体质，预防感冒。还可以采用以下措施。

1. 色甘酸钠

色甘酸钠是一种肥大细胞稳定剂，能降低气道的高反应性，对预防运动或过敏源诱发的哮喘最为有效，有两种方法：一是为预防哮喘症状发作，应每天用药，每次吸入 20 mg，一日 3 次；二是为预防运动或接触过敏（如动物）引起的哮喘，应在运动前（或接触前）5～6 min 用药。此药效可持续 3～4 h，其不良反应可见干咳等。酮替芬（kctotifen）能抑制肥大细胞释放介质，对 LAR 和 IAR 均有效，主要不良反应有嗜睡、倦怠。

2. 丙酸倍氯米松气雾剂

100 μg 雾化吸入，每日 3～4 次，控制气道反应性炎症。

七、护理措施

（一）护理诊断

1. 气体交换受损

与支气管痉挛、气道炎症、黏液分泌增加所致气道阻力增加有关。

2. 清理呼吸道无效

与气道平滑肌痉挛、痰液增多黏稠，无效咳嗽，疲乏无力有关。

3. 知识缺乏

缺乏正确使用雾化吸入器的有关知识。

4. 焦虑

与哮喘反复发作，呼吸困难有关。

5. 潜在并发症

自发性气胸、呼吸衰竭、肺心病。

（二）护理措施

1. 气体交换受损

（1）加强观察，了解病情变化。

观察患者呼吸形态，有无高碳酸血症或低氧血症的症状、体征，定时听诊肺部呼吸音，估计哮鸣音变化情况。重症哮喘应专人护理，每隔 10～20 min 测量血压、脉搏和呼吸一次。检测动脉血气分析结果，肺功能指标等。

（2）环境和体位。

提供安静、舒适、冷暖适宜的环境。保持空气流通，室内不宜放花草、羽毛枕，避免尘埃飞扬或吸入刺激性气体。根据病情提供舒适体位，如端坐体位者提供床旁桌以作支撑。有明确过敏源者，应尽快脱离过敏源。

(3）饮食。

提供清淡、易消化、高热量、高维生素的流质、半流质饮食，保持患者营养充足。不宜食鱼、虾、蟹、蛋类、牛奶等易引起过敏的食物。多饮水，防止痰液黏稠。

(4）氧疗。

遵医嘱给予氧气 2～4 L/min，伴高碳酸血症者应低流量吸氧。吸氧时注意呼吸道湿化、通畅，避免干燥、寒冷气流的刺激，必要时机械通气。

(5）教会、鼓励患者缓解深呼吸或缩唇呼吸，以改善通气，缓解症状。

(6）用药护理。

遵医嘱给予支气管舒张药，抗炎药等，并评估效果及不良反应。β_2受体激动剂：指导患者按需服药，因长期规律使用易出现耐受性；指导患者正确使用雾化吸入器；部分患者有头痛、头晕、心悸、手指颤抖等副作用，停药或坚持一段时间用药后可消失。用量过大可引起心律失常甚至猝死。茶碱类：用量过大或静脉注射过快，轻者有恶心、呕吐，严重时出现心律失常、血压下降甚至死亡。安全浓度为 6～15 μg/mL，总量不超过 1.5 g，注射时间在 10 min 以上。控释片或缓释片整片吞服。糖皮质激素：对胃肠道有刺激作用，宜饭后服用。吸入易引起咽部念珠菌感染，吸入激素后立即漱口。长期用药应注意肥胖、糖尿病、高血压、骨质疏松、消化性溃疡等副作用。联合β_2受体激动剂或控释茶碱，以减少糖皮质激素用量。患者不得自行停药或减量，应遵医嘱进行阶梯式逐渐减量。

2. 清理呼吸道无效

①评估患者痰的色、质、量及黏稠度，患者体力状况，咳嗽的能力及方法，听诊肺部呼吸音，尤其是啰音部位。评估患者液体出入量，有无脱水的表现。②教会患者掌握深呼吸和有效的咳嗽、咳痰技巧，协助患者翻身拍背，保证痰液引流。③加强营养，补充消耗，防止患者衰竭而无力排痰。鼓励患者每天饮水 2～3 L，重症哮喘应静脉补液，以纠正脱水，稀释痰液。④遵医嘱给予痰液稀释剂、支气管舒张剂、糖皮质激素及缓解气道炎症和水肿，促使排痰。⑤必要时经鼻腔或口腔吸痰或气管插管、气管切开，建立人工气道以清除痰液，减少无效腔。

3. 知识缺乏

①评估患者使用吸入器的情况，找出使用中存在的问题及原因，然后针对患者存在的问题，结合其文化程度、学习能力，确定教育内容、方法及进度。②准备有关资料（如说明书），与患者及家属讨论吸入器的主要结构、使用方法及正确使用的意义。③医护人员演示吸入器的正确使用方法，指出关键步骤为吸药前先摇匀药液，缓慢呼气至不能再呼时，屏气 5～10 s，使较小的雾粒在更远的外周气道沉降，然后再缓慢呼气。④反复练习，医护人员观察其使用过程是否正确。⑤学会有关吸入器的清洗、保存、更换等知识与技能。

八、健康教育

1. 提高患者对疾病的正确认识，增强战胜疾病的信心

帮助患者及家人获得哮喘的有关知识，如哮喘的概念，诱因，怎样控制发作及治疗，以控制哮喘、维持患者正常工作和学习，使患者建立战胜疾病的信心。

2. 避免哮喘的诱因

避免摄入引起哮喘发作的食物；室内不种花草，不养宠物；保持室内清洁；打扫或喷洒杀虫剂时，患者应离开现场；避免刺激性气体的吸入；戒酒，避免被动吸烟，预防上呼吸道感染；掌握正确的吸入技术；讲解常用药的用法、剂量、疗效及副作用，与患者共同制定长期管理、防止复发的计划。

3. 自我监测病情

识别哮喘的先兆及哮喘加重的早期表现，评估哮喘发作的程度，在症状出现以前争取早期用药，避免哮喘的严重发作。

4. 嘱患者随身携带止喘气雾剂

强调一出现哮喘先兆，应立即吸入β_2受体激动剂，同时保持平静、放松以迅速控制症状。单纯的

运动性哮喘在运动前吸入色甘酸钠，酮替芬可预防发作。

5. 保持生活规律和乐观情绪

特别是向患者说明发病与精神紧张、生活压力有关。积极参加体育锻炼，尽可能改善肺功能，预防发展为不可逆气道阻塞。

第六节 支气管扩张

一、概述

支气管扩张（bronchiectasis）简称支扩，是一种常见的慢性呼吸道化脓性疾病，多数继发于呼吸道感染和支气管阻塞。由于支气管壁的肌肉和弹性组织遭到破坏，引起支气管变形及不可逆的扩张。多见于儿童和青少年时期。其主要表现为慢性咳嗽、咳大量脓痰和（或）反复咯血。从流行病学角度看，其发病率随着人们生活的改善，免疫接种以及抗生素的应用得到了明显控制。

二、病因

支气管扩张的病因很多，临床上可引起支气管管壁防御功能减弱的疾病均可导致支气管扩张。根据支气管扩张发病机制的不同，病因主要可分为支气管-肺部感染和支气管阻塞两大类，两者相互影响，导致支气管壁的破坏引起支气管扩张。

（一）支气管-肺部感染

病毒、细菌、真菌和支原体感染均可引起支气管和肺部反复感染，气管的各层组织如平滑肌纤维和弹力纤维遭到破坏，管壁的支撑作用减弱，在吸气和咳嗽时管腔内的压力增高及胸腔内负压的牵引而扩张，呼气时不能回缩，使远端支气管引流不畅，大量分泌物长期集聚在气管腔内，加重管壁的破坏，从而导致支气管扩张。

（二）支气管阻塞

异物、肺部肿瘤、肺门淋巴结肿大、慢性阻塞性肺疾病等疾病常可造成支气管狭窄或部分阻塞，在支气管内形成活瓣，吸入空气容易而呼出困难，致使阻塞部位远端的支气管管腔内压逐渐增高，造成管腔扩张。

（三）支气管先天性发育缺损和遗传因素

巨大气管支气管症，可能是先天性结缔组织异常、管壁薄弱所致的扩张。Kartagener综合征因软骨发育不全或弹性纤维不足，导致局部管壁薄弱或弹性较差，常伴有鼻窦炎及内脏转位（右位心），其支气管扩张的发病率为15%~20%，明显高于一般人群。

（四）免疫缺陷

丙种球蛋白缺乏症和低球蛋白血症的患者免疫功能低下，常反复发生支气管炎，诱发支气管扩张。

三、病理

正常情况下支气管壁可分为黏膜、黏膜下层和外膜三层，在气道不同的部位，其分布各有不同。在黏膜及黏膜下层所含的黏液分泌细胞、纤毛细胞及参与免疫反应和其他防御机制的细胞，具有保护气道和肺组织免受有害物质的损伤的作用。其他气道结构如弹力和肌肉纤维及软骨层具有调节气道口径的作用。血管和淋巴样组织具有气道营养和防御作用。

支气管扩张部位的管壁因慢性炎症刺激而遭到破坏，纤毛柱状上皮细胞鳞状化生或萎缩，纤毛细胞运动受损或消失，黏液分泌增多，导致慢性和急性炎症。此外，由于支气管壁丧失正常的张力，受累支气管管腔逐渐扩张，向外突出，或形成囊状。扩张的管腔内常有黏液积存、黏膜明显炎症及溃疡，造成支气管管壁出现不同程度的破坏及纤维组织增生。显微镜下可见支气管壁淋巴细胞浸润或淋巴样结节，黏液腺及淋巴细胞明显，甚至不能见到正常结构，仅见若干肌肉及软骨碎片。管壁上有中性粒细胞浸润，周围肺组织纤维化、萎陷或肺炎等病理改变。扩张的支气管周围可见新生血管，或支气管动脉和肺动脉的终末支扩张吻合，形成血管瘤，易引起咯血。

肉眼观察支气管扩张多发生于一个肺段，也可在双侧多个肺段发生，常见于两肺下叶，由于左侧支气管与气管分叉角度较右侧大，管腔比右侧细长，且受心脏血管的压迫而引流不畅，容易引起肺不张及继发感染，更容易发病。

四、临床表现

支气管扩张可发生于任何年龄，病程呈慢性经过，长期咳嗽、咳痰、反复咯血可达数年或数十年。多数患者在幼年时期患有麻疹、百日咳，或有肺炎病史，以后常有反复发作的呼吸道感染。早期支气管扩张的临床表现不明显，随着病程延长，可表现为反复咳嗽、咳大量脓痰、反复咯血。

（一）症状

1. 慢性咳嗽伴大量脓痰

慢性咳嗽是最常见的症状，尤其是在改变体位时，患侧卧位时咳嗽减轻，反之加重。咳嗽与感染严重程度密切相关，咳痰与病变部位、严重程度及支气管引流通畅程度有关。咳嗽多发生于早晨和晚上，由于体位改变，痰液在气道内流动接触到正常黏膜，引起刺激，出现咳嗽及咳大量脓痰。24 h痰量可作为衡量疾病严重程度的指标：每天痰量少于10 mL为轻度，10～15 mL为中度，大于100 mL为重度。急性呼吸道感染时，咳嗽和咳痰量明显增多，每天痰量可达100～600 mL，痰液常呈黄绿色脓性，若有厌氧菌混合感染常伴有臭味。收集24 h痰量并静置于玻璃瓶中，数小时后痰液可分离成四层：上层为黏液泡沫，下层为脓液，中层为混浊浆液，最下层为坏死沉淀组织。此为典型支气管扩张的痰液改变。

2. 反复咯血

大多数患者反复咯血，咯血量不等，可表现为痰中带血丝，随着病情的发展，支气管表层肉芽组织创面上的小血管或管壁内扩张的小血管破裂出血，引起小量或大量咯血。有些患者平时无咳嗽、脓痰等呼吸道症状，仅以反复咯血为唯一症状，临床上称为"干性支气管扩张"。

3. 继发肺部感染

支气管扩张患者由于上呼吸道感染向下蔓延，支气管感染加重，引流不畅，痰液不易咳出，炎症扩展到病变周围的肺组织引起继发性感染，可表现为高热、盗汗、消瘦、贫血、食欲减退等症状。此外，重症支气管扩张患者因支气管周围肺组织化脓性感染和大面积的肺组织纤维化，可并发阻塞性肺气肿。极其严重者，可加重心脏负荷，引起右心功能衰竭而发生下肢水肿，腹腔积液加重呼吸困难等。

（二）体征

患者的体征取决于病变范围及扩张程度，早期及轻度支气管扩张无明显阳性体征，一般在支气管扩张局部可听到大小不等、持久存在的湿啰音。此外，可伴有阻塞性肺炎、肺不张或肺气肿的体征。在慢性支气管扩张患者中可见杵状指、趾及全身营养较差的情况。

五、辅助检查

1. 胸部X线

普通胸部X线检查对支气管扩张的敏感性不高。早期轻症患者，X线胸片常无特殊发现，或仅有患侧肺纹理增粗。重症患者病变区肺纹理增多、增粗、排列紊乱、边缘模糊，有时可见管状透亮区，为管壁明显增厚的支气管影，称为"轨道征"，呈典型的蜂窝状或卷发状阴影，其间夹有液平面的囊区。

2. 胸部CT扫描

对支气管扩张的诊断具有一定的价值，可明确支气管扩张累及的部位、病变范围和性质，初次诊断的患者，如条件允许，应进行胸部CT扫描。柱状支气管扩张可表现为支气管壁增厚，管腔增宽，距胸膜下3 cm的肺周围可见到支气管；囊状支气管扩张表现为含气或含液的囊肿，呈葡萄状；静脉曲张状支气管扩张表现为支气管管壁粗细不一，呈"念珠状"改变。

3. 纤维支气管镜检查

诊断支气管扩张一般不需要进行纤维支气管镜检查。但通过纤维支气管镜可明确支气管扩张、出血和阻塞部位，还可进行局部冲洗，取冲洗液做涂片或细菌培养，明确病原菌，协助诊断和治疗。

4. 其他检查

无感染时血中白细胞计数大多数正常，继发感染时则可增高，痰涂片或细菌培养可检测出致病菌。

六、治疗

支气管扩张在解剖学上的损害是不可逆的，治疗的目的是控制症状，防止疾病进展。治疗的原则是去除病因，促进痰液排出，控制呼吸道反复感染，必要时手术治疗。

（一）控制感染

控制感染是支气管扩张急性感染期的主要治疗手段，根据患者的症状、体征、痰液的性状、痰培养及药敏试验结果，合理选择抗生素。初期给予抗感染治疗，如氨苄西林、阿莫西林或头孢菌素等。如患者为铜绿假单胞菌感染时可选择喹诺酮类药物加氨基糖苷类或第三代头孢菌素。慢性咳脓痰患者可服用阿莫西林或吸入氨基糖苷类药物，间断规则使用单一抗生素或轮换使用不同种类抗生素。缓解期一般不需要使用抗生素治疗。

（二）排除痰液，保持呼吸道通畅

排除痰液和使用抗生素治疗同样重要，有利于控制炎症，减少并发症，减轻全身中毒症状。

1. 物理治疗

物理治疗包括体位引流、胸部叩击、振动等方法以促进支气管扩张患者痰液排出。

2. 药物排痰

使用去痰剂能稀释痰液，促进排痰，如 α-糜蛋白酶能使黏液糖蛋白裂解，对支气管扩张患者的脓痰有效。支气管痉挛影响痰液排出，加重感染，使用支气管扩张剂如氨茶碱、β_2 受体激动剂，能有效解除支气管痉挛，利于痰液排出。

3. 纤维支气管镜吸痰

若患者痰液黏稠，聚积在气管内导致引流不畅，可使用纤维支气管镜吸出痰液。

（三）手术治疗

经内科治疗后仍有反复急性呼吸道感染或（和）大咯血患者，其病变范围不超过两叶肺，全身情况良好，可根据病变范围行肺段或肺叶切除术。

七、护理措施

（一）生活护理

1. 休息

保持病室环境清洁，安静，温湿度适宜，促进休息。严重感染伴高热及咯血等症状的患者应卧床休息，注意保暖，保证充足睡眠。

2. 饮食护理

支气管扩张患者因反复感染，造成机体消耗量增加，鼓励患者多进食肉类、蛋类、豆类等高蛋白质、高热量、高维生素、易消化的饮食，少食多餐，避免生冷、辛辣食物和浓茶、咖啡等刺激性饮料，以免诱发刺激性咳嗽。高热的患者多饮水，每天 1 500 mL 以上，以稀释痰液。指导患者在饭后及排痰后用清水或漱口液漱口，保持口腔清洁湿润，增进食欲，减少呼吸道感染的发生。

（二）病情观察

密切观察患者咳嗽，咳痰的性质和时间；痰液量、气味、颜色和分层，及时留取痰标本送。

（三）用药护理

根据病情及痰培养和药物敏感试验的结果，选用敏感的抗生素。掌握药物的常用剂量及使用方法，密切观察药物作用和不良反应，如出现异常情况及时通知医生，并配合处理。

(四)体位引流的护理

体位引流是使患者处于特殊的体位,利用重力作用促使肺部及支气管内的分泌物流入大支气管并排出体外的方法。其原则是将病变部位放在高位,使引流支气管的开口向下。其引流效果与需要引流部位所对应的体位密切相关。对大对数支气管扩张患者来说,体位引流采取坐位、半坐卧位时无特别禁忌证。但年迈及身体极度虚弱、无法耐受引流的体位、无力排除分泌物的患者,在这种情况下进行体位引流将导致低氧血症;对于脑外伤及开颅术后患者体位的改变,特别是处于头低位时,可使颅内压升高,因此上述患者禁止体位引流。

1. 引流时间

因为晚间黏液纤毛的廓清作用减弱,气道分泌物容易潴留,故引流时间应选择在早晨清醒后。根据患者病情,病变的部位以及身体情况,每日引流 2~3 次,每一部位可引流 5~15 min,引流过程中及引流后可进行间断吸氧,以防低氧血症的发生。

2. 引流体位

如病变涉及多个部位,应从上至下进行引流,首先引流肺上叶,然后引流肺下叶后基底部。引流时指导患者采取不同体位(图 5-7),使患侧肺叶或肺段抬高,引流支气管开口朝下,便于痰液流入大支气管和气管而排出。在引流前 15 min 可使用支气管扩张剂如沙丁胺醇雾化吸入或生理盐水超声雾化吸入,使支气管扩张稀释痰液,更加有利于体位引流。抬高体位可采用枕头、斜板、三摇床等。体位安排妥当后,嘱患者行深呼吸及咳嗽。引流时,嘱患者间断进行深呼吸后用力咳嗽,术者手做杯口状,以大小鱼际及手掌根部轻拍患者胸壁,自下而上进行,直到痰液排尽,或使用机械振动器,使聚积的分泌物松动并移动,易于咳出或引流。

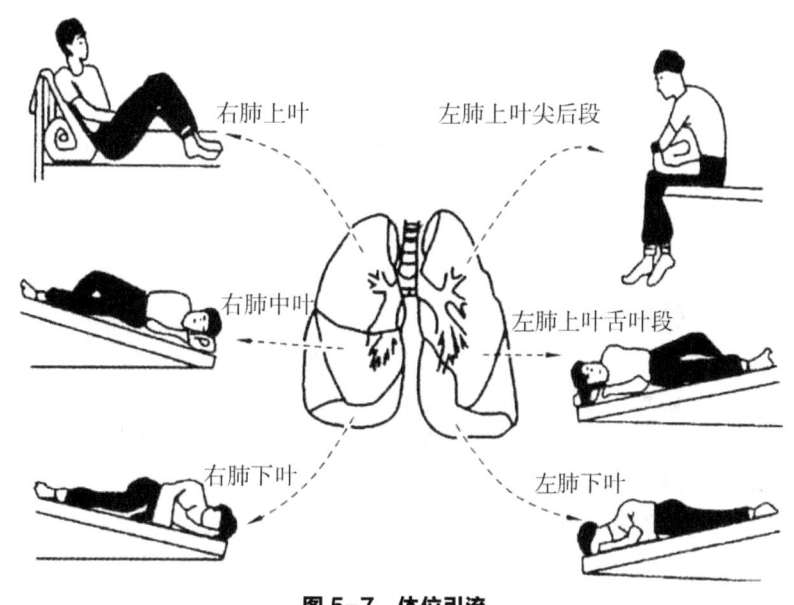

图 5-7 体位引流

3. 引流过程中的观察

体位引流时要密切观察患者的面色、呼吸、脉搏等变化,如出现头晕、呼吸困难、心慌、出冷汗等症状时应立即停止引流,通知医生,给予半卧位或平卧位吸氧。

4. 引流后的护理

体位引流结束后协助患者取合适体位,观察 5~10 min,记录咳出痰的颜色、量、黏稠度、性质,听诊有无异常的呼吸音。

(五)咯血的护理

咯血(haemoptysis)是指喉或喉部以下呼吸道、肺组织的出血,血液借助咳嗽经口腔排出。咯血量的多少与疾病的严重程度不完全一致,少量咯血时仅表现为痰中带血,大咯血时血液从口鼻腔涌出,造成呼吸道阻塞,甚至窒息。小量咯血:每日咯血量在 100 mL 以内。中等量咯血:每日 100~500 mL。

大量咯血：每日咯血量 500 mL 以上（或一次咯血量 100～500 mL）。凡是经口腔排出的血液，需仔细与呕血相鉴别（表5-2）。

表5-2 咯血与呕血的鉴别

	咯血	呕血
病因	肺结核、支气管扩张、肺癌、心脏病	消化性溃疡、肝硬化等
出血前症状	喉部痒感、胸闷、咳嗽等	消化性溃疡、肝硬化等
出血方式	咯出	呕出，可为喷射状
出血颜色	鲜红	棕黑色或暗红色，有时呈鲜红色
血内混有物	泡沫和（或）痰	食物残渣、胃液
黑便	无（如咽下血液时可有）	有，可在呕血停止后仍持续数日
酸碱反应	碱性	酸性

1. 心理护理

患者咯血时护士应做好必要的解释，缓解患者紧张、恐惧情绪，使其有安全感。及时清理残留血迹，协助漱口，保持口腔清洁、舒适，以防口腔异味刺激，诱发咯血。对于精神极度紧张者，可适当使用小剂量镇静剂，如地西泮 5～10 mg 肌内注射。禁用吗啡、哌替啶，以免抑制呼吸。咯血伴剧烈咳嗽者可使用镇咳剂，必要时可使用可待因口服或皮下注射，但年老体弱、肺功能不全者慎用。

2. 一般护理

（1）饮食护理：大咯血者暂禁食，小量咯血或大咯血停止后，可进少量温凉的流质饮食，多饮水、多吃富含纤维素食物，保持大便通畅。便秘者可服用缓泻剂，帮助排便，避免用力排便增加腹压诱发再咯血。

（2）休息与体位 小量咯血时嘱患者安静休息，中量和大量咯血者应绝对卧床休息，保持病室安静，尽量减少搬动患者。协助患者取患侧卧位，头偏向一侧，可减少患侧出血，防止病灶向健侧扩散，有利于健侧通气。若有窒息者立即采取头低脚高体位，轻叩背部，排出血块，必要时做好气管插管或气管切开的准备。

（3）保持呼吸道通畅：嘱患者轻轻将气管内存留的积血咯出，咯血时不能屏气，以免诱发喉头痉挛，血液引流不畅形成血凝块，引起呼吸道阻塞。

3. 病情观察

①密切观察患者血压、脉搏、呼吸、瞳孔、意识等方面的变化并做好详细记录，以便随时发现和判断病情。②注意观察患者咯血的量、颜色、性质及出血的速度，是否伴有发热、胸痛、呛咳、脓痰、皮肤黏膜出血等症状。③密切观察有无窒息先兆，如胸闷、气憋、唇甲发绀、面色苍白、大汗淋漓、烦躁不安等，立即将患者置于头低脚高位，通知医生，做好抢救工作。

4. 大咯血的抢救护理

大咯血时要安慰患者，保持镇静，配合医护人员积极治疗，防止窒息。首先要准备好各种抢救物品和药品，如吸引器、吸痰管、氧气装置、气管切开治疗包、止血药物等。保持气道通畅，必要时使用吸痰管吸引血凝块；快速建立静脉通路，给予垂体后叶素静脉滴入，收缩全身小动脉，减少回心血流和肺循环血量，制止肺的出血。静脉滴注垂体后叶素应调好速度，严密观察血压的变化，速度过快易引起恶心、呕吐、血压升高、心率增快等，因此高血压、冠心病患者禁用。

5. 窒息的护理

窒息是大咯血的严重后果，也是咯血致死的主要原因，死亡率为 25%～100%。咯血造成窒息除与患者咯血量有关外，还与患者全身情况有着密切关系。老年体弱或者肺功能差的患者，尽管不是大咯血，也有可能导致窒息死亡。若患者大咯血突然停止，表情恐怖、张口瞪目、两手乱抓、抽搐、大汗淋漓、牙关紧闭或神志突然丧失，则提示血液阻塞呼吸道发生窒息。应去头低足高 45°俯卧位，头后仰，轻拍背部，排出血凝块。必要时撬开牙关或用吸痰器清除气道内血块。若无效，则立即配合医生行气管插管或气管镜等器械吸取血块，解除气道阻塞。气道血凝块清除后，如无自主呼吸，应行人工呼吸，给予高流量吸氧，遵医嘱使用呼吸中枢兴奋剂，密切观察病情变化，警惕再次窒息的可能。同时建立静脉通道，给予输血、补液等抗休克治疗。

八、健康教育

1. 心理指导

该病易反复发作，医务人员要多与患者沟通，做好解释工作，解除焦虑紧张情绪；帮助患者树立治疗信心，咯血时护士要保持镇静，安慰患者，以免加重患者的恐惧心理。

2. 预防呼吸道感染

向患者及家属宣传预防呼吸道感染的重要性，积极治疗百日咳、麻疹、支气管肺炎、肺结核等呼吸道感染疾病；注意保暖，预防感冒；戒烟，避免接触烟雾及刺激性气体以预防该病的发作。

3. 疾病知识指导

帮助患者正确认识和对待疾病，了解疾病发生、发展与治疗、护理过程，与患者及家属共同制定长期防治计划。

4. 康复指导

教会患者自我监测病情，一旦发现症状加重，应及时就医。强调清除痰液对减轻症状、预防感染的重要性，指导患者及家属学习和掌握有效咳嗽、胸部叩击、雾化吸入及体位引流的具体方法，有效排除痰液，以控制病情的发展。

5. 生活指导

讲解加强营养对机体康复的重要性，鼓励患者积极参加体育锻炼如跑步、散步、打太极拳等，建立良好的生活习惯，劳逸结合，以维护心、肺功能状态。讲明加强营养对机体康复的作用，使患者能主动摄取各种营养物质，以增加机体抗病能力。

第七节 呼吸衰竭

呼吸衰竭（respiratory failure）是各种原因引起的肺通气和（或）换气功能严重障碍，以致不能进行有效的气体交换，导致缺氧伴（或不伴）二氧化碳潴留，从而引起的一系列生理功能和代谢紊乱的临床综合征。

一、呼吸衰竭的分类

（一）按动脉血气分析分类

呼吸衰竭的明确诊断有赖于动脉血气分析。按动脉血气分析结果可将呼吸衰竭分为如下两种类型。

1. Ⅰ型呼衰

动脉血气分析提示 PaO_2 低于 60 mmHg，而 $PaCO_2$ 正常或降低。

2. Ⅱ型呼衰

即高碳酸血症型呼吸衰竭，动脉血气分析提示 PaO_2 低于 60 mmHg，且 $PaCO_2$ 高于 50 mmHg。

（二）按病理生理分类

按呼吸衰竭病理生理分类，又可将呼吸衰竭分为肺衰竭和泵衰竭两类。

1. 肺衰竭

直接影响气道、肺、间质、胸膜的病变引起的衰竭。

2. 泵衰竭

影响呼吸中枢和呼吸肌肉及神经病变引起的衰竭。

（三）按病程分类

按呼吸衰竭的病程发展，可分为急性呼吸衰竭和慢性呼吸衰竭。

1. 急性呼吸衰竭

呼吸功能突然或迅速发生异常。

2. 慢性呼吸衰竭

呼吸功能损害逐渐加重而发展为呼吸衰竭。

二、病因

导致呼吸衰竭的原因可以发生在正常呼吸运动中的任何一个被改变的环节。由于呼吸功能包括肺通气和肺换气功能，因此，将急性呼吸衰竭的常见病因分为泵衰竭和肺衰竭。

（一）泵衰竭

肺通气泵由胸廓、呼吸肌以及调节呼吸肌收缩和舒张的神经系统组成，主要影响 CO_2 排出。这些部位的功能障碍引起的呼吸衰竭称为泵衰竭，常见原因有以下几个方面。

1. 呼吸肌疲劳或衰竭

气道阻力增加以及肺顺应性降低导致呼吸肌过负荷，如上呼吸道梗阻、支气管哮喘、呼吸道肿瘤等。

2. 胸廓和胸膜病变

由于畸形、外伤、严重气胸、大量胸腔积液、血胸及胸部手术等因素，影响换气功能。

3. 神经肌接头病变

常见于重症肌无力、药物阻滞作用。

4. 运动神经病变

常见于脊髓损伤、脊髓灰质炎等。

5. 中枢神经系统抑制或功能紊乱

常见于脑炎、脑水肿、药物中毒、脑血管意外、颅脑外伤等。

（二）肺衰竭

肺衰竭是各种原因引起的肺泡气体交换不足的病理状态。主要表现为动脉氧合降低，而无 CO_2 潴留。引起肺衰竭的原因如下。

1. 呼吸道气流受限

如上呼吸道梗阻，包括喉头水肿、喉痉挛、异物、肿瘤、外伤、感染等，以及广泛和严重的下呼吸道阻力增加。常见的疾病有支气管哮喘严重发作、慢性支气管炎、阻塞性肺气肿和肺心病。

2. 肺实质疾病

常见于严重肺部感染、毛细支气管炎、间质性肺疾病、肺水肿等引起的肺实质损伤及急性呼吸窘迫综合征。

三、病理生理相关机制

呼吸衰竭发生机制为高碳酸血症和低氧血症的产生。

（一）高碳酸血症

高碳酸血症发生于肺泡通气不足，即无效腔通气异常升高或二氧化碳产生量增加。CO_2 对呼吸中枢有很强的兴奋作用。中枢化学感受器对 CO_2 的刺激很敏感，$PaCO_2$ 只需要升高 2 mmHg 就可使中枢化学感受器受到刺激，出现通气增强反应；而刺激外周化学感受器 $PaCO_2$ 则需升高 10 mmHg。因此，中枢化学感受器在 CO_2 通气反应中起主要作用，当中枢化学感受器受到抑制时，对 CO_2 的敏感性降低。

（二）低氧血症

低氧血症的发病机制主要包括如下两类。

1. 肺泡氧分压下降

任何原因引起的肺泡二氧化碳分压增加必将导致肺泡氧分压下降；同时，肺泡通气不足可以导致肺泡氧分压下降；另外，高原等环境吸入气氧分压低，也可导致动脉血氧分压下降。

2. 静脉血分流增加

这种情况是因为大量未经氧合的静脉血没有经肺泡进行充分氧合就进入到了动脉,也称之为静脉血掺杂。未氧合的混合静血掺杂导致肺泡-动脉血氧分压差增加。

(1)右向左分流:右向左分流指部分未氧合的静脉血绕过肺泡并与氧合后的血液混合,使混合后PaO_2介于肺泡氧分压与混合静脉血氧分压之间。其指征如下:①吸入空气时存在严重低氧血症且吸氧时PaO_2改善不明显;②FiO_2超过0.6才能达到可接受的PaO_2;③吸纯氧时PaO_2低于50 mmHg,出现右向左分流的情况有肺不张、先天性心脏疾病如室间隔缺损等。

(2)通气血流比失调:通气血流比(V/Q)失调,是引起低氧血症最常见的原因。任何影响肺泡通气或血流分布的肺部疾病都可以导致通气血流比失调。如哮喘、慢性阻塞性肺疾病、肺栓塞等。该类患者氧疗效果较好,PaO_2较易改善。

(3)弥散受限:当肺毛细血管内血流通过肺泡过快而导致肺泡与肺毛细血管的氧气交换平衡时间不足时,可导致低氧血症。弥散过程受多种因素影响,如弥散面积、肺泡膜的厚度、气体的弥散能力、气体分压差等。氧的弥散能力仅为CO_2的1/20,故弥散障碍主要影响氧的交换,产生单纯缺氧。

四、临床表现

呼吸衰竭除有原发病的表现外,主要为低氧血症和(或)二氧化碳潴留所引起的各脏器受累的临床表现。

(一)低氧血症表现

1. 呼吸系统

呼吸改变是呼吸衰竭最早出现的症状。早期表现为呼吸频率增快,可达40~60次/分以上,以及呼吸节律和幅度的改变。出现呼吸困难、鼻翼扇动、三凹征、陈-施呼吸、比奥呼吸等。肺部呼吸音降低或有干、湿啰音。

2. 心血管系统

当缺氧时,早期会出现心率加快,心音有力,心排出量增加,血压上升。心肌缺氧易并发心力衰竭,可出现奔马律、心律不齐、肝大;病情严重者可有面色苍白、心率减慢、心肌收缩力减弱、心音低钝、心排血量减少、末梢循环障碍、血压下降等休克症状,此时会出现明显口唇、指甲发绀。

3. 神经系统

大脑对缺氧最敏感。完全缺氧4~5 min,将出现不可逆的脑损害;氧分压<60 mmHg时,出现注意力不集中,智力和视力下降;氧分压降至40~50 mmHg时,出现神经精神症状,如头痛、定向力障碍、嗜睡等;氧分压低于30 mmHg时,出现神志丧失和昏迷;氧分压低于20 mmHg时,出现不可逆的脑损害。

因此,当早期表现出兴奋,烦躁,后逐渐精神萎靡、反应差、意识障碍时,应立即引起重视,防止出现昏迷、惊厥、脑疝等。

4. 消化系统

表现为消化道黏膜溃疡、坏死和出血,甚至肠麻痹。肝脏受损可出现肝功能异常及黄疸。

5. 泌尿系统

缺氧使儿茶酚胺分泌增加,肾血管收缩,尿量减少,可致肾功能不全及酸中毒。

6. 代谢紊乱

缺氧造成无氧代谢使乳酸堆积,导致代谢性酸中毒。缺氧影响细胞膜钠-钾泵及抗利尿激素分泌增加,导致低钠血症及高钾血症。

(二)高碳酸血症的表现

1. 呼吸系统

$PaCO_2$升高早期刺激颈动脉体和主动脉化学感受器来维持呼吸。当$PaCO_2$达12.0 kPa(90 mmHg)以上时,可对呼吸中枢产生麻醉作用,仅能靠缺氧对化学感受器的刺激来维持呼吸运动,此时如给予高浓度氧,反可抑制呼吸。急性CO_2潴留使呼吸加深、加快,但慢性高碳酸血症使呼吸中枢反应性迟钝,

CO_2 刺激作用减弱，呼吸变浅。

2. 神经系统

当 $PaCO_2$ 达 9.3 kPa（70 mmHg）时可有睡眠规律颠倒、头痛、烦躁不安、摇头、多汗。$PaCO_2$ 达 12.0～13.3 kPa（90～100 mmHg）时，可表现淡漠、嗜睡、谵妄、肌肉震颤。$PaCO_2$ 达 17.3 kPa（130 mmHg）时，可进入半昏迷或昏迷，抽搐，生理反射消失。

3. 心血管系统

心率增加，心输出量增加，血压升高，严重时心率减慢，血压下降，心律不齐。

4. 消化系统

二氧化碳潴留，可引起食欲减退、消化不良，刺激胃酸增加，胃黏膜血管通透性增加，出现消化道出血，转氨酶升高。

5. 酸碱平衡失调

$PaCO_2$ 升高为呼吸性酸中毒，早期机体可代偿，$PaCO_2$ 继续升高则形成失代偿性呼吸性酸中毒。

6. 其他

二氧化碳潴留晚期，皮肤黏膜血管扩张，出现面红、肢暖、出汗、口唇樱红、眼结膜充血、水肿等症状。

五、呼吸衰竭的辅助检查

急性呼吸衰竭的主要辅助检查手段为动脉血气分析，用于判断呼吸衰竭类型及相关重要参数结果。慢性呼吸衰竭的常规辅助检查步骤如下：①询问病史、体检，检查口咽部、呼吸肌、胸廓形态等；②动脉血气分析；③进行实验室检查，包括血常规、电解质、甲状腺功能；④肺功能实验，包括肺容积、FEV_1、呼吸肌肌力。另外，还可以选择进行夜间多导睡眠监测以及跨膈压测定、膈肌肌电图等检查。

六、呼吸衰竭的治疗

引起呼吸衰竭的原因很多，最根本的是要去除诱发因素，如上呼吸道梗阻、严重气胸、大量胸腔积液、药物中毒等。对于感染，休克等引起的急性呼吸窘迫综合征或其他急性呼吸衰竭，也应积极寻找病因，针对病因进行治疗。而慢性呼吸衰竭急性加剧，常因感染、过劳、营养不良、药物应用不当等因素造成，这些因素需要积极纠正。

（一）畅通气道

保持呼吸道通畅的常规方法有翻身、拍背、吸痰。对于急性呼吸衰竭，最基本、最重要的措施为保持呼吸道通畅，必要时建立人工气道，以保持气道通畅。具体方法如下。

（1）开放气道。昏迷患者置于仰卧位，头后仰，托起下颌并将口打开。

（2）清除气道内分泌物和异物。

（3）可用口、鼻咽通气道初步建立人工气道。在条件允许的情况下，实施气管插管或气管切开，建立机械通气。

（二）氧疗

（1）密切监测氧饱和度及氧分压，以氧分压 >60 mmHg 或血氧饱和度达 90% 以上为原则，调节氧浓度。

（2）根据动脉血气分析结果，判断是 I 型呼衰还是 II 型呼衰。若为 I 型呼衰，吸氧浓度应大于 35%；II 型呼衰则应控制吸氧浓度 <29%。

（3）选择合适的吸氧装置。I 型呼衰可使用无重复吸氧面罩，快速提高氧饱和度；II 型呼衰可行鼻导管低流量、低浓度给氧。

（4）严重缺氧或紧急抢救时，可用 100% 纯氧，但持续时间最好不超过 6 h。

（三）药物使用

对以中枢抑制为主、通气量不足引起的呼吸衰竭患者，可使用呼吸兴奋剂如尼可刹米、洛贝林，可通过刺激颈动脉体和主动脉体的化学感受器兴奋呼吸中枢使呼吸频率和潮气量增加。换气功能障碍者禁用。对于缓解支气管痉挛症状，可使用糖皮质激素治疗。对酸中毒在改善通气的基础上，给予静脉用碳酸氢钠纠正。静脉输液补充能量、水和电解质，防止出现脱水及电解质紊乱。为控制呼吸道感染，应做细菌培养及药敏试验，选用适当的抗生素。为维持心、脑、肾等脏器功能，可根据病情给予强心剂、血管活性药物、脱水利尿药等。

（四）机械通气

神志清醒，能完全配合患者，可使用面罩行无创通气辅助呼吸，改善呼吸功能。出现烦躁不安、严重缺氧、酸中毒等有气管插管指征的患者，应及早行气管插管。

1. 无创通气

选择此方法时，呼吸机通气模式可采用持续气道正压（CPAP）或双水平气道正压（BiPAP）。常用于肺炎、肺不张、心源性肺水肿等在短期内可纠正的Ⅰ型呼衰和慢性Ⅱ型呼衰的患者。需注意的是，一旦无创通气治疗无效时，应及时更换为有创通气。

2. 有创通气

选择使用有创通气，其通气模式可选择压力/容量控+呼气末正压、反比通气、压力释放通气等。选择容量控制模式时，采取小潮气量（VT = 6 mL/kg）策略，维持平台压 ≤ 35 cmH$_2$O。当肺的顺应性降低时，选择压力控制模式较容量控制模式能更好地控制气道压力，防止肺脏过度扩张，产生气压伤。

（五）人工气道的温湿化

正常情况下，呼吸道的黏液－纤毛系统，具有正常的分泌、运动生理功能，以保证气道的廓清和防御功能。维持此功能的前提必须是呼吸道能保证一定的温度和湿度。气体进入鼻腔经鼻毛过滤后，进而进入鼻腔内毛细血管网及潮湿的黏膜，使气体加温到30～34℃，相对湿度80%～90%。直至肺泡后，气体温度达到37℃，相对湿度100%。人工气道的建立，破坏了上呼吸道对吸入气体的过滤加温及湿化功能，使纤毛运动障碍，加重了细菌在气道内的繁殖，痰液黏稠，排痰困难，以致堵塞气道。为使人工气道内气体保持一定的温湿度，临床上常用主动加热湿化器、被动加热湿化器（人工鼻）和雾化加湿器来进行加温加湿。

七、护理措施

1. 环境护理

提供安静、整洁、舒适的环境，维持病室温度18～22℃，湿度50%～60%。保证患者休息，限制探视，减少交叉感染。

2. 卧床护理

急性呼吸衰竭应绝对卧床休息，并保持舒适体位，取坐位、半坐位有利于呼吸。慢性呼吸衰竭代偿期，可在控制好时间的基础上适当下床活动。

3. 饮食护理

进食富含丰富维生素、高蛋白质的易消化、无刺激饮食。原则上少食多餐，病情危重不能自食者，应给予鼻饲，以保证足够热量及水的摄入。必要时选择肠外营养。保持口腔清洁，以增进食欲。

4. 密切观察病情变化

定时监测生命体征，准确记录液体出入量，观察有无缺氧症状，并注意以下几项指标。

（1）神志：对Ⅱ型呼衰的患者，在吸氧过程中，应密切观察神志的变化，注意有无呼吸抑制。

（2）呼吸：注意呼吸的节律、频率、深浅变化。一旦发现异常，应立即通知医师进行处理。

（3）痰液：观察痰量及性状，遵医嘱留取痰液标本送检。

5. 氧疗

根据病情及病理、生理特点，选择正确的给氧装置和方式，尽早改善患者缺氧状况，提高氧分压及氧饱和度。

6. 胸部物理治疗

胸部物理治疗是采用专业的呼吸治疗手段松动和清除肺内痰液，防治肺不张和肺部感染等并发症，改善呼吸功能的一类治疗方法。它的基本环节是：①松动痰液，降低黏稠度，促进其由外周向中央移动；②将痰液咳出体外。

（1）松动痰液：主要包括体位引流、胸部叩拍与振动、高频胸壁振动、呼气末正压、气道内振动和肺内叩击通气等改良技术。以下对体位引流及胸部叩拍与振动进行介绍。

①体位引流（PD）。

根据气管、支气管的解剖特点，将患者摆放于一定的体位，借助重力作用促使各肺叶、肺段支气管内痰液向中央大气道移动。PD适用于以下情况：气道痰液过多、过于黏稠，咳痰无力；慢性阻塞性肺疾病急性加重、肺不张、肺部感染；支气管扩张、囊性肺纤维化伴大量咳痰；年老体弱、长期卧床。以下情况为禁忌：颅压>20 mmHg，头颈部损伤；活动性出血伴血流动力学不稳；误吸；近期脊柱外伤或手术、肋骨骨折，食管手术；支气管胸膜瘘、气胸以及胸腔积液；肺水肿、肺栓塞；烦躁、焦虑或年老体弱不能忍受体位改变者。PD每天宜行3～4次，每种体位维持20～30 min，如果痰液较多且患者能耐受，可适当增加时间或增加引流次数。清晨进行效果较好。过程中，注意观察痰液的量和性状、精神状况、心率、血压、口唇及皮肤颜色，SpO_2 等。指导患者，如出现胸痛、呼吸困难等情况需立即报告。

②胸部叩拍与振动。

此方法适应证同体位引流。禁忌证包括：近期行肺切除术，肺挫裂伤；心律失常、血流动力学不稳定，安置心脏起搏器；胸壁疼痛、脊柱疾病、骨质疏松、肋骨骨折及胸部开放性损伤；胸部皮肤破溃、感染和皮下气肿；凝血机制异常；肺部血栓、肺出血。避免叩拍心脏、乳腺、肾脏和肝脏等重要脏器，以及肿瘤部位。操作前需评估患者，有无禁忌征、痰液部位、黏稠度、性状及量，以及呼吸肌运动情况等。手工操作时协助患者摆好体位，叩击者将手掌微曲成弓形，五指并拢，以手腕为支点，借助上臂力量有节奏地叩拍患者胸部，叩拍幅度以10 cm左右为宜，叩拍频率2～5次/秒，每个治疗部位重复时间3～5 min，单手或双手交替叩拍，可直接或隔着衣物（不宜过厚）叩拍。重点叩拍需引流部位，沿着支气管走向由外刮向中央叩拍。振动时，用双手掌交叉重叠在引流肺区的胸壁上，双肘关节保持伸直，嘱患者深吸气，在呼气的同时借助上肢重力快速振动胸壁，频率12～20次/秒，每个治疗部位振动时间3～5 min。操作结束后，指导患者咳嗽，咳嗽无力患者可行气管内吸引以清除痰液。还可使用振动排痰机进行操作。操作前评估选择合适接头，调节好振动幅度，一般为20～35次/秒。按照由外向内、下肺由下往上、上肺由上往下的顺序进行治疗。治疗过程中，随时密切观察患者病情变化，有异常时，立即停止治疗。

（2）促进咳嗽：主要包括指导性咳嗽、用力呼气技术、主动呼吸周期、自然引流和机械性吸、呼气等改良技术。以下对指导性咳嗽、用力呼气技术进行介绍。

①指导性咳嗽（DC）。

通过体位引流、胸部叩拍与振动等将痰液移动到大气道后，或当患者大气道内有痰液存在时，应嘱患者主动咳嗽。咳嗽无力者，给予指导性咳嗽。首先，患者取坐位，上身略前倾，双肩放松；然后嘱其缓慢深吸气，若深吸气会诱发咳嗽者，可分次吸气，以使肺泡充气足量；接着屏气1 s，张口连咳3次，咳嗽时收缩腹肌；最后停止咳嗽，缩唇将剩余气体缓慢呼出。每次如此重复2～3个以上动作。医务人员在旁进行指导，咳嗽无力患者可帮助腹肌用力。

②用力呼气技术（FET）。

用力呼气技术多用于阻塞性肺气肿、肺囊性纤维化以及支气管扩张患者。具体方法是指导患者深慢吸气后，做出1～2次中小潮气量的主动呼气，要求患者发出"哈"声，以开启声门，其目的是清除大气道内痰液，同时减少胸腔压的变化和支气管的塌陷。

以上方法，均针对患者不同情况，在专业人员的指导下，有计划地为患者进行胸部物理治疗。治疗过程中，密切观察患者有无不良反应，以便及时采取干预措施。

7. 副作用处理

遵医嘱给患者用药时，注意观察药物的副作用。如使用呼吸兴奋剂时，给药过快、过多，可出现呼吸过快、面色潮红、出汗、呕吐、烦躁不安、肌肉颤动、抽搐和呼吸中枢强烈兴奋后转入抑制等现象，应减药或停药；纠正酸中毒使用5%碳酸氢钠时，注意患者有无二氧化碳潴留表现；纠正肺水肿应用脱水剂、利尿剂时，注意观察疗效。

8. 皮肤护理

病情危重、长期卧床者，应做好皮肤护理、生活护理。

9. 应用呼吸机患者的护理

（1）熟悉呼吸机操作及注意事项，能处理各项报警。

（2）严密观察患者使用呼吸机时的呼吸频率、潮气量、呼吸比等各项指标，监测动脉血气分析结果，根据病情变化遵医嘱进行呼吸机参数的调节。同时，需监测患者生命体征、神志、瞳孔等变化。

（3）保持呼吸道通畅，必要时严格遵循无菌原则，进行气道内吸痰。定时监测气管插管、气囊压，防止气管插管脱落或由于气囊压力过大所引起的气道黏膜受损。

（4）加强基础护理，预防压疮、口腔细菌感染、下肢静脉血栓等。不能配合或躁动的患者，遵医嘱给予身体约束或药物约束。

10. 心理护理

给予患者安慰和鼓励，缓解其心理压力。

八、健康指导

（1）提高患者对疾病的认识，使其了解慢性呼吸衰竭的病因、病情发展方向、诱发疾病的危险因素，使患者正确认识疾病，积极配合治疗。学会缩唇呼吸、有效咳嗽等呼吸功能锻炼。对于如COPD等高危因素的人群，应定期进行肺功能监测，做到早期发现，早期干预。

（2）指导戒烟。有吸烟史的慢性呼吸衰竭患者无论处于疾病的哪一阶段，都应该首先戒烟。因为吸烟可刺激分泌物产生、破坏纤毛功能及诱发气道痉挛等，从而加重呼吸道阻塞及破坏呼吸道的防御功能，加速肺功能的恶化。

（3）增强体质。慢性呼吸衰竭患者本身抵抗力较低，更应注意休息，规律生活，注意定时开窗通风，少去人多的场所，积极预防上呼吸道感染。可适当进行体育锻炼，避免剧烈运动，劳逸结合。加强营养，进食高蛋白质、高热量、低脂肪的饮食。

（4）进行家庭氧疗，可长期进行低流量吸氧，改善生活质量。

（5）疾病久治不愈且呈进行性加重，给患者及其家庭造成极大的精神负担。因此，需对慢性呼吸衰竭患者及家属进行心理疏导，帮助他们正确面对疾病，积极配合治疗。

第八节 肺栓塞

肺栓塞（pulmonary embolism，PE）是指栓塞物质进入肺动脉及其分支，阻断组织血液供应所引起的病理和临床状态，以肺循环和呼吸功能障碍为主要临床和病理生理特征。

肺栓塞的栓子种类包括血栓、脂肪、羊水、空气、瘤栓和感染性栓子等，其中99%是血栓性质的，也称为肺血栓栓塞症（pulmonary thromboembolism，PTE）。最常见的栓子来源于下肢和盆腔的深静脉血栓形成。其中肺血栓栓塞症经常是深静脉血栓形成的致命的并发症。

在西方国家，深静脉血栓形成现已成为继冠心病和高血压后第三位最常见的心血管疾病。深静脉血栓形成和肺血栓栓塞症的年发病率分别是1.0‰和0.5‰，在过去的20年中可疑肺血栓栓塞症患者数增加了10倍。我国目前关于深静脉血栓形成和肺血栓栓塞症的流行病学资料较少，但有关资料显示，很多医院所诊断的肺血栓栓塞症病例数量呈3~10倍的速度增长。因此在我国，深静脉血栓形成和肺血栓栓塞症也呈快速上升态势。

以下重点介绍肺血栓栓塞症相关内容。

一、病因

1856年Rudolf Virchow提出了导致血管内凝血的三种原因：高凝状态、局部血管壁损伤及血流停滞。其中局部血管壁损伤及血流停滞是血栓形成的外因和诱发因素。而高凝状态的病因可从遗传性和获得性两方面进行分析。

（一）原发危险因素

与血栓栓塞性疾病有关的遗传性因素不断增加，主要包括抗凝血酶（AT-Ⅲ）、蛋白C、蛋白S、凝血因子Ⅶ、纤溶酶原、血栓调节蛋白等缺陷，先天性异常纤维蛋白原血症、凝血因子VLeiden突变、凝血酶原G20210 A突变、高半胱氨酸血症（亚甲基四氢叶酸还原酶基因突变）等。其中抗凝血酶（AT-Ⅲ）、蛋白C、蛋白S被认为是其中最主要的因素。

（二）继发危险因素

1. 手术与创伤

麻醉时间30 min以上的大型手术，尤其是当患者存在一些如恶性肿瘤的基础疾病和其他老年等易感因素时，容易发生下肢近端深静脉血栓形成，其中，以术中及术后当同发生率最高，甚至发生致死性肺血栓栓塞症。高危的大手术包括全髋关节、全膝关节置换术、严重创伤如髋骨或骨盆骨折、下肢骨折、泌尿科和妇科等盆腔和腹部手术等。外伤引起深静脉血栓形成则常见于脊髓损伤、头颅损伤和昏迷时。需及早进行低分子肝素治疗进行干预，以降低其发生率。

2. 下肢静脉疾病

血栓性静脉炎、静脉曲张是下肢静脉血栓最主要的病因，而深静脉血栓约有一半以上的患者发展为肺栓塞。

3. 其他疾病

恶性肿瘤与深静脉血栓形成存在一定的生物关系，发生肿瘤转移的一半患者中，有90%存在1项或1项以上血液凝血指标异常，恶性肿瘤患者发生深静脉血栓形成也是预后差的一个风向标。另外，心肺疾病、Crohn病、肾病综合征、肥胖、脑卒中、易栓症等也是引起深静脉血栓形成的疾病因素。

4. 血小板异常、血液黏滞度过高

血液处于高凝状态是形成血栓的因素。

5. 制动

制动与发生血栓栓塞风险增加有明显关系，8 h以上的长途旅途制动者或保持同一动作久坐的人员，也可能发生深静脉血栓形成。

6. 妊娠、口服避孕药

妊娠期和产褥期是妇女发生深静脉血栓形成的高危期，是非妊娠妇女的5倍；而口服避孕药的妇女深静脉血栓的发生率比同龄未服药者高4～7倍，第三代口服避孕药使这种危险进一步增加。近代研究发现含有去氧孕烯、孕二烯酮和炔诺酮的口服避孕药比含左炔诺孕酮的避孕药具有更高的风险，而仅含孕激素的避孕药风险性则较低或不明显。

其他因素，如吸烟、假体植入、脱水等均为诱因。

二、病理生理相关机制

急性肺血栓栓塞症的病理生理改变取决于肺动脉内血栓在纤溶系统作用下溶解、移位、机化和血流再通的结果，而患者的基础心肺功能和神经体液反应对发病过程也有重要影响。

大多数急性肺栓塞可累及多支肺动脉。栓塞部位双肺多于单肺，右侧多于左侧，下叶多于上叶，但少见栓塞于右肺或左肺动脉主干或骑跨在肺动脉分叉处。若纤溶机制不能完全溶解血栓，则24 h后栓子的表面即逐渐被内皮样细胞所覆盖，2～3周后牢固贴于动脉壁，血管重建。早期栓子退缩、血流再通的冲刷作用、覆盖于栓子表面的纤维素、血小板凝集物及溶栓过程，都可以产生新栓子进一步栓塞小的血管分支。PTE 后在栓塞部位继发血栓形成可能也参与发病过程。栓子是否引起肺梗死由受累血管大小、栓塞范围、支气管动脉供给血流的能力及阻塞区通气适当与否决定。肺栓塞的转归是血栓溶解或肺梗死，也可能因休克病情严重而死亡或产生慢性血栓性肺动脉高压、复发性肺血栓栓塞症。

如下三个因素决定肺栓塞对生理学的影响：①栓子的性质，受累血管的大小和肺血管床阻塞的范围；②栓子嵌塞肺血管后释放的 5- 羟色胺、组胺等介质引起的反应；③患者发病前的心肺功能状态。

（一）肺栓塞对呼吸的影响

发生肺栓塞时，无效腔量与潮气量比值增加，出现呼吸浅快，进一步增加无效腔量，表现为发病部位水肿和肺不张。进而通气与血流比值下降，动脉血氧分压降低。若伴有肺泡表面活性物质减少、肺泡萎陷和肺泡液体潴留，则会进一步加重低氧血症，而且很难通过吸氧来纠正。原有心肺疾病的患者会因这些改变而进一步加重心肺功能不全。有神经肌肉疾病、胸膜剧烈疼痛和出现呼吸肌疲劳者，还可出现 CO_2 潴留。

（二）肺栓塞对血流动力学的影响

肺栓塞发生后可释放血管活性物质，如 5- 羟色胺。5- 羟色胺会促进肺动脉高压的发生。而无心肺疾病的患者，若出现一半以上肺血管结构被栓子影响后，则会出现肺动脉高压；但栓塞前已存在肺血管阻力明显异常的患者，较少的栓塞也足以引发肺动脉高压。

三、临床表现

肺栓塞的临床表现无特征性，其表现的严重程度取决于肺血管阻塞的部位和范围，以及患者原有的心肺功能状态及是否发展为肺梗死。有 1/3 患者，肺梗死发生时，可见到典型的"肺梗死三联征"，即胸膜样疼痛、呼吸困难和咯血。

（一）胸痛

40% ~ 70% 的肺栓塞患者会发生胸膜性疼痛，4% ~ 12% 的患者会发生胸骨下胸痛。

1. 胸膜性疼痛

多为周围肺动脉栓塞累及胸膜，与胸膜炎性反应类似。疼痛与呼吸有关，吸气时加重，主要是由于胸膜充血、水肿，炎性渗出使脏层和壁层胸膜在呼吸运动中产生剧烈的摩擦所致。这类疼痛可随炎症反应的消退或胸腔积液的增加而逐渐减轻，与预后无明显关系。

2. 胸骨下胸痛

少数患者表现为小绞痛样发作，胸骨后压榨感，可向肩胛部和颈部放射。这可能是因为体循环低血压、冠状动脉痉挛、右心室室壁张力增高等因素导致，冠脉血流量减少、低氧血症和心肌耗氧量增加，进而引起心绞痛样胸痛。此类患者若疼痛剧烈且持久，应注意是否合并心肌梗死。在询问时，要关注患者的疼痛是否与呼吸或咳嗽有关。

（二）呼吸困难

80% ~ 90% 的肺栓塞患者，表现为呼吸困难，活动后突然发生或加重。呼吸困难的程度，多与肺栓塞的面积有关。栓塞面积较小时，患者呼吸困难的症状不明显或该症状持续时间较短；而栓塞面积较大时，出现严重呼吸困难，持续时间长，患者常常感到焦虑，甚至有濒死感，提示预后不良。对既往有心力衰竭或肺疾病的患者，呼吸困难加重可能是肺血栓栓塞症的唯一症状。

这类患者首先应明确呼吸困难的诱因，加重或缓解方式以及对症治疗的反应。警惕被误认为是心功能不全，而放弃了对肺栓塞诊断有帮助的进一步检查。如血气分析、核素肺灌注 / 通气扫描等，以证实是否存在肺栓塞。

（三）咯血

10% ~ 30% 的患者会发生咯血，多为小量咯血，大咯血较少见。咯血提示肺梗死，多在肺梗死后 24 h 内发生，鲜红色，数日后变为暗红色。慢性栓塞性肺动脉高压患者的咯血是由于支气管黏膜下支气管动脉代偿性扩张破裂出血引起。

（四）其他

数据显示，诊断肺栓塞的"三联征"（呼吸困难、胸痛、咯血）同时存在者仅占20%左右，50%以上的肺血栓栓塞症患者同时存在呼吸困难和胸痛。同时，还需注意其他表现，以加强诊断。

1. 咳嗽

干咳为主，也可伴少许白痰或伴喘息。

2. 晕厥

急性大面积肺栓塞时常常出现严重的血流动力学障碍，心排血量急剧降低，导致脑供血不足时，可引起短暂昏厥，并在短时间内恢复知觉。多合并呼吸困难、气促。患者恢复知觉后可诉昏厥前有头晕、眼发黑、视物旋转等症状。因此常与心、脑血管疾病、癫痫等混淆。可通过心电图、超声心动图及核素肺灌注/通气扫描等检查，证实是否存在肺栓塞。

3. 心悸

栓塞后即刻出现，主要由快速性心律失常所引起。

4. 腹痛

可能与膈肌刺激、肠缺血等有关。

四、肺栓塞的体征

1. 呼吸系统征象

（1）呼吸频率。

70%的患者出现呼吸频率增快，达到20次/分以上。但当发生大面积肺栓塞时，意识状态和循环功能的恶化，会使呼吸频率和幅度逐渐降低，甚至需要进行心肺复苏。

（2）呼吸音。

无肺梗死时，肺部体征正常。部分患者肺部听诊时呼吸音粗糙，可闻及哮鸣音和细湿啰音；背部听诊时，闻及吸气时增强的肺血管杂音；一侧肺叶或全肺栓塞时，可出现气管移向患侧，膈肌上移，病变区叩诊呈浊音。发生肺梗死患者，可有肺实变征，胸膜摩擦音，胸腔积液等相应体征。

2. 心血管系统征象

（1）血压变化。

部分患者在栓塞早期，会出现因交感神经兴奋而引起的一过性高血压，而后随着病情的发展血压可逐渐降至正常。部分肺栓塞患者，由于血流动力学不稳定，会发生血压下降甚至休克，提示预后不良。

（2）肺动脉高压的体征。

可闻及肺动脉听诊区第二心音亢进或分裂，胸骨左缘第二肋间收缩期喷射音等。

（3）右心扩大的体征。

听诊时可闻及三尖瓣反流性杂音。

（4）右心功能不全的体征。

颈静脉充盈、肝颈静脉回流征阳性、肝脏增大、下肢水肿等。

（5）急性肺栓塞或重症肺动脉高压的体征。

可出现少至中量的心包积液，表现为心脏扩大，心包叩击音、心包摩擦音等。

3. 发热

多为低热，持续一周左右。可能是肺梗死、肺不张及继发感染。

4. 发绀

可能与肺内异常分流有关。

5. 黄疸

当肺栓塞患者发生严重的低氧血症、体循环瘀血时，可继发肝损害，而出现轻度黄疸。

五、辅助检查

(一) 实验室检查

1. D-二聚体（D-Dimer，D-D）

D-二聚体是交联纤维蛋白在纤溶酶作用下产生的一种特异性终末降解产物，在血栓栓塞时因血栓纤维蛋白溶解使其血中浓度升高。只要体内有活化的血栓形成和纤维溶解过程就会有 D-Dimer 产生。急性深静脉血栓形成或肺栓塞时，D-Dimer 可异常增高，但对慢性肺血栓栓塞症的排除诊断价值不大。在发病 7 天后，部分患者 D-Dimer 水平能恢复到正常。

2. 动脉血气分析

肺栓塞的发生，产生一系列病理生理变化：通气与血流比值改变、气道阻力增高、肺顺应性下降、弥漫性肺水肿、通气和弥散功能进一步下降、气体交换受阻等。这些原因，将导致肺泡含气量减少，无效腔通气和肺内分流增多，致使患者发生不同程度的低氧血症和肺泡-动脉氧分压差升高。而且过度通气，还会导致低碳酸血症和呼吸性碱血症的发生。

3. B 型尿钠肽（B-type natriuretic peptide，BNP）

BNP 是人体自身分泌的一种内源性活性因子。其主要生理功能有利钠利尿，血管舒张，抑制肾素-血管内紧张素-醛固酮系统与抗利尿激素的分泌，抑制交感神经的传出冲动等。肺栓塞时，当血管床阻塞面积超过 50% 时，常致急性右心功能不全，使 BNP 释放。肺栓塞患者中 1/3 存在 BNP 水平升高。BNP 浓度对肺栓塞诊断明确的患者可起到评估病情严重性及危险分层的作用，而且对临床疗效及预后有一定价值。

(二) 心电图检查

肺栓塞发病之初，由于栓子的大小、单个或多发，栓塞的部位和速度等多种因素的影响，患者会有不同的临床表现，部分患者胸片甚至心电图以及其他实验室检查完全正常。但心电图作为一项临床常规无创性检查，在肺栓塞的诊断、鉴别诊断、治疗效果判断方面具有重要意义。

急性肺血栓栓塞症患者心电图多可见异常，最常见的表现是窦性心动过速，当出现肺动脉压或右心负荷增高时可出现 $V_1 \sim V_4$、Ⅱ、Ⅲ、avF 的 T 波倒置和 ST 段异常、完全或不完全右束支传导阻滞、肺型 P 波、电轴右偏及顺钟向转位等。且心电图改变可呈一过性，随病程演变和治疗而变化，因此需要多次进行心电图检查，以便观察其动态变化，结合临床进行分析。

(三) 影像学检查

1. X 线胸片

X 线胸片特异性较低，约 80% 肺血栓栓塞症患者提示诊断的异常表现。主要表现为区域性肺纹理变细、稀疏或消失，肺野透亮度增加，未受累肺野纹理增多、增重。当出现肺梗死时，可见基底在胸膜侧，尖端指向肺门的三角形高密度阴影，陈旧性肺梗死大多表现为条索状阴影。约有 20% 的患者有肺动脉高压及右心扩大征象：右下肺动脉干增宽或伴截断征，肺动脉段膨隆以及右心室扩大。另外还可出现肺片状阴影、尖端指向肺门的楔形阴影、肺膨胀不全或肺不张，或合并少至中量胸腔积液。

2. 超声心动图（UCG）

主要包括经胸超声心动图、经食管超声心动图及下肢静脉超声，是怀疑有血流动力学不稳定或休克的急性大面积肺血栓栓塞症患者的首选检查。研究显示，6% 患者可显示主肺动脉或左右肺动脉血栓，可直接确诊。而经食管超声检查检出主肺动脉肺血栓栓塞症敏感性为 97%，特异性为 88%。

同时，超声心动图可以显示心腔内结构及瓣膜功能，无创评价心功能改变、监测血流动力学变化，从而在肺血栓栓塞症与其他心血管疾病的鉴别诊断、随访治疗和预后评价等方面起到重要的作用。

3. 放射性核素显像

放射性核素显像包括核素肺灌注显像、肺通气显像及下肢静脉显像三个部分，而核素肺通气/灌注显像是目前较为推崇的诊断 PTE 的无创性影像学检查方法。传统肺血管造影仍是目前诊断肺栓塞的金标准，但属有创检查，死亡率和严重并发症的发生率分别为 0.1% 和 1.5%，诊断的可靠性随管腔口径变小而下降。

4. 螺旋 CT 肺动脉造影（CTPA）

CTPA 操作快捷，较经济，已成为最常用的急性肺血栓栓塞症确诊手段和非大面积急性肺血栓栓塞症首选检查，基本可替代肺动脉造影，被认为是肺血栓栓塞症诊断方法上的革命。CTPA 的肺血栓栓塞症直接征象：可显示肺动脉充盈缺损，血栓累及范围、形状、大小、与血管壁的关系，管壁不规则狭窄和排空延迟。新鲜血栓呈圆形凸出，充盈缺损常位于肺血管中心；陈旧血栓呈圆凹形，常附着血管壁呈钝角，被梗阻血管变窄，管壁不规则增厚。间接征象：肺血管、血流分布不均匀，栓塞区与正常血运区或实变肺组织与非实变组织间于灌注期可显示马赛克征，肺动脉增宽，肺梗死或肺实变，右心房、右心室增大、胸腔积液或心包积液。

5. 磁共振肺动脉造影（MRPA）

可直接显示肺动脉内栓子及肺血栓栓塞症所致的低灌注区，做出诊断。但扫描时间长，重症患者不易耐受，肾功能严重受损或碘造影剂过敏患者不可使用。

6. 肺动脉造影（PAA）

PAA 属有创性检查，诊断肺血栓栓塞症的敏感性为 94%，特异性为 96%，是诊断肺血栓栓塞症的"金标准"。表现为肺动脉内造影剂充盈缺损，伴或不伴轨道征的血流阻断；或肺动脉造影剂流动缓慢，局部低灌注，静脉回流延迟。PAA 属有创检查，存在一定风险，目前仅用于其他无创检查不能确诊的肺血栓栓塞症及与复杂心肺血管的鉴别诊断，或为介入治疗提供最佳解剖学和血流动力学资料。

（四）血管超声

肺血栓栓塞血流动力学改变主要是肺循环阻力增加、肺动脉高压、右心功能障碍。因此，作为右心系统的下腔静脉也会出现一些异常，例如下腔静脉血栓等。肺栓塞时如果下腔静脉萎陷指数 <40%，即为下腔静脉萎陷指数下降。有学者认为下腔静脉萎陷指数下降在肺血栓栓塞中的发生率为 82%。

六、治疗

（一）一般处理

对肺栓塞患者应常规进行监护，包括血压、心率、呼吸、心电图、动脉血气等，对大面积栓塞患者应收入重症监护病房（ICU）进行治疗。

防止栓子再次脱落，急性患者宜绝对卧床休息 2～3 周，保持大小便通畅，避免用力。合并下肢深静脉血栓形成者，宜抬高下肢 30°，避免按摩、挤压下肢。对症处理咳嗽、发热等症状，镇静镇痛，预防感染。

合并低氧血症患者，进行适当氧疗，多数患者可改善，吸氧后动脉血氧分压（PaO_2）可达到 80 mmHg 以上。少数重症患者上述措施无效时可使用经面罩无创性机械通气或经气管插管机械通气，避免气管切开。机械通气时宜采取小潮气量通气策略，以减少对循环的不利影响。合并支气管痉挛时可给予茶碱类或支气管扩张剂雾化。

对于出现右心功能不全、心排血量下降、动脉血压尚正常的患者，可使用小剂量多巴胺、多巴酚丁胺或洋地黄类强心剂。若出现血压下降，可增大多巴胺剂量，或使用其他药物如间羟胺、去甲肾上腺素等，使收缩压维持在 90 mmHg 以上。扩容治疗宜慎重，因过大的液体负荷可能会加重右心功能不全。

（二）溶栓治疗

当大面积肺栓塞通过大面积阻断肺的血流而引起休克，造成患者生命危险时，溶栓可以降低死亡率，是必须采取的首选治疗。而深静脉血栓和小肺栓塞因为不伴有血流动力学改变，死亡率与并发症都很低，抗凝有效，不考虑溶栓治疗。目前存在争议的是次大面积肺栓塞是否需要溶栓治疗的问题。次大面积肺栓塞是指肺栓塞并伴有右心室劳损，其死亡率比无右心室劳损的肺栓塞高出一倍。

常用的溶栓药物有链激酶、重组链激酶、尿激酶、rt-PA、茴香酰纤溶酶原链激酶等。

1. 溶栓适应证

多数观念认为，溶栓治疗适用于大面积肺栓塞并有休克和（或）低血压的患者。溶栓治疗时间越早则效果越好，溶栓治疗窗以 14 天内为佳，但 2 周以上也有一定效果，主要针对新血栓有效。

2. 溶栓禁忌证

其绝对禁忌证是 14 天内有活动性内出血及自发性颅内出血。相对禁忌证如下：①两周内有大手术、分娩史或外伤史及不能压迫的血管穿刺术史；②两个月内有缺血性脑卒中病史；③颅内或颅、脊柱创伤或外科手术、眼科手术者；④未控制的严重高血压达到 180/110 mmHg 或有夹层动脉瘤；⑤血小板计数 $<100 \times 10^9/L$，或有可疑出血者；⑥严重肝肾功能不全；⑦感染性心内膜炎或二尖瓣病变伴有房颤且高度怀疑左心有血栓者；⑧糖尿病合并视网膜病变者。

3. 溶栓的并发症

（1）出血。

出血是溶栓最常见的并发症，常见于穿刺部位或胃肠道、腹膜后和颅内。老年和低体重的高血压患者，溶栓可增加颅内出血风险。

（2）过敏及抗体形成。

部分患者可发生过敏性休克，甚至在体内存在抗体达 1 年之久。目前倡议应用链激酶或茴香酰纤溶酶原链激酶之前，预防性地使用肾上腺皮质激素。首剂应用溶栓后 6 ～ 12 个月内要避免重复应用。

溶栓治疗对有适应证患者有明显的疗效，可降低病死率，减少致残率。目前针对急性肺栓塞较好的方案为 2 h 溶栓联合 6 个月或终生抗凝治疗。溶栓的时机要准确，尽早治疗，根据患者个体不同，针对其年龄、体重、基础疾病，栓子的性质、大小、部位等，制订合理的用药计划。

（三）抗凝治疗

抗凝治疗能加速内源性纤维蛋白溶解，防止纤维蛋白及凝血因子的沉积，使已经存在的血栓缩小，防止新血栓形成和复发。肝素抗凝治疗肺栓塞的效果早已获得承认。另外，低分子肝素、维生素 K 拮抗剂及其他新型抗凝药物的使用也在临床上开展。

1. 普通肝素

肝素的抗凝机制在于与血浆中抗凝血酶Ⅲ（AT-Ⅲ）结合形成复合物而增强后者抑制凝血因子作用。适用人群为需快速达到抗凝效果的急性大面积 PTE 患者、肥胖者（体重 >120 kg）、已进行创伤手术或肾功能不全出血风险高的患者、可能需紧急使用鱼精蛋白中和终止抗凝治疗的患者。普通肝素的特点是作用迅速、强大，持续静脉泵入较为安全，但因其抗凝活性的消除半衰期与剂量有关，不宜达到稳态血浓度。

2. 低分子肝素

低分子肝素有抗 Xa 的作用，对凝血的抑制作用弱。与肝素相比，低分子肝素的优点明显：①药物吸收完全、生物利用度 >90%；②半衰期较长，为 3 ～ 6 h；③与血浆蛋白结合率低，抗凝剂量 - 效应关系好；④血小板减少、大出血发生率及骨质疏松发生率低；⑤使用简便。根据体重皮下注射，除肥胖者、孕妇、出血高风险者和肾功能不全者外，一般不需要常规监测凝血指标。

3. 维生素 K 拮抗剂

即口服抗凝血药，有香豆素类和茚二酮类两类。茚二酮类毒性较香豆素类大，临床广泛使用的是华法林，属香豆素类。华法林作用时间长，服药后 36 ～ 48 h 起效。该药不易控制，且易受药物相互作用影响。妊娠妇女头 3 个月内及分娩前 6 周禁止服用华法林。长期服用华法林，尤其是老年患者，常见出血，如颅内出血。可应用维生素 K_1 10 mg 皮下或静脉注射治疗，抗凝作用被终止能发生在 6 ～ 12 h 内；或输注凝血酶原复合物。另外，华法林的不良反应常有斑丘疹、血管性紫癜，甚至出现皮肤坏死，以及骨质疏松，导致骨折，男性患者多见。

还有磺达肝葵钠、水蛭素、阿加曲班、比伐卢定、达比加群等新型抗凝药物，在临床上均有一定优缺点，可针对不同个体患者选择性使用。

（四）其他治疗

1. 手术治疗

急性肺栓塞患者中，1% 的患者在发病 1 h 内死亡，43% ～ 80% 的患者在 2 h 内死亡，85% 的患者在6 h内死亡。因此，早期诊断尤为重要，一旦确定存在手术指征，应即刻开展手术。手术指征如下。

（1）内科治疗无效者。

（2）有溶栓禁忌证者。

（3）出现心搏骤停或循环衰竭者。

目前也有学者认为，如果患者有广泛血栓，并出现中至重度右心功能障碍，即使体循环压力正常也应实施早期手术。

2. 介入治疗

由于介入治疗的不断发展，相较于手术治疗，其治疗手段更为简便、易行、安全、创伤小。介入治疗中的多种微创导管操作方法，包括经导管肺动脉内溶栓、经导管肺动脉内血栓去除或碎栓术、肺动脉内支架置入或使用两种以上技术处理急性大面积肺栓塞。可迅速重建肺动脉血流，降低肺动脉压力，改善心功能，尤其适于静脉溶栓失败后的急症处理。介入治疗的适应证如下。

（1）低血压：收缩压 <90 mmHg，或较基础血压下降 40 mmHg 以上。

（2）晕厥：严重时需进行心肺复苏。

（3）休克：伴周围低灌注和低氧血症。

（4）右心室后负荷增加和（或）肺动脉高压。

（5）毛细血管前肺动脉高压。

（6）肺泡 – 动脉血氧分压差 >50 mmHg。

（7）临床上急性大面积肺栓塞溶栓、抗凝治疗禁忌者。

介入治疗的并发症，包括心血管结构的穿孔或破裂，心脏压塞，肺出血和致命性肺栓塞，以及失血、心律失常、造影剂所致肾病、过敏、血肿、假性动脉瘤和动静脉瘘等。

七、护理

（一）肺栓塞急性期的护理

1. 急性期护理

（1）对高度怀疑或确诊的肺栓塞患者，应立即实施严密监护，监测呼吸、心率、血压、心电图、氧饱和度及动脉血气分析的变化。

（2）患者绝对卧床，抬高床头，防止栓子再次脱落。

（3）改善缺氧，保持呼吸道通畅，维持 SpO₂ >90%，避免再栓塞的危险因素。

①保持氧气供需平衡，患者出现呼吸困难，应立即判断缺氧严重程度，选择适当的给氧方式，调节好吸入氧流量进行氧疗，以提高 PaO₂ 目标，加强监测。指导患者进行深慢呼吸，以降低耗氧量。当合并严重的呼吸衰竭时，可使用经鼻面罩无创性机械通气或经气管插管行机械通气。应避免气管切开，防止出血。

②观察患者意识情况。病情加重或发生变化，出现躁动不安、嗜睡、意识模糊、定向力障碍时，说明患者脑缺氧。

③监测血流动力学改变。观察患者有无颈静脉充盈度增高、肝大、肝颈静脉回流征阳性、下肢水肿及静脉压升高等右心功能不全的表现。当较大的肺动脉栓塞后，可使左心室充盈压降低，心排血量减少。

2. 缓解疼痛

正确评估者的疼痛部位、性质、持续时间及有无伴随症状。有无疼痛的突然改变等。注意区分心肌梗死及胸膜炎性反应引起的胸痛。可遵医嘱给予药物止痛，如吗啡或哌替啶等，观察药物的疗效，及时复评。对疼痛症状较轻的患者，指导其采用缓慢呼吸等方式分散注意力。

3. 患肢护理

为避免发生再栓塞的危险，急性期患者除绝对卧床休息外，患肢应制动，避免过度屈伸，严禁热敷、针灸、按摩等，减少不必要的搬动和翻身。并且，严密观察下肢的足背动脉搏动以及局部皮肤颜色、温度、疼痛的改变等。定时测量和比较双下肢周径，以了解下肢肿胀的消长情况。肿胀的下肢可适当垫高并注意保暖，但严禁使用热水袋取暖。

4. 严密监测液体出入量

当患者心排血量减少，出现低血压甚至休克时，遵医嘱给予静脉输液和升压药物；若患者出现右心功能不全的症状，需按医嘱给予强心剂，限制水钠摄入。注意记录液体出入量。

5. 保持大便通畅便秘时，可适当给予缓泻剂协助排便，避免用力，防止下肢血管压力突然增高，使血栓再次脱落形成新的危及生命的栓塞。

6. 心理护理

在护理过程中落实健康宣教，告知患者目前的病情变化，解释各种仪器设备、治疗措施和护理操作的目的及注意事项。鼓励患者表达自己的感受，给予适当的安慰和鼓励。

（二）溶栓治疗的护理

溶栓治疗的主要并发症为出血，以颅内出血最为严重，发生率为 1%～5%，且致死、致残率高。溶栓治疗前需严格掌握禁忌证，治疗后做好观察及评估。

（1）溶栓后嘱患者应绝对卧床休息 2～3 周，以防下肢深静脉内不稳定的血栓松动脱落，再次造成栓塞。

（2）观察出血情况。常见的出血部位为血管穿刺处，观察有无注射部位渗血或血肿；观察皮肤有无瘀斑，有无口腔黏膜和牙龈出血；消化道出血，表现为呕血、黑便或便血；患者出现意识、瞳孔变化，应高度怀疑颅内出血；患者出现休克症状，如面色苍白、出冷汗、烦躁等，提示腹腔内出血，需提高警惕，立即处理。

（3）注意监测 3P 试验、纤维蛋白原、纤维蛋白降解物、血小板、凝血酶原时间等血液学指标。可专门留置一条采血通道，以避免多次穿刺增加出血的概率。

八、健康指导

患者病情好转后，仍有复发的可能。需继续定期监测各项相关指标，坚持系统、正规的治疗。

（1）按时服用抗凝药物。告知患者及家属严格遵医嘱按时服用抗凝药物的重要性。

（2）定期复查出凝血指标。

（3）避免可诱发疾病的诱因，如戒烟、预防感染等，注意适当锻炼，防止再次下肢静脉血栓形成。

（4）避免使用牙签剔牙、用力挖鼻孔、使用锋利的剃须刀等，防止出血。学会自我观察有无出血倾向。

（5）合理饮食，多食用高维生素、高纤维食物，保持大便通畅。

（6）放松情绪，不要过于激动。

（7）出现突发性的呼吸困难、咯血、胸痛、晕厥、下肢肿痛等情况应立即就医。

第九节　肺癌

一、概述

原发性肺癌（以下简称肺癌）是起源于支气管上皮、支气管腺体、细支气管上皮、肺泡上皮的恶性上皮性肿瘤。肺癌是目前全球癌症死亡的首要因素，并被认为是全世界对人类健康与生命威胁最大的恶性肿瘤，是我国最常见的恶性肿瘤之一。全国肿瘤登记中心 2015 年发布的数据显示，2010 年，我国新发肺癌病例 60.59 万（男性 41.63 万，女性 18.96 万），居恶性肿瘤首位（男性首位，女性第二位），占恶性肿瘤新发病例的 19.59%（男性 23.03%，女性 14.75%）。肺癌发病率为 35.93/10 万（男性 49.27/10 万，女性 21.66/10 万）。同期，我国肺癌死亡人数为 48.66 万（男性 33.68 万，女性 16.62 万），占恶性肿瘤死因的 24.87%（男性 26.85%，女性 21.32%）。肺癌死亡率为 27.93/10 万（男性 39.79/10 万，女性 16.62/10 万）。

肺癌是呼吸系统最为常见的恶性肿瘤，恶性程度高，易复发转移，早期发病隐匿，不易被发觉，有症状时大多已到中、晚期，所以早期诊断、早期治疗、手术、放疗、化疗等综合化、规范化、个体化治疗是关键。

二、病因

目前对引起肺癌的确切病因尚不十分明确，但肺癌的病因学研究已经显示，与肺癌发病有关因素包括吸烟、职业因素、环境污染、烹饪与饮食，以及肺癌的遗传易感性等。

（一）吸烟

1. 吸烟

已经被公认为肺癌的首位原因。而且证明与吸烟开始年龄、吸烟年数、每天吸烟支数、烟的种类均有相加关系。烟草中的致癌物通过不同的机制导致支气管上皮细胞DNA的损伤，如一些癌基因的激活（k-ras）和抑癌基因（p53，FHIT）的突变和失活，从而导致细胞遗传信息的改变、细胞转化和癌变。香烟燃烧后的烟雾含有固相和气相两种成分，在烟草固相物中含有3 500种化合物，其中55种已被发现可能是人类致癌物，在气相物中有500多种。香烟燃烧过程中产生的多种致癌物质中，与肺癌关系最密切的有多环芳香烃类化合物、芳香胺、苯和丙烯等。最近有报道认为烟草中特殊的硝铵类物质（TSHs）和多环芳香烃类物质（PAHs）是两类最易引起人类肿瘤的化合物。在我国，女性肺癌与吸烟关系不如男性密切，吸烟只能解释肺癌病因的24%~35%。已证实女性肺鳞癌的发生与吸烟关系非常密切，但女性肺腺癌与吸烟关系较弱。

2. 被动吸烟 这是颇有争议的肺癌危险因素之一。被动吸烟即俗称的"吸二手烟"。国外曾有研究证明，大量被动吸烟同每日吸几支烟的暴露量相等。不吸烟者和吸烟者一起生活或工作，每天闻到烟味一刻钟，时间达到一年以上的危害等同吸烟。一些与吸烟者共同生活的女性，患肺癌的概率比常人多出6倍。

（二）职业因素

职业环境中的呼吸道致癌物是造成该职业人群发病增多的重要原因。研究表明，因职业关系接触某些金属和非金属物质，如铀、铬、镍、铍、氡、砷、石棉、焦油等，长期吸入后也能引起肺癌。而石棉工人发生肺癌的危险是普通人6~10倍。烟草与石棉具有协同作用。芥子气、二氯甲醚、铬酸中的铬等也能导致肺癌。经常接触多环芳香碳氢化合物的煤气工、炼焦炉工、烟囱工、铸造工等也易于得肺癌。

（三）环境污染

统计结果表明，城市肺癌发病率高于农村，内陆重工业城市高于沿海轻工业城市。如汽车废气、工业废气、公路沥青等污染。空气中PM2.5的浓度长期高于10 μg/m³，肺癌发病率显著上升。

室内微小环境对健康的危害，特别是它与肺癌的关系近年来受到国内外学者的关注，已有研究表明，中国女性肺癌与室内微小环境空气污染有关。儿童期暴露于煤炉取暖及做饭与成年后患肺癌有一定关系。

（四）烹饪与饮食

（1）烹调油烟是室内污染的另一个主要来源，是非吸烟肺癌病因中的一个热点。厨房烹调油烟是发生肺鳞癌和肺腺癌共同的危险因素，如果消除烹调油烟的因素，肺癌的发生可能减少一半以上。因菜油和豆油加热至270~280℃（大致相当于日常炒菜时油类加温范围）时产生的油烟具有明显的致突变作用，经常使用菜油、豆油且高温烹调者会增加肺癌的危险性。而花生油和猪油则无致突变作用。

（2）饮食是继吸烟后被众多科学家认可的另一个和肿瘤关系最密切的因素。国外有研究证明，大量食用新鲜蔬菜、水果，所含的类胡萝卜素能够降低肺癌的危险性。饱和脂肪酸的摄入是肺癌的高危险因素。

（五）遗传易感性

肺癌的易感性存在个体差异，即肺癌的遗传易感性。目前的研究表明，肺癌的遗传易感性主要包括代谢酶基因多态性、诱变剂敏感性和DNA修复能力以及某些基因的突变缺失。这些与肺癌的发生具有密切的关系。

（六）其他

慢性支气管炎、肺结核、弥漫性肺间质纤维化等疾病患者的肺癌发生率高于正常人群。病毒感染、黄曲霉素、机体免疫功能下降、内分泌失调等因素对肺癌的发生也可能起到一定的作用。

三、病理

（一）病理学

1. 按肿瘤发生部位

（1）中央型肺癌：发生在主支气管、叶支气管及段支气管的癌肿。以鳞状E皮细胞癌和小细胞未分化癌多见，约占3/4。

（2）周围型肺癌：发生在段支气管以下的小支气管及细支气管的癌肿，以腺癌较为多见，约占1/4。

（3）弥漫型肺癌：发生在细支气管和肺泡的肿瘤，弥漫分布在肺内。

2. 按肿瘤生长方式

（1）管内型：多见于鳞癌，其肿块位于较大的支气管腔内，呈息肉状或菜花样突入管腔，少数有蒂。

（2）管壁浸润型：肿块向较大的支气管壁内浸润，常侵入管壁外肺组织。管壁黏膜皱襞消失，呈颗粒状或肉芽表面，管壁增厚，管腔狭窄。

（3）巨块型：肿块直径>5 cm，多靠近肺门，形状不规则，边缘呈大分叶状，与周围组织分界不清。

（4）球形：肿块呈圆形或类圆形，直径3～5 cm，边缘较平滑，边缘呈小分叶状，与周围组织分界清楚。

（5）结节型：肿块呈圆形或不规则形，直径<3 cm，单个或多个，与周围组织分界清楚。

（6）弥漫浸润型：肿块弥漫浸润肺叶或肺段的大部分，形态类似于大叶性肺炎或融合性支气管肺炎。

3. 按组织病理学分型

（1）非小细胞肺癌（non-small-cell lung cancer，NSCLC）：①鳞状细胞癌（鳞癌），肺癌中较常见的类型，主要发生于段支气管，其次在叶支气管，以中央型多见，比例约占2/3。周围型鳞癌常可发生癌灶中心广泛凝固坏死，可有空洞形成。②腺癌，在某些发达国家已成为最常见的肺癌类型，在我国的发生率也呈逐年增长的趋势，并已超过了鳞癌。肿瘤可发生于各级支气管，但以小支气管为主，因此多为周围型肺癌。③腺鳞癌。④大细胞癌，细胞体积较大、核大、核仁显著、胞质丰富的恶性上皮性肿瘤。大细胞癌恶性程度高，肿瘤大多发生在段支气管和叶支气管，肿瘤体积较大，常见中央坏死，但空洞形成不常见。

（2）小细胞肺癌（small cell lung cancer，SCLC）：主要发生在主支气管和叶支气管，约70%的病例表现为肺门周围肿块，是肺癌中恶性程度最高的一种，在各型肺癌中预后最差。

（3）肉瘤样癌：包括多形性癌、梭形细胞癌、巨细胞癌、癌肉瘤、肺母细胞瘤。

（4）类癌：起源于支气管和细支气管黏膜上皮中神经内分泌细胞的肺癌，较少见，恶性程度低。临床上常出现副瘤综合征、库欣综合征、肢端肥大征等。

（5）唾液腺型癌：起自支气管腺体的低度恶性肿瘤，支气管腺体及其肿瘤均与唾液腺及其肿瘤相同，故称为唾液腺型癌。好发于中年男女患者，肿瘤大多位于气管或主支气管内。

（二）分期

1. 非小细胞肺癌的分期

目前非小细胞肺癌的TNM分期采用国际肺癌研究协会（IASLC）2009年第七版分期标准（IASLC 2009）（表5-3、表5-4）。

表 5-3 非小细胞肺癌的 TNM 分期标准

分期	标准
原发性肿瘤（T）	
T_X	原发肿瘤不能评估，或从痰、支气管冲洗液中找到瘤细胞但影像学或支气管镜没有可见的肿瘤
T_0	没有原发肿瘤的证据
T_{is}	原位癌
T_1	肿瘤最大径≤3 cm，周围被肺或脏层胸膜所包绕，支气管镜下肿瘤侵犯没有超出叶支气管（即没有累及主支气管）
T_{1a}	肿瘤最大径≤2 cm
T_{1b}	2 cm<肿瘤最大径≤3 cm
T_2	肿瘤大小或范围符合以下任何一项：肿瘤最大径>3 cm，但不超过 7 cm；累及主支气管，但距隆突在 2 cm 以上；累及脏层胸膜；扩展到肺门的肺不张或阻塞性肺炎，但不累及全肺
T_{2a}	肿瘤最大径≤5 cm，且符合以下任何一点：肿瘤最大径>3 cm；累及主支气管，但距隆突在 2 cm 以上；累及脏层胸膜；扩展到肺门的肺不张或阻塞性肺炎，但不累及全肺
T_{2b}	5 cm<肿瘤最大径≤7cm
T_3	任何大小的肿瘤已直接侵犯了下述结构之一者：胸壁（包括肺上沟瘤）、膈肌、纵隔胸膜、心包；肿瘤位于距隆突 2 cm 以内的主支气管，但尚未累及隆突；全肺的肺不张或阻塞性肺炎；肿瘤最大径>7 cm；有与原发灶同叶的单个或多个的卫星灶
T_4	任何大小的肿瘤已直接侵犯了下述结构之一者：纵隔、心脏、大血管、气管、食管、喉返神经、椎体、隆突，与原发灶不同叶的单发或多发病灶
区域淋巴结（N）	
N_X	区域淋巴结不能评估
N_0	无区域淋巴结转移
N_1	转移至同侧支气管旁淋巴结、肺内淋巴结和（或）同侧肺门淋巴结，包括原发肿瘤直接侵犯
N_2	转移至同侧纵隔和（或）隆突下淋巴结
N_3	转移至对侧纵隔、对侧肺门淋巴结、同侧或对侧斜角肌或锁骨上淋巴结
远处转移（M）	
M_X	远处转移不能评估
M_0	无远处转移
M_1	有远处转移
M_{1a}	胸膜播散（包括恶性胸腔积液、恶性心包积液、胸膜转移结节），对侧肺叶的转移性结节
M_{1b}	胸腔外远处转移

大部分肺癌患者的胸腔积液（或心包积液）是由肿瘤所引起的。但如果胸腔积液（或心包积液）的多次细胞学检查未能找到癌细胞，胸腔积液（或心包积液）又是非血性或非渗出性的，临床判断该胸腔积液（或心包积液）与肿瘤无关，则这种类型的胸腔积液（或心包积液）不影响分期。

表 5-4 非小细胞肺癌的 TNM 分期

分期	TNM
隐形肺癌	T_X，N_0，M_0
0	T_{is}，N_0，M_0
I_A	T_{1a}，T_{1b}，N_0，M_0
I_B	T_{2a}，N_0，M_0
II_A	T_{1a}，T_{1b}，N_1，M_0；T_{2a}，N_1，M_0；T_{2b}，N_0，M_0

续 表

分期	TNM
ⅡB	T_2, N_1, M_0；T_3, N_0, M_0
ⅢA	T_1, N_2, M_0；T_2, N_2, M_0；T_3, N_1, M_0；T_3, N_2, M_0；T_4, N_0, M_0；T_4, N_1, M_0
ⅢB	T_4, N_0, M_0；任何 T, N_3, M_0
Ⅳ	任何 T，任何 N, M_{1a}, M_{1b}

2. 小细胞肺癌分期

对于接受非手术治疗的患者采用局限期和广泛期分期方法；对于接受外科手术的患者，采用国际肺癌研究协会（IASLC，International Association for the Study of Lung Cancer）2009 年第七版分期标准。

四、临床表现

肺癌的临床表现与癌肿的部位、大小、是否侵及邻近器官以及有无转移等情况有密切关系。这些临床表现可分为四类。

1. 由原发肿瘤引起的症状

早期可无明显症状，当病情发展到一定程度时，常出现以下症状：①刺激性干咳；②痰中带血或血痰；③胸痛；④发热；⑤气促。当呼吸道症状超过 2 周，经对症治疗不能缓解，尤其是痰中带血、刺激性干咳，或原有的呼吸道症状加重时，要高度警惕肺癌存在的可能性。

2. 肿瘤局部扩展引起的症状

①肿瘤侵犯喉返神经出现声音嘶哑；②肿瘤侵犯上腔静脉，出现面、颈部水肿等上腔静脉梗阻综合征表现；③肿瘤侵犯胸膜引起胸膜腔积液，往往为血性，大量积液可以引起气促；④肿瘤侵犯胸膜及胸壁，可以引起持续剧烈的胸痛；⑤上叶尖部肺癌，亦称肺尖癌或肺上沟瘤，可侵入和压迫位于胸廓入口的器官组织，如第一肋骨、锁骨下动静脉、臂丛神经、颈交感神经等，产生剧烈胸痛，上肢静脉怒张、水肿、臂痛和上肢运动障碍，同侧上眼睑下垂、瞳孔缩小、眼球内陷、面部无汗等颈交感神经综合征（Horner 综合征）。

3. 由肿瘤远处转移引起的症状

①锁骨上淋巴结常是肺癌转移的部位；②近期出现的头痛、恶心、眩晕或者视物不清等神经系统症状和体征应当考虑脑转移的可能；③持续固定部位的骨痛、血浆碱性磷酸酶或者血钙升高应考虑骨转移的可能；④右上腹痛、肝大、碱性磷酸酶、天门冬氨酸转移酶、乳酸脱氢酶或胆红素升高应考虑肝转移的可能；⑤皮下转移时可在皮下触及结节；⑥血行转移到其他器官出现转移器官的相应症状。

4. 肿瘤引起的肺外表现

少数肺癌由于肿瘤产生内分泌物质，临床上呈现非转移性的全身症状，如骨关节综合征、库欣综合征、重症肌无力、男性乳腺增大、多发性肌肉神经痛等肺外症状。

五、辅助检查

（一）影像学检查

1. 胸部 X 线检查

胸片是肺癌治疗前后基本的影像学检查方法，通常包括胸正、侧位片，是早期发现肺癌的一个重要手段，也是术后随访的方法之一。

2. 胸部 CT 检查

可以进一步验证病变所在的部位和累及范围，也可鉴别其良性、恶性，是目前肺癌诊断、分期、疗效评价及治疗后随诊中最重要和最常用的影像学手段。

3. MRI 检查

对肺癌的临床分期有一定价值，特别适用于判断脊柱、肋骨以及颅脑有无转移。

4. 超声检查

主要用于发现腹部重要器官以及腹腔、腹膜后淋巴结有无转移，也用于双锁骨上窝淋巴结的检查；对于邻近胸壁的肺内病变或胸壁病变，可鉴别其囊、实性及进行超声引导下穿刺活检；超声还常用于胸水抽取定位。

5. 骨扫描检查

用于判断肺癌骨转移的常规检查。当骨扫描检查提示骨可疑转移时，应对可疑部位进行 MRI、CT 或 PET-CT 等检查验证。

6. PET-CT 检查

在诊断肺癌纵隔淋巴结转移时较 CT 的敏感性、特异性高。有条件者推荐使用。

（二）内镜检查

1. 支气管镜检查

诊断肺癌最常用的方法，包括纤支镜直视下刷检、活检以及支气管灌洗获取细胞学和组织学诊断。上述几种方法联合应用可以提高检出率。

2. 经支气管针吸活检术（transbronchial needle aspiration，TBNA）和超声支气管镜引导的经支气管针吸活检术（endobronchial ultrasound-guided transbronchial needle aspiration EBUS-TBNA）可以穿刺气管或支气管旁的淋巴结和肿块，有助于肺癌诊断和淋巴结分期。

3. 经支气管肺活检术（transbronchial lung biopsy，TBLB）

可在 X 线、CT、气道超声探头、虚拟支气管镜、电磁导航支气管镜和细支气管镜引导下进行，适合诊断 2/3 的肺外周病变（peripheral pulmonary lesions，PPL），在诊断 PPL 的同时检查管腔内情况，是非外科诊断肺部结节的重要手段。

4. 纵隔镜检查

作为确诊肺癌和评估 N 分期的有效方法，是目前临床评价肺癌纵隔淋巴结状态的金标准。

5. 胸腔镜检查

胸腔镜可以准确地进行肺癌诊断和分期，对于经纤维支气管镜和经胸壁肺肿物穿刺针吸活检术（transthoracic needle aspiration，TTNA）等检查方法无法取得病理标本的早期肺癌，尤其是肺部微小结节病变，行胸腔镜下病灶切除，即可以明确诊断。对于中晚期肺癌，胸腔镜下可以行淋巴结、胸膜和心包的活检，胸腔积液及心包积液的细胞学检查，为制定全面治疗方案提供可靠依据。

（三）其他检查技术

1. 痰细胞学检查

目前诊断肺癌简单方便的无创伤性诊断方法之一，连续三天留取清晨深咳后的痰液进行痰细胞学涂片检查可以获得细胞学的诊断。

2. 经胸壁肺内肿物穿刺针吸活检术（TTNA）

TTNA 可以在 CT 或 B 超引导下进行，在诊断周围型肺癌的敏感度和特异性上均较高。

3. 胸膜活检术

当胸水穿刺未发现细胞学阳性结果时，胸膜活检可以提高阳性检出率。

4. 胸腔穿刺术

当胸水原因不清时，可以进行胸腔穿刺，以进一步获得细胞学诊断，并可以明确肺癌的分期。

5. 浅表淋巴结活检术

对于肺部占位病变或已明确诊断为肺癌的患者，如果伴有浅表淋巴结肿大，应当常规进行浅表淋巴结活检，以获得病理学诊断，进一步判断肺癌的分期，指导临床治疗。

（四）实验室检查

1. 血液生化检查

肺癌患者血浆碱性磷酸酶或血钙升高考虑骨转移的可能，血浆碱性磷酸酶、谷草转氨酶、乳酸脱氢酶或胆红素升高考虑肝转移的可能。

2. 血液肿瘤标志物检查

（1）癌胚抗原（carcinoembryonic antigen，CEA）

目前血清中CEA的检查主要用于判断肺癌预后以及对治疗过程的监测。

（2）神经特异性烯醇化酶（neurone specific enolase，NSE）

小细胞肺癌首选标志物，用于小细胞肺癌的诊断和治疗反应监测。

（3）细胞角蛋白片段19（cytokeratin fragment，CYFRA21-1）

对肺鳞癌诊断的敏感性、特异性有一定参考意义。

（4）鳞状细胞癌抗原（squamous cell carcinoma antigen，SCC）

对肺鳞状细胞癌疗效监测和预后判断有一定价值。

六、治疗

（一）治疗原则

采取多学科综合治疗与个体化治疗相结合的原则，即根据患者身体状况，肿瘤的病理组织学类型和分子分型，侵及范围和发展趋向采取多学科综合治疗的模式，有计划、合理地应用手术、化疗、放疗和分子靶向治疗等手段，以期达到最大限度地延长患者的生存时间、提高生存率、控制肿瘤进展和改善患者的生活质量。

（二）外科手术治疗

手术切除是肺癌的主要治疗手段，也是目前临床治愈肺癌的唯一方法。肺癌手术分为根治性手术与姑息性手术，应当力争根治性切除。以期达到最佳、彻底地切除肿瘤，减少肿瘤转移和复发，并且进行最终的病理TNM分期，指导术后综合治疗的目的。

1. 手术适应证

（1）Ⅰ、Ⅱ期和部分Ⅲa期（$T_3N_{1\sim2}M_0$，$T_{1\sim2}N_2M_0$，$T_4N_{0\sim1}M_0$，可完全性切除）非小细胞肺癌和部分小细胞肺癌（$T_{1\sim2}N_{0\sim1}M_0$）。

（2）经新辅助治疗（化疗或化疗加放疗）后有效的N!期非小细胞肺癌。

（3）部分Ⅲb期非小细胞肺癌（$T_4N_{0\sim1}M_0$）如能局部完全切除肿瘤者，包括侵犯上腔静脉、其他毗邻大血管、心房、隆凸等。

（4）部分Ⅳ期非小细胞肺癌，有单发对侧肺转移、单发脑或肾上腺转移者。

（5）临床高度怀疑肺癌的肺内结节，经各种检查无法定性诊断者，可考虑手术探查。

2. 手术禁忌证

（1）全身状况无法耐受手术，心、肺、肝、肾等重要脏器功能不能耐受手术者。

（2）绝大部分诊断明确的Ⅳ期、大部分Ⅲb期和部分Ⅲa期非小细胞肺癌，以及分期晚于$T_{1\sim2}N_{0\sim1}M_0$期的小细胞肺癌。

（三）放射治疗

肺癌放疗包括根治性放疗、姑息放疗、辅助放疗和预防性放疗等。

1. 非小细胞肺癌（NSCLC）

（1）对于接受手术治疗的NSCLC患者，如果术后病理手术切缘阴性而纵隔淋巴结阳性（pN2），除了常规接受术后辅助化疗外，建议加用术后放疗。对于切缘阳性的pN2肿瘤，如果患者身体许可，建议采用术后同步放疗和化疗。对切缘阳性的患者，放疗应当尽早开始。

（2）Ⅰ期不能接受手术治疗的NSCLC患者，放射治疗是有效的局部控制病灶的手段之一。

（3）对于因身体原因不能接受手术的Ⅱ-Ⅲ期NSCLC患者，如果身体条件许可，应当给予适形放疗结合同步化疗。

（4）对于有广泛转移的Ⅳ期NSCLC患者，部分患者可以接受原发灶和转移灶的放射治疗以达到姑息减症的目的。

2. 小细胞肺癌（SCLC）

（1）局限期 SCLC 经全身化疗后部分患者可以达到完全缓解，但是如果不加用胸部放疗，胸内复发的风险很高。加用胸部放疗不仅可以显著降低局部复发率，而且死亡风险也显著降低。

（2）广泛期 SCLC 患者，远处转移灶经化疗控制后加用胸部放疗可以提高肿瘤控制率，延长生存期。

3. 预防性脑照射

（1）局限期小细胞肺癌患者，在胸内病灶经治疗达到完全缓解后推荐加用预防性脑照射。

（2）广泛期小细胞肺癌在化疗有效的情况下，加用预防性脑照射亦可降低小细胞肺癌脑转移的风险。

（3）非小细胞肺癌全脑预防照射根据每个患者的情况权衡利弊后确定。

4. 晚期肺癌患者的姑息放疗

晚期肺癌患者的姑息放疗，主要目的是解决因原发灶或转移灶导致的局部压迫症状、骨转移导致的疼痛，以及脑转移导致的神经症状等。

（四）药物治疗

肺癌的药物治疗包括化疗和分子靶向药物治疗。化疗分为姑息化疗、辅助化疗和新辅助化疗。

1. 晚期 NSCLC

（1）一线药物治疗含铂两药方案为标准的一线治疗，在化疗基础上可联合抗肿瘤血管药物。EGFR 基因敏感突变或 ALK 融合基因阳性患者，可有针对性地选择靶向药物治疗（表5-5）。

（2）二线药物治疗

可选择多西紫杉醇、培美曲塞和 EGFR-TKI，EGFR 突变患者可选择靶向药物 EGFR-TKI。

（3）三线药物治疗

可选择 EGFR-TKI 或进入临床试验（表5-6）。

2. 不能手术切除的 NSCLC

推荐放疗、化疗联合，根据具体情况可选择同步或序贯放疗和化疗。序贯治疗化疗药物可参照一线治疗。

3. NSCLC 的围手术期辅助治疗

（1）完全切除的 Ⅱ-Ⅲ 期 NSCLC，术后推荐含铂两药方案术后辅助化疗 3~4 个周期。

（2）辅助化疗始于患者术后体力状况基本恢复正常，一般在术后 3~4 周开始。

（3）新辅助化疗：对可切除的 Ⅲ 期 NSCLC 可选择含铂两药、2 个周期的术前新辅助化疗，一般在化疗结束后 2~4 周进行手术。术后辅助治疗应当根据术前分期及新辅助化疗疗效，有效者延续原方案或根据患者耐受性酌情调整，无效者则应当更换方案。

4. 小细胞肺癌（SCLC）

（1）局限期小细胞肺癌（Ⅱ-Ⅲ期）推荐放疗、化疗为主的综合治疗。化疗方案推荐 EP 或 EC 方案。

（2）广泛期小细胞肺癌（Ⅳ期）推荐化疗为主的综合治疗。化疗方案推荐 EP、EC 或顺铂加拓扑替康（IP）或加伊立替康（IC）（表5-5至表5-7）。

表5-5 非小细胞肺癌常用的一线化疗方案

化疗方案	剂量	用药时间	时间及周期
NP 方案			
长春瑞滨	25 mg/m²	第1、8天	21天为1个周期
顺铂	75~80 mg/m²	第1天	4~6个周期
TP 方案			
紫杉醇	135~175 mg/m²	第1天	21天为1个周期
顺铂或卡铂			4~6个周期
顺铂			

续 表

化疗方案	剂量	用药时间	时间及周期
卡铂			
GP 方案			
吉西他滨			
顺铂或卡铂			
顺铂	75 mg/m^2	第 1 天	
卡铂	AUC=5 ~ 6		
GP 方案			
吉西他滨	1 000 ~ 1 250 mg/m^2	第 1、8 天	21 天为 1 个周期
顺铂或卡铂			4 ~ 6 个周期
顺铂	75 mg/m^2	第 1 天	
卡铂	AUC=5 ~ 6	第 1 天	
DP 方案			
多西他赛	75 mg/m^2	第 1 天	21 天为 1 个周期
顺铂或卡铂			4 ~ 6 个周期
顺铂	75 mg/m^2	第 1 天	
卡铂	AUC=5 ~ 6	第 1 天	
AP 方案			
培美曲塞（非鳞癌）	500 mg/m^2	第 1 天	21 天为 1 个周期
顺铂或卡铂			4 ~ 6 个周期
顺铂	75 mg/m^2	第 1 天	
卡铂	AUC=5 ~ 6	第 1 天	

表 5-6　非小细胞肺癌常用的抗血管新生药物和靶向治疗药物

药物	剂量 /mg	用药时间
抗血管新生药物		
血管内皮抑素	15	第 1 ~ 14 天，21 天为 1 个周期
靶向治疗药物		
吉非替尼	250	1 次 / 天
厄洛替尼	150	1 次 / 天
埃克替尼	125	3 次 / 天
克唑替尼	250	2 次 / 天

表 5-7　小细胞肺癌常用的化疗方案

化疗方案	剂量	用药时间	时间及周期
EP 方案			
足叶乙苷	100 mg/m^2	第 1 ~ 3 天	21 天为 1 个周期
顺铂	75 ~ 80 mg/m^2	第 1 天	4 ~ 6 个周期
EC 方案			
足叶乙苷	100 mg/m^2	第 1 ~ 3 天	21 天为 1 个周期
卡铂	AUC=5 ~ 6	第 1 天	4 ~ 6 个周期

续表

化疗方案	剂量	用药时间	时间及周期
IP方案			
伊立替康	60 mg/m²	第1、8、15天	21天为1个周期
顺铂	60 mg/m²	第1天	4～6个周期
IP方案			
伊立替康	65 mg/m²	第1、8天	21天为1个周期
顺铂	30 mg/m²	第1、8天	4～6个周期
IC方案			
伊立替康	50 mg/m²	第1、8、15天	21天为1个周期
卡铂	AUC=5		4～6个周期

七、护理措施

（一）围手术期护理

1. 术前护理

（1）了解患者的健康史和既往史，尤其是吸烟史；女性患者注意了解月经史；服用抗凝药物的患者，注意评估其用药和停药情况；评估患者的整体营养状况。

（2）观察患者咳嗽咳痰的情况，以及痰的颜色、性质、量及其伴随症状。

（3）指导并劝说患者戒烟是患者术前呼吸道准备的头等大事。吸烟会刺激气管、支气管和肺组织，使其分泌物增加，支气管上皮纤毛活动减弱或丧失，导致痰液难以咳出，引起肺部感染。术前患者至少戒烟14天以上，以防术后肺部感染和肺不张的发生。

（4）注意口腔卫生。口腔是呼吸道的门户，患者应早晚刷牙，并注意预防感冒。肺部有炎症者，术前应积极控制，遵医嘱给予抗生素、雾化吸入治疗。

（5）术前指导患者进行呼吸功能锻炼，教会其练习正确的咳嗽、咳痰方法，患者坐位，双脚着地，身体稍前倾，双手环抱一个枕头，协助患者轻轻按住伤口，进行数次深而缓慢的腹式呼吸，深吸气末屏气，然后缩唇，缓慢呼气，在深吸一口气后屏气3～5 s，身体前倾，从胸腔进行2～3次短促有力的咳嗽，张口咳出痰液，咳嗽时收缩腹肌，或用自己的手按压上腹部，帮助咳嗽。可减少患者术后因方法不当导致疼痛从而不能进行有效咳嗽咳痰的情况，能有效防止术后并发症的发生。

（6）术前加强营养，鼓励患者进高蛋白质、高热量、富含维生素、容易消化的食物，提高机体免疫力，增强其手术耐受力。

（7）讲解有关手术的相关知识，消除患者及家属的顾虑和心理负担。

（8）按手术要求做好术前的各项准备。术前一日遵医嘱做好药物过敏试验，阳性者报告医生，并在病历上做好记录，床头做好标识。①术前一日做血型和交叉配血准备，根据情况准备足够的血量，按手术部位要求备皮，包括剪除胸毛和腋毛，预防切口感染；②手术前晚行普通灌肠一次，以防术中患者麻醉后肛门括约肌松弛，大便排出，增加手术污染的机会；③手术当日清晨留置尿管。

（9）提供安静、舒适的环境，保证充足的休息和睡眠，入睡困难者，睡前给予镇静催眠药物，并观察患者睡眠情况。

2. 术后护理

（1）严密观察患者意识、生命体征、血氧饱和度的变化情况。当患者移至病床时，立即给氧，连接心电监护。术后2～3 h，每15～30 min测量呼吸、脉搏和血压一次；生命体征稳定后，每小时测量一次。保持呼吸道通畅，常规给予氧气吸入2～4 L/min，持续24～48 h，维持$SpO_2 \geq 95\%$。术后回病房后，定时观察呼吸并呼喊患者，防止麻醉副作用引起患者呼吸暂停。术后第一天开始，根据情况指导患者进行有效咳嗽咳痰，给予雾化吸入、翻身叩背及电动排痰，防止肺部感染及肺不张。

（2）严密观察手术切口敷料及胸腔闭式引流管引流情况。下肺叶切除、全肺切除、食管或纵隔等术后常规带胸管1根；行上肺叶切除，通常带胸管2根，上胸管排气。胸腔闭式引流管护理时应注意：①保持管道密闭和通畅，正确牢固连接、妥善固定胸腔闭式引流管，确保引流瓶内长管密闭于水面下3～4 cm，保持直立，防止管道扭曲，间断挤捏，防止血凝块堵塞引流管。②严格无菌操作，防止感染，每日更换胸腔引流瓶。更换时，双钳夹闭胸管，防止气体进入胸腔。胸腔闭式引流瓶应低于胸壁引流口平面60～100 cm，严防瓶内液体逆流。③观察水封瓶内水柱波动以帮助判断引流是否通畅，正常波动范围为3～10 cm，患者的呼吸幅度和胸膜腔内负压影响水柱的波动。观察胸腔闭式引流的情况，如不断有气泡逸出，可能肺漏气或引流装置密闭不严，应及时予以处理。一侧全肺切除者钳闭胸管，定时开放，放液避免过快，如有异常立即通知医生给予处理。④术后密切观察胸腔闭式引流情况，怀疑活动性出血时，立即夹闭胸腔引流管，通知医生，配合抢救，同时做好二次开胸探查止血的准备。

（3）评估患者卧位是否适当，胸部手术后卧位对有效引流至关重要。全麻未清醒患者，应去枕平卧，头偏向一侧，防止呼吸道分泌物或呕吐物误吸气管造成窒息。全麻完全清醒，血压、脉搏平稳后可取半卧位，床头抬高30°～45°，以利呼吸和胸腔引流。避免采用头低足高仰卧位。一侧全肺切除患者采取1/4侧卧位，避免完全侧卧位。经常改变体位有利于胸腔引流，促进肺复张。每1～2 h翻身一次，预防压疮发生。

（4）观察患者的输液量和速度，观察患者的尿量，准确记录24 h液体出入量，评估液体出入量是否平衡。严格控制输液量和速度，防止因输液过多、过快，前负荷过重导致急性肺水肿和心力衰竭。一侧全肺切除患者24 h补液量应控制在2 000 mL以内，速度以30～40滴/分为宜，同时限制钠盐摄入。

3. 手术后并发症的观察及护理

（1）出血。

肿瘤广泛浸润粘连，术中剥离面大，止血不彻底，患者本身凝血机制障碍、胸腔的负压状态等因素均可导致开胸手术后出血。开胸手术后24 h引流量在500 mL左右。处理措施：①术后密切观察患者神志、生命体征、血氧饱和度变化及切口敷料渗血情况。②保持胸腔闭式引流管引流通畅，密切观察引流液的颜色、性状和量，定时挤捏胸腔引流管。③遵医嘱给予止血药物。④若术后胸腔引流量1 h内超过800 mL，或每小时引流量≥200 mL，持续2～3 h无减少，患者出现烦躁不安、血压逐渐下降、脉搏增快、少尿、血红蛋白持续下降时，应高度怀疑活动性出血，立即通知医生，同时积极做好手术止血准备。

（2）肺不张。

肺不张是开胸手术后常见的并发症，多发生于术后第1～3天。胸部手术切口一般疼痛较严重，影响患者呼吸运动，导致其不能进行有效咳嗽，分泌物容易滞留堵塞支气管，引起肺不张。会出现胸闷、气促、发热，气管向患侧移位等表现，处理措施：①术后胸带包扎不宜过紧，鼓励患者腹式深呼吸。②氧气吸入必须湿化，低氧血症时，给予面罩吸氧。痰多黏稠时，鼓励多喝水，遵医嘱给予雾化吸入以稀释痰液利于咳出。③术后第一天，鼓励并指导患者深呼吸，有效咳嗽。协助拍背，必要时按压颈部气管诱发咳嗽排痰。④痰多黏稠，患者无力咳出时，可行鼻导管深部吸痰。⑤若以上方法均无效，协助医生行支气管镜吸痰。严重时可行气管切开，确保呼吸道通畅。

（3）心律失常。

开胸手术后心律失常发生率较其他外科手术后高，多发生于术后4天内。常见的原因是疼痛、缺氧、体液失衡和失血造成的低血容量。处理措施：①术后常规心电监护，注意观察心率及其波形的变化，术后常见的心律失常为房颤，室性心律失常以室性早搏多见。②术后发现心律失常，应及时通知医生，遵医嘱应用抗心律失常药，严格掌握用药剂量、浓度、速度及给药途径，必要时微泵控制速度，密切观察患者心率变化、药物疗效及副作用。

（4）支气管胸膜瘘。

肺切除术后严重的并发症之一，多发生于术后一周左右。发生原因有疾病本身因素，也有手术技巧问题。主要临床表现有发热、刺激性咳嗽、痰多且带腥味、痰中带血，或痰液与胸腔积液相同。胸腔内注入亚甲蓝2 mL，患者咳出蓝染的痰液即可确诊。处理措施：①一旦发生支气管胸膜瘘，立即通知医生，配合医生行胸腔闭式引流术,保持引流通畅,充分引流胸腔内气液体。②对于48 h内的支气管胸膜瘘患者,主张紧急手术。③支气管胸膜瘘可导致从瘘孔吸入大量胸腔积液而引发窒息。置患者患侧卧位,严防漏液污染健侧。④遵医嘱给予抗生素治疗。瘘口较小时,通过抗感染和支持治疗,可自行愈合。部分瘘口较小患者可通过纤维支气管镜局部烧灼,达到促进愈合的目的。

（5）急性肺水肿。

肺切除术后严重的并发症,处理不及时或不当,死亡率达10%。心功能不全和液体负荷过重是常见原因。术中需单肺通气,术侧肺塌陷,术后又充气胀肺,容易造成肺气压伤引起肺水肿,尤其是老年患者。患者表现为进行性呼吸困难、面色发绀、心动过速、咳粉红色泡沫痰等。处理措施:①一旦发生,立即减慢输液速度,控制入量。②氧气吸入,以25% ~ 35%酒精湿化,保持呼吸道通畅。③遵医嘱给予心电监护、强心、利尿、扩管等治疗,必要时准备辅助呼吸。

（二）放疗期间护理

1. 常规护理

（1）做好放疗的健康教育,介绍放疗的目的、注意事项及不良反应,取得患者的配合。

（2）放疗前1 h不可进食,放疗前后静卧30 min,注意保持足够的睡眠和休息。

（3）着宽松、柔软的纯棉衣服,保持记号线的清晰,勿使用刺激性强的碱性洗涤剂,勿用手指抓挠皮肤,局部不涂擦刺激性药膏。

（4）注意保暖,预防感冒。限制探视人员,减少外出,尽量不去公共场所,以避免交叉感染。

（5）戒除烟酒,加强营养。饮食采取少食多餐,进食易消化、清淡饮食,忌辛辣、燥性大的食物,多吃新鲜蔬菜及水果,每日饮水2 000 mL以上。建议饮用菊花茶、金银花茶。

（6）出现高热、呼吸困难、咯血、手足麻痹、胸膜炎、心功能不全、严重血液循环障碍等症状时应暂停放疗,遵医嘱给予对症处理。

2. 放射性肺炎的护理

放射性肺炎是肺炎放射性治疗常见的也是较为危险的并发症,急性放射性肺炎多见于放疗2周时,应注意观察患者有无发热、气促、咳嗽、呼吸困难、胸痛等症状。遵医嘱给予抗生素、类固醇药物及镇静、止咳治疗。必要时给予低流量吸氧。安慰患者,指导其卧床休息、保持镇静、保暖,预防上呼吸道感染。严重者需暂停放疗。放射性肺炎一旦发生其治疗存在较大难度,所以预防其发生极为重要。全面的放疗前评估及周密的放疗计划是关键。作为护理人员,应做好对患者的健康教育及病情观察,指导患者加强营养、适当锻炼以增强体质,平时注意保暖,避免感冒及交叉感染。发现发热咳嗽、胸闷、呼吸困难等不适症状时应立即报告医护人员。

3. 放射性食管炎的护理

因放射线所引起的食管损伤,称为放射性食管炎(radiation esophagitis)。常出现在放疗后1 ~ 3周,一般症状较轻,严重者可出现胸部剧痛、发热、呛咳、呕吐、呕血。患者主诉感吞咽时疼痛,护士需向患者解释这只是暂时的症状,停止放疗后可逐渐消失。指导患者进清淡、易消化、无刺激的流质或半流质饮食,忌食粗、硬、烫、辛辣刺激性食物,进食速度宜缓慢,进食后漱口,并饮温凉开水以冲洗食管。症状严重者可用维生素B_{12} 4 000 μg、2%利多卡因15 mL 庆大霉素24万单位加入生理盐水500 mL,每次取10 mL于三餐前及临睡前含漱;疼痛者可酌情给予止痛剂。

4. 脑转移患者放疗的护理

（1）给予低盐饮食,忌辛辣产气性食物,戒除烟酒。

（2）避免劳累及情绪激动等。

（3）指导患者保持大便通畅。避免腹压增大,以免引起颅内压增高。

（4）密切观察患者的意识、瞳孔及血压的变化,如出现剧烈头痛或频繁呕吐,有脑疝的可能,应立即通知医生,做好降压等抢救处理。

（5）指导患者注意患者安全,预防跌倒、坠床。

（三）药物治疗护理

（1）做好化疗的健康教育及心理护理，介绍化疗的必要性、化疗药物的作用、注意事项及不良反应，取得患者的配合。

（2）定期复查血象，白细胞少于 $3.0×10^9$/L、中性粒细胞少于 $1.5×10^9$/L、血小板少于 $6×10^{10}$/L、红细胞少于 $2×10^{12}$/L、血红蛋白低于 8.0 g/dL 的肺癌患者原则上不宜化疗，此时应指导患者卧床休息，加强营养，避免受凉、感冒，遵医嘱给予升血治疗。

（3）铂类药物是肺癌的联合化疗的基础药物，具有较强的催吐作用，因此应遵医嘱及时给予止吐治疗。同时做好水化、利尿治疗，监测 24 h 尿量，注意观察有无耳鸣、头晕、听力下降等不良反应。

（4）紫杉醇等抗代谢类药物、阿霉素、长春新碱、丝裂霉素、诺维本也常被应用于肺癌的治疗，此类药物具有较强的血管腐蚀性，局部外渗有导致组织坏死的危险，依照 2014 年卫健委制定的静脉治疗行业标准，此类患者应经中心静脉导管给药，不应经留置针或钢针输液。紫杉醇等抗代谢类药物还可出现过敏反应，使用前应详细询问过敏史，输注中密切观察患者生命体征变化，尤其是在用药的第 1 h 内每 15 min 测量脉搏、呼吸及血压一次，并在输注的前 30 min 内速度宜缓慢。一旦发生过敏反应立即停止输注，配合医生积极抢救。

（5）盐酸伊立替康化疗时，在用药 24 h 后易发生迟发性腹泻，当出现稀便、水样便或大便频率较正常增多时，应立即遵医嘱给予洛哌丁胺等止泻剂。密切观察患者腹泻的次数、量、性状及伴随症状，指导患者保护肛周皮肤，便后使用柔软的纸张或湿纸巾擦拭，动作轻柔。腹泻频繁、肛周感疼痛者以温水或 1∶5 000 高锰酸钾溶液坐浴，并涂擦氧化锌软膏保护肛周皮肤。盐酸伊立替康的副反应还包括急性胆碱能综合征，多出现在静脉注射开始后 24 h 内，表现为急性腹痛、腹泻、出汗、流泪、流涎、结膜炎、鼻炎、低血压、寒战、全身不适、头晕、视力障碍、瞳孔缩小等，应做好患者的心理护理，缓解紧张情绪，调节输液速度，使盐酸伊立替康药液能在 30 ~ 90 min 内输注完毕，遵医嘱使用阿托品，严密观察患者腹痛、腹泻、流汗和流泪等症状。

（6）化疗期间加强营养，少量多餐，多喝汤、多饮水。

（7）靶向药物不良反应的护理。

①皮疹：吉非替尼和厄洛替尼治疗最常见的不良反应，通常表现为头皮、面部、颈部和躯干上部发生轻到中度丘疱疹，常发生于治疗的第 1、2 周，2 ~ 3 周后达到高峰。指导患者保持皮肤的清洁，勿搔抓，用温水清洗皮肤，勿使用刺激性的清洁剂，注意防晒，严重者酌情减量或暂停治疗。

②腹泻：靶向治疗常见的不良反应，密切观察患者腹泻的次数、量及大便的性状，注意保护肛周皮肤，便后使用柔软的纸张或湿纸巾擦拭，动作轻柔。腹泻频繁、肛周疼痛者以温水或 1∶5 000 高锰酸钾溶液坐浴，并涂擦氧化锌软膏保护肛周皮肤。饮食宜清淡、少渣、易消化、避免产气食物，适当补充能量、维生素、蛋白质、水分，并注意饮食的清洁卫生。中重度腹泻者给予洛哌丁胺治疗。

③间质性肺炎：厄洛替尼治疗最严重的不良反应，发生率为 0.8%，发生于厄洛替尼治疗后第 5 ~ 9 日。用药期间密切观察患者有无咳嗽、胸闷、气短、呼吸困难、口唇发绀、发热等症状。做好患者的心理护理，以科学的态度、积极平和的心态面对疾病，积极配合疾病的治疗。注意卧床休息、适当活动、加强营养、防止受凉感冒，必要时给予氧疗。

④其他不良反应还有疲乏、出血、厌食、转氨酶增高等，应注意观察。

（四）肺癌常见并发症的护理

1. 上腔静脉阻塞综合征的护理

①急性期应给予患者取半卧位，给予持续低流量吸氧，根据血氧饱和度调节氧流量，避免长时间高浓度吸氧引起氧中毒。密切观察生命体征，注意呼吸的变化。②指导患者进行有效咳嗽，鼓励多饮水。痰液黏稠不易咳出时行雾化吸入，必要时吸痰，观察痰液的颜色、性状及量。保持呼吸道通畅，指导患者进行有效咳嗽，严防窒息发生。③观察水肿的情况，注意头颈部肿胀程度及双上肢皮肤瘀血情况，发生水肿及胸部浅静脉曲张情况时，遵医嘱合理使用脱水剂，保持水和电解质平衡，防止低钾血症。准确记录 24 h 液体出入量。进低盐易消化饮食以减轻水肿。④静脉输液应当选择下肢静脉穿刺，因上肢

输液有加重上肢、颜面部及颅内水肿的风险。严格控制输液速度，观察有无心悸、气促等不适。⑤疼痛时指导患者放松心情，按时服用止痛药物，观察神志、呼吸的变化，保持大便通畅。⑥加强心理的护理，消除悲观恐惧情绪。

2. 肺癌大咯血的护理

①严密观察患者有无咯血前兆：胸闷、胸痛、剧烈咳嗽、憋气、口唇及甲床发绀、面色苍白、烦躁不安等。②发生大咯血时，头偏向一侧，保持呼吸道通畅，及时清除口鼻腔的血块，以防窒息。③指导患者绝对卧床休息，避免搬动。④建立两条静脉通道，遵医嘱给予止血剂及镇静剂。静滴垂体后叶素时应注意监测血压的变化，若患者出现面色苍白、心悸、大汗、呼吸困难、腹痛等症状时应立即停止用药。⑤做好患者的心理护理，指导其保持情绪稳定，调整好心态，避免激动。

3. 恶性胸腔积液的护理

有 45% 的肺癌可直接侵犯胸膜或经淋巴及血行转移至胸膜而发生恶性胸腔积液，轻者引起患侧呼吸音减弱，重者可引起呼吸困难、咳嗽、胸痛、消瘦、平卧困难等症状。①严密观察病情变化，呼吸急促及呼吸困难时应减少活动、取半卧位，必要时给予低流量吸氧。②胸痛严重时酌情给予止痛剂。③行胸腔穿刺引流的患者注意观察穿刺部位有无红肿、渗液、渗血情况，引流液的量、颜色及性状，做好详细记录，并注意避免短时间内因排液过多而导致的复张性肺水肿。④行胸腔药物灌注的患者注意观察有无咳嗽、咯血、气胸、皮下气肿等异常情况，一旦发现及时通知医生进行对症处理。配合医生抽胸腔积液及胸腔化疗，胸腔化疗后嘱患者注意变换体位，以促进化疗药物均匀吸收。

4. 肺癌脑转移继发癫痫患者的护理

①为患者创造一个良好的休养环境，室内保持安静，减少噪音等不良刺激因素。室内整洁、空气流通、温湿度适宜。②抽搐发作时的处理措施：a. 将患者抬至柔软床垫上，拉起护栏，专人守护，并松开衣领，放松裤带。b. 用开口器撬开口腔，垫上牙垫，紧急情况下可使用压舌板、金属汤勺、筷子、手帕或将衣角卷成小布卷置于患者口中一侧上下白齿之间，以防止咬伤舌头或颊部。c. 给氧，患者头偏向一侧，保持呼吸道通畅，有假牙者取出假牙。及时吸净口鼻腔分泌物，深昏迷者用舌钳将舌拉出，或使用口咽通气道，防止舌根后坠引起呼吸道堵塞。使用口咽通气道时注意通气道不可过短，"过短"会把舌推向咽后壁加重气道梗阻，必要时行气管切开术。d. 快速滴入脱水剂，预防脑疝。e. 根据医嘱给予抗癫痫及镇静药物，并观察药物疗效。f. 密切观察意识状态、瞳孔变化、肢体抽动等情况，发现异常及时报告医生。③指导患者进食清淡饮食，少进辛辣食物，避免饥饿或过饱，禁止吸烟。癫痫频繁发作不能进食者给予鼻饲，避免从口腔喂食和水，以免发生呛咳、窒息和坠积性肺炎。④加强基础护理，及时更换污染被服，意识障碍者每 2 h 翻身一次，预防压疮的发生。⑤指导患者遵医嘱规律服药，以防再次发作。长期服药者应定期检查肝功能，避免药物引起的毒副反应。⑥指导患者保持愉快的心情，避免精神紧张和不良刺激诱发抽搐。

5. 肺癌骨转移的护理

①指导患者卧于硬板床上，减少活动，避免跌倒、坠床及外伤，以减少病理性骨折的风险。②保持床铺清洁干燥，定时更换卧位，预防压疮的发生。③脊柱转移者尽量避免站立，根据转移的椎体分别给予颈托、胸托或腰托，行轴线翻身（翻身时保持头、颈、躯干在同一直线上），以防脊髓再损伤。

（五）CT 引导经皮肺穿刺活检术的护理

1. 穿刺前注意事项

（1）告知患者穿刺目的、注意事项，使患者配合。

（2）术前常规检查出凝血时间。患有出血性疾病或近期严重咯血者禁忌穿刺。

（3）剧烈咳嗽不能控制及不能合作者禁忌穿刺。

2. 穿刺后护理要点

据文献报道，CT 引导经皮肺穿刺活检术后发生气胸的概率为 7.2%～13%，发生肺出血的概率为 6.6%～21%，因此，气胸和肺出血的病情观察和护理尤为重要。

（1）穿刺后平卧休息 6 h。严密观察神志、面色及生命体征的变化。

（2）观察穿刺点有无出血及感染，保持伤口处于封闭状态，以免空气进入胸腔，引起气胸。少量气胸一般不治疗，卧床休息2~3日气胸可自行吸收，当肺体积压缩大于30%或出现呼吸困难时需要进行闭式胸腔引流。

（3）注意保暖，避免合并感染而加重肺部损伤。

（4）注意有无咳嗽、咳痰，呼吸困难时给予氧气吸入。

（5）出现痰中带血或咯血时不要紧张，及时通知医护人员。对咯血患者，注意观察咯血量及颜色，遵医嘱执行止血治疗。大咯血时及时清理呼吸道。

（6）穿刺点在肺门附近或反复多次穿刺易发生出血，应预防窒息。

八、健康教育

（一）心理支持

（1）合理选择向患者及家庭告知病情的方式和时间，解释治疗计划，取得患者的理解和配合。

（2）做好各种检查前的健康宣教，最大限度地减轻治疗带来的不良反应，提高患者的生存质量。

（3）纠正错误认知，正确认识肿瘤，保持良好心态，给予积极的心理暗示，使患者了解只要及时发现、及时治疗，恶性肿瘤是可以治愈的，同时可提高生存质量等。

（4）强化社会支持，尽力做好患者家属的开导和劝慰，协同医护人员做好患者心理支持。

（二）饮食指导

肺癌患者应给予高蛋白质、高热量、高维生素、易消化的食物，合理搭配动、植物蛋白质。忌油腻、油煎、烧烤等热性食物以及辛辣刺激性食物，如葱、蒜、韭菜、姜、花椒、辣椒、桂皮等。注意加强口腔护理，保持口腔的清洁卫生，以增进食欲。化疗期间应酌情使用止吐剂以缓解化疗药物导致的胃肠道反应。

（1）具有增强机体免疫、抗肺癌作用的食物，如薏苡仁、甜杏仁、菱角、茯苓、山药、大枣、乌梢蛇、四季豆、香菇、核桃、甲鱼等。

（2）咳嗽多痰宜吃白果、萝卜、芥菜、杏仁、橘皮、枇杷、橄榄、橘饼、荸荠、海带、紫菜、冬瓜、丝瓜、芝麻、无花果、松子、核桃、罗汉果、桃、橙、柚等。

（3）发热宜吃黄瓜、冬瓜、苦瓜、莴苣、茄子、花菜、百合、苋菜、荠菜、马齿苋、西瓜、菠萝、梨、柿、橘、柠檬、橄榄、桑葚、荸荠、鸭、青鱼。

（4）咯血宜吃青梅、藕、甘蔗、梨、莲子、黑豆、豆腐、荠菜、茄子、牛奶、鲩鱼、甲鱼。

（5）放疗、化疗期间宜吃减轻副作用的食物：蘑菇、桂圆、黄鳝、核桃、甲鱼、乌龟、猕猴桃、大枣、葵花籽、苹果、绿豆、黄豆、赤豆、泥鳅、鲩鱼、绿茶。

（三）生活指导

（1）严格戒烟，避免被动吸烟。

（2）保持良好的心态，提倡健康的生活方式。保持室内空气新鲜，定时开窗通风，避免接触煤烟、油烟污染，避免易产生致癌因素的环境及食物。合理地安排休息及活动，适当进行体育运动，以增强机体抵抗力，注意预防呼吸道感染。

（四）康复训练与出院指导

（1）术前指导患者进行呼吸功能锻炼，教会其练习正确的咳嗽咳痰方法，预防肺部并发症的发生。患者坐位，双脚着地，身体稍前倾，双手环抱一个枕头，协助患者轻轻按住伤口，进行数次深而缓慢的腹式呼吸，深吸气末屏气，然后缩唇，缓慢呼气，在深吸一口气后屏气3~5s，身体前倾，从胸腔进行2~3次短促而有力的咳嗽，张口咳出痰液，咳嗽时收缩腹肌，或用自己的手按压上腹部，帮助咳嗽。可减少患者术后因方法不当导致疼痛从而不能进行有效咳嗽咳痰的情况，能有效防止术后并发症的发生。

（2）鼓励患者早期下床活动，术后早期下床活动能预防肺不张，改善全身血液循环，促进伤口愈合，防止压疮，减少下肢静脉血栓形成。患者生命体征稳定，术后第一天，鼓励及协助患者坐起，术后第二天，可根据情况协助患者在病室内行走。下床活动期间，妥善保护引流管，保持密封状态，不需夹管，密切观察患者病情变化。患者做其他检查时必须双钳夹闭引流管,以防意外。若引流管意外滑脱,应立即用手捏闭伤口处皮肤,同时通知医务人员处理。

(3)告知患者出院后继续做呼吸功能锻炼的意义,可适当进行室外行走、上下楼梯等运动,提高肺功能,提高生存质量。

(4)坚持治疗、定期复查。出现疲乏、体重减轻、咳嗽加重或咯血时应随时就医。

第六章

神经内科疾病护理

第一节 脑梗死

脑梗死是指脑部血液供应障碍，缺血、缺氧引起的脑组织坏死软化，又称缺血性脑卒中，包括脑血栓形成、脑栓塞和腔隙性脑梗死等。此病好发于60岁以上的老年人，在两性别间无明显差异。脑梗死发病率为110/10万，占全部脑卒中的60%~80%。其基本病因为动脉粥样硬化，并在此基础上发生血栓形成，导致血液供应区域和邻近区域的脑组织血供障碍，引起局部脑组织软化、坏死；其次为血液成分改变和血流动力学改变等。本病常在安静或睡眠中起病，突然出现偏瘫、感觉障碍、失语、吞咽障碍和意识障碍等。其预后与梗死的部位、疾病轻重程度以及救治情况有关。病情轻、救治及时，能尽早获得充分的侧支循环，则患者可以基本治愈，不留后遗症；重症患者，因受损部位累及重要的中枢，侧支循环不能及时建立，则常常留有失语、偏瘫等后遗症；更为严重者，常可危及生命。

一、护理评估

1. 询问患者的起病情况

（1）了解起病时间和起病形式。询问患者是什么时候发病的，当时是否在休息中或睡眠状态下。脑梗死患者常在安静状态或睡眠中起病，急起的一侧肢体无力或瘫痪，症状和体征常在数分钟至数小时，或1~2d内达到高峰。

（2）询问患者有无明显的头昏、头痛等前驱症状。

（3）询问患者有无眩晕、恶心、呕吐等伴随症状，如有呕吐，了解是使劲呕出还是难以控制地喷出。

2. 观察神志、瞳孔和生命体征情况

（1）观察神志是否清楚，有无意识障碍及其类型。动脉硬化性脑梗死的患者一般意识清楚；起病时立即出现意识不清，常提示椎－基底动脉系统脑梗死；起病后不久逐渐出现意识障碍常提示大脑半球较大区域梗死，随着脑水肿的消退，患者意识可逐渐好转。

（2）观察瞳孔大小及对光反射是否正常。大面积脑梗死的患者因严重脑水肿致中线移位、脑干受压而出现颅内压增高，可发生脑疝致瞳孔散大，对光反射迟钝或消失。

（3）观察生命体征有无异常。起病初始体温、脉搏、呼吸一般正常，病变范围较大或脑干受累时可见呼吸不规则等。

3. 评估有无神经功能受损

（1）观察有无精神、情感障碍：额叶前部及颞叶梗死可有精神、情感异常，表现为记忆力、注意力下降，表情淡漠，反应迟钝，思维和综合能力下降，或人格改变，或有欣快或易激怒。

（2）询问患者双眼能否看清眼前的物品，了解有无眼球运动受限、眼球震颤及眼睑闭合不全，视野有无缺损。椎－基底动脉系统脑梗死时，患者常由于大脑后部、小脑、脑干和前庭系统的缺血、缺氧出现眼球震颤、视野缺损等表现。

（3）有无口角歪斜或鼻唇沟变浅，检查伸舌是否居中。大脑中动脉闭塞常可导致中枢性面神经麻痪和中枢性舌下神经麻痹，表现为病灶对侧面下部的瘫痪（鼻唇沟平坦和口角下垂）及伸舌时舌尖偏向病灶对侧。

（4）有无言语障碍、饮水呛咳等：病变发生于优势半球时，可能出现运动性和（或）感觉性失语；基底动脉闭塞可导致Ⅸ、Ⅹ、Ⅺ、Ⅻ脑神经的损害而出现延髓性麻痹（构音障碍、吞咽困难等）症状。

（5）检查患者四肢肌力、肌张力情况，了解有无肢体活动障碍、步态不稳及肌萎缩。大脑中动脉闭塞可会出现对侧偏瘫，椎-基底动脉系统脑梗死可出现共济失调、交叉瘫、四肢瘫，双侧大脑前动脉闭塞时可出现双侧下肢脑性瘫痪，大脑后动脉闭塞可出现皮质盲。

（6）检查有无感觉障碍：小脑下后动脉梗死时可表现为面部痛温觉障碍（三叉神经脊束核受损）和对侧半身痛温觉障碍（脊髓丘脑束受损）；大脑中动脉闭塞或大脑后动脉梗死累及丘脑和上部脑干，可出现丘脑综合征，表现为对侧偏身感觉障碍，如感觉异常、感觉过度、丘脑痛等。

（7）有无大小便障碍：除大面积脑梗死等重症病例因意识障碍可出现大小便失禁外，大脑前动脉闭塞所致额叶内侧缺血时，因旁中央小叶受累而出现排尿不易控制。

4. 了解既往史和用药情况

（1）询问患者的年龄、性别、身体状况，了解既往有无脑动脉硬化、原发性高血压、高脂血症及糖尿病病史。临床上脑梗死患者多有高血压、动脉硬化、糖尿病或心脏病病史。

（2）询问患者有无TIA发作史及其频率与发作形式，是否进行过正规、系统治疗，是否按医嘱正确服用降压、降糖、降脂及抗凝药物，目前用药情况怎样等。

5. 了解生活方式和饮食习惯

（1）询问患者的饮食习惯，有无偏食、嗜食爱好，是否喜食腊味、肥肉、动物内脏等，是否长期摄入高盐、高胆固醇饮食，是否缺乏体育锻炼。高盐饮食可致水钠潴留，加重高血压；长期高动物脂肪、高胆固醇饮食可使饮食中的脂质沉着在血管壁上，致血管发生动脉粥样硬化。

（2）询问患者有无烟酒嗜好及家族中有无类似疾病史或有卒中、原发性高血压病史。

6. 了解患者心理-社会状况

脑梗死常在几小时或几天内出现肢体瘫痪或不能讲话，而且恢复时间较长，见效不快，还可能留有后遗症，患者和家属很难接受，加之长期的康复治疗会给家庭生活和工作带来影响，精神和经济负担加重。应评估患者及家属对患者的关心程度和对疾病治疗的支持情况。

7. 了解实验室检查情况

（1）血常规及生化检查：白细胞计数和分类大致正常，如果明显增高提示并发感染。在急性期，常常出现高血糖现象，尿常规检查亦可发现尿糖。

（2）腰椎穿刺检查：脑脊液透明无色，一般压力不高。少数患者由于大范围脑梗死伴明显脑水肿时压力可超过200mmH$_2$O。

（3）影像学检查：脑梗死的CT特征为阻塞血管供应区出现低密度影，此改变一般在24~48h后逐渐出现，但病灶较小或梗死灶位于小脑或脑干，则CT检查可不明显或检查不出来；头部MRI检查时，病灶呈长T_1、长T_2异常信号。

（4）经颅多普勒检查：TCD可以探测到有无大血管的闭塞及血管弹性的改变。

二、治疗原则

（1）急性期：维持呼吸、血压、血容量及心肺功能稳定，积极抗脑水肿，阻止脑疝形成，防止并发症，进行缺血脑保护和周边复流等。对临床表现为进展型脑梗死的患者可选择应用抗凝治疗，但出血性脑梗死和有高血压者禁用。在脑梗死的极早期，脑水肿出现之前（一般在起病后3h内），一般以发病后24h内可应用血管扩张药物。

（2）脑梗死恢复期：发病后3周以上，脑水肿完全消退之后。及时而适当地扩张脑血管可以促进侧支循环达到改善脑部血液供应的目的。如血压过高（>200/120mmHg），可酌情给予降压药，但应防止降压过速过低，以免影响脑血流量。高压氧治疗可以提高血氧含量，促进侧支循环形成，增加病变部位脑血液供应，促进神经组织再生和神经功能恢复。水肿高潮过后就应开展康复治疗。为防止关节畸形或肌肉挛缩应加强理疗、针灸、按摩、中药等综合治疗，重视语言与肢体功能的康复训练，促进神经功能康复。如果脑梗死患者并发心力衰竭、糖尿病时，应及时控制症状、积极治疗原发病，预防复发。

三、护理措施

1. 一般护理

急性期不宜抬高患者床头，宜取头低位或放平床头，以改善头部的血液供应；恢复期枕头也不宜太高，患者可自由采取舒适的主动体位；应注意患者肢体位置的正确摆放，指导和协助家属被动运动和按摩患侧肢体，鼓励和指导患者主动进行有计划的肢体功能锻炼，如指导和督促患者进行Bobath握手和桥式运动，做到运动适度，方法得当，防止运动量过度而造成肌腱牵拉伤。

2. 饮食护理

饮食以低脂、低胆固醇、低盐（高血压者）、适量糖类、丰富维生素为原则。少食肥肉、猪油、奶油、蛋黄、带鱼、动物内脏及糖果甜食等，多吃瘦肉、鱼虾、豆制品、新鲜蔬菜、水果和含碘食物，提倡食用植物油。戒烟酒。

3. 症状护理

（1）对有意识障碍和躁动不安的患者，床铺应加护栏，以防坠床，必要时使用约束带加以约束；昏迷患者应酌情选择适当的漱口液做好口腔护理，保持口腔清洁。

（2）有吞咽困难的患者，鼓励能吞咽的患者进食，选择软饭、半流质或糊状、胨状的黏稠食物，避免粗糙、干硬、辛辣等刺激性食物；药物宜压碎，以利吞咽；不能使用吸水管饮水，以减轻或避免饮水呛咳；少食多餐，给患者充足的进餐时间；进食时宜取坐位或半坐位，从健侧缓慢喂入，把握好一口的量，教会患者空吞咽训练和咳嗽训练；出现呛咳时，立即扶托患者弯腰低头，使下颚靠近胸前，在患者肩胛骨之间快速连续拍击迫使食物残渣咳出，或站在患者背后，将手臂绕过胸廓下双手指交叉，对横膈施加一个向上猛拉的力量，由此产生一股气流经过会厌，使阻塞物呛出。不能进食的患者给予营养支持，必要时鼻饲流质饮食，鼻饲后保持体位0.5～1h后方可进行翻身操作及经口喂水、摄食等早期康复训练。并做好留置胃管的相关护理。

（3）对步行困难、步态不稳等运动障碍的患者，应注意其活动时的安全保护，地面保持干燥、平整，并注意清除周围环境中的障碍物，以防跌倒；走道和卫生间等患者活动的场所均应设置扶手；患者如厕、沐浴、外出时需有人陪护。

（4）卧床患者协助完成生活护理，保持床单位整洁和皮肤清洁，预防压疮的发生。大小便失禁的患者，应用温水擦洗臀部、肛周和会阴部皮肤，更换干净衣服和被褥，必要时撒肤疾散类粉剂或涂油膏以保护局部皮肤黏膜，防止出现湿疹和破损；对尿失禁的男患者可考虑使用体外导尿，如用接尿套连接引流袋。

4. 预防并发症护理

（1）预防肺部感染的护理：急性脑梗死大多数发生在老年人，由于年老体弱，大多有呼吸道功能减弱，尤其是昏迷患者咳嗽及吞咽反射减弱或消失，呼吸道分泌物增多，口腔分泌物滞留，肺部易发生感染。对神志清醒者在病情许可时取半坐卧位，鼓励他们尽量把痰咳出。对昏迷患者，应将其头偏向一侧，及时吸痰，防止痰液、呕吐物阻塞呼吸道引起窒息或坠积性肺炎。定时协助患者翻身和拍背，帮助痰液的排除。若患者咳嗽反射弱，则在其吸气终末，护士可用一手指稍用力按压其环状软骨下缘与胸骨交界处，刺激其咳嗽；痰液黏稠时，给雾化吸入。注意保持呼吸道通畅，吸痰时所用的吸痰管及无菌液要保持无菌，动作应轻柔、无创、敏捷，每次吸痰过程时间应<15s，对于气管插管或行气管切开为防止套管堵塞，应及时吸痰，并保持气道湿化。

（2）预防泌尿系感染的护理：对于尿潴留或尿失禁的患者行留置导尿管，留置尿管期间，每日更换引流袋1次，接头处要避免反复打开，以免造成逆行感染，每4h松开开关定时排尿，促进膀胱功能恢复，并用0.1%碘附棉球擦洗会阴。注意观察尿量、颜色、性质是否有改变，发现异常及时报告医生处理。按时留尿送检，警惕泌尿系感染。

（3）预防便秘的护理：让患者养成定时排便的习惯，训练在床上排便，要为患者营造一个排便的环境，注意用屏风遮挡，并教会患者如何用力。平时还要教会患者按结肠蠕动的方向按摩下腹部，以促进肠蠕动。饮食方面注意多食含纤维素多的食物，如蔬菜、水果等。对于极少数便秘者及时给予口服缓泻药，必要时灌肠。

（4）预防压疮发生的护理：加强皮肤护理，防止压疮发生。保持床铺清洁、干燥、平整、无渣屑；每1～2h为患者翻身1次，必要时使用气垫床、气圈。对昏迷、病情危重及肥胖不宜翻身的患者，身体受压部位可放置水囊，水囊中水的流动能对受压部位起到按摩、促进血液循环并减轻局部压力的作用。温水擦洗身体，保持皮肤干净，同时也促进血液循环。

（5）加强肢体和语言的功能锻炼：目标是最终使患者恢复行走和语言清晰，把残疾减轻到最低限度。康复应及早进行，越早肢体功能恢复越好。当患者生命征稳定、神志清醒、神经系统症状不再恶化，48 h后就应着手进行康复。首先对患者进行肌力的评估，然后和家属一起制定锻炼计划。具体做法是：语言障碍者听录音，从简单发音、单词、短语开始，反复训练到说绕口令，促进语言功能的恢复。预防肢体功能障碍的发生：1次/4h做肢体被动运动和按摩，20min/次，帮助患者做关节伸展、内旋、外展等活动，防止肌肉萎缩和关节挛缩，并将肢体保持在功能位。然后练习翻身，促进肌力恢复，随着患者病情好转，能坐稳后要及时进行站立的行走锻炼，指导患者站立平衡训练。

5. 用药护理

告知药物的作用与用法，指导患者遵医嘱正确用药，注意观察药物的疗效与不良反应，发现异常情况，及时报告医生处理。

（1）使用溶栓药物进行早期溶栓治疗需经CT扫描证实无出血灶，患者无出血。溶栓治疗的时间为症状发生后3h或3～6h。使用低分子肝素、巴曲酶、降纤酶、尿激酶等药物治疗时可发生变态反应及出血倾向，用药前应按药物要求做好皮肤过敏试验，检测患者出凝血时间、凝血因子时间，使用过程中应定期查血常规和注意观察有无出血倾向，观察有无皮疹、皮下瘀斑、黑便、牙龈出血或女患者经期延长等。如果患者出现严重的头痛、急性血压升高、恶心或呕吐，应考虑是否并发颅内出血，立即停药并及时报告医生处理。

（2）使用扩血管药尤其是尼莫地平等钙通道阻滞剂时，需缓慢静脉滴注，6～8滴/min，100mL液体通常需4～6h滴完。如输液速度过快，极易引起面部潮红、头昏、头痛及血压下降等不良反应。前列腺素E滴速为10～20滴/min，必要时加利多卡因0.1g同时静脉滴注，可以减轻前列腺素E对血管的刺激，如滴注速度过快，则可导致患者头痛，穿刺局部疼痛，皮肤发红，甚至发生条索状静脉炎。葛根素连续使用时间不宜过长，以7～10d为宜。发现异常立即报告医生并配合处理。

（3）使用甘露醇脱水降颅压时，需快速静脉滴注，15～20min滴完，必要时还需加压快速滴注。滴注前需确定针头在血管内，因为该药漏在皮下，可引起局部组织坏死。甘露醇的连续使用时间不宜过长，因为长期使用可致肾功能损害和低血钾。故应遵医嘱定期检查肾功能和电解质。

（4）低分子右旋糖酐可出现超敏反应，使用过程中应注意观察患者有无发热、皮疹、恶心、苍白、血压下降和意识障碍等不良反应，发现异常及时通知医生并积极配合抢救。

6. 心理护理

疾病早期，患者常因突然出现瘫痪、失语等产生焦虑、情感脆弱、易怒等情感障碍；疾病后期，则因遗留症状或生活自理能力降低而形成悲观忧郁、痛苦、绝望等不良心理。而这些不良心理阻碍了患者的有效康复，从而严重影响患者的生活质量。应针对患者不同时期的心理反应予以心理疏导和心理支持，关心患者的生活，尊重他（她）们的人格，耐心告知病情、治疗方法及预后，鼓励患者克服焦虑或忧郁心理，稳定情绪，保持乐观心态，积极配合治疗，争取达到最佳康复水平。

四、健康教育

1. 疾病知识和康复指导

应指导患者和家属了解本病的基本病因、主要危险因素和危害，告知本病的早期症状和就诊时机，掌握本病的康复治疗知识与自我护理方法，帮助分析和消除不利于疾病康复的因素，落实康复计划。偏瘫康复和语言康复都需要较长时间，致残率较高，而且容易复发。应鼓励患者树立信心，克服急于求成心理，应循序渐进、持之以恒。康复过程中应经常和康复治疗师联系，以便及时调整训练方案。家属应关心体贴患者，给予精神支持和生活照顾。

2. 合理饮食

指导进食高蛋白、低盐、低脂、低热量的清淡饮食，改变不良饮食习惯，多吃新鲜蔬菜、水果、谷类、鱼类和豆类，使能量的摄入和需要达到平衡。克服不良嗜好，戒烟、限酒。

3. 日常生活指导

（1）改变不良生活习惯，适当运动（如慢跑、散步等，每天30min以上），合理休息和娱乐，多参加朋友聚会和一些有益的社会活动，日常生活不要依赖家人，尽量做力所能及的家务等。

（2）患者起床、起坐或低头系鞋带等体位变换时动作宜缓慢，转头不宜过猛过急，洗澡时间不宜过长，平日外出时有人陪伴，防止跌倒。

（3）气候变化时注意保暖，防止感冒。

4. 预防复发

遵医嘱正确服用药物；原发性高血压患者服用降压药时，要定时服药，不可擅自服用多种降压药或自行停药、换药，防止血压骤降骤升；使用降糖、降脂药物时，也需按医嘱定时服药。

5. 定期门诊检查

动态了解血压、血糖、血脂变化和心脏功能情况，预防并发症和脑卒中复发。当患者出现头晕、头痛、一侧肢体麻木无力、讲话吐词不清或进食呛咳、发热、外伤时家属应及时协助就诊。

第二节 脑出血

脑出血是由高血压并发动脉硬化或其他原因造成的非外伤性脑实质内出血。占急性脑血管病的20%～30%，年发病率为（60～80）/10万人口，急性期死亡率为30%～40%，好发年龄在50～70岁，男性稍多见，冬春季发病较多。在脑出血中大脑半球出血占80%，脑干和小脑出血占20%。原发性高血压和动脉粥样硬化是脑出血最常见的病因，慢性原发性高血压患者使脑小动脉中形成微动脉瘤或夹层动脉瘤，在血压骤升时，瘤体可能破裂而引起脑出血。另外，高血压还可引起远端血管痉挛，造成远端脑组织缺氧坏死，发生点状出血和脑水肿，出血融合扩大即成大片出血。脑内动脉壁薄弱，可能是脑出血比其他内脏出血多见的一个原因。脑出血的其他病因还有动静脉畸形、动脉瘤、脑肿瘤、血液病、抗凝及溶栓治疗、淀粉样血管病等。临床主要表现为突然头痛、恶心、呕吐、偏瘫、失语、视力障碍、吞咽障碍、意识障碍、大小便失禁等，发病时有血压明显升高。脑出血预后与出血量、出血部位、病因及全身状况有关，部分患者可恢复生活自理或工作；相当一部分患者留有失语、偏瘫、智能障碍等严重后遗症；还有一部分患者可在短期内死亡。

一、护理评估

1. 询问患者的起病情况

（1）了解起病时间、方式、速度及有无正在活动，或者是因生气、大笑等而情绪激动，或者是在用力大便等诱因。脑出血患者多在活动和情绪激动时起病。

（2）询问患者有无明显的头昏、头痛等前驱症状。大多数脑出血患者病前无预兆，少数患者可有头痛、头晕、肢体麻木、口齿不利等前驱症状。

（3）了解有无头痛、恶心、呕吐、打哈欠或烦躁不安等伴随症状，脑出血患者因血液刺激以及血肿压迫脑组织引起脑组织缺血、缺氧，发生脑水肿和颅内压增高，可致剧烈头痛和喷射状呕吐。

2. 观察患者的神志、瞳孔和生命体征情况

（1）观察神志是否清楚，有无意识障碍及其类型、程度：无论轻症或重症脑出血患者起病初时均

可以意识清楚，随着病情加重，意识逐渐模糊，常常在数分钟或数十分钟内神志转为昏迷。观察瞳孔大小及对光反射是否正常。瞳孔的大小与对光反射，与出血量、出血部位有着密切关联：轻症脑出血患者瞳孔大小及对光反射均可正常；如出现"针尖样"瞳孔，为脑桥出血的特征性症状；双侧瞳孔散大可见于脑疝患者；双侧瞳孔缩小、凝视麻痹伴严重眩晕，意识障碍呈进行性加重，应警惕脑干小脑出血的可能。

（2）观察生命体征的情况：重症脑出血患者呼吸深沉带有鼾声，甚至呈潮式呼吸或不规则呼吸，脉搏缓慢有力，血压升高；当脑桥出血时，丘脑下部对体温的正常调节被阻断而使体温严重上升，甚至呈持续高热状态，如脉搏增快，体温升高，血压下降，则有生命危险。

3. 观察有无神经功能受损

（1）观察有无"三偏征"：大脑基底核为最常见的出血部位，当累及内囊时，患者常出现偏瘫、偏身感觉障碍和偏盲。

（2）了解有无失语及失语类型：脑出血累及大脑优势半球时，常出现失语症。

（3）有无眼球运动及视力障碍：除了内囊出血可发生"偏盲"外，枕叶出血可引起皮质盲；丘脑出血可压迫中脑顶盖，产生双眼上视麻痹而固定向下注视；脑桥出血可表现为交叉性瘫痪，头和眼转向非出血侧，呈"凝视瘫肢"状；小脑出血可有面神经麻痹，眼球震颤、两眼向病变对侧同向凝视。

（4）检查有无肢体瘫痪及瘫痪类型：除内囊出血、丘脑出血和额叶出血引起"偏瘫"外，脑桥小量出血还可引起交叉性瘫痪，脑桥大量出血（血肿 >5mL）和脑室大小血可迅即发生四肢瘫痪和去皮质强直发作。

（5）其他：颞叶受累除了发生 Wernike 失语外，还可引起精神症状；小脑出血则可出现眩晕、眼球震颤、共济失调、行动不稳、吞咽障碍。

4. 了解患者的既往史和用药情况

（1）询问患者既往是否有原发性高血压、动脉粥样硬化、高脂血症、血液病病史及家族脑卒中病史。

（2）询问患者曾经进行过哪些治疗，目前用药情况怎样，是否持续使用过抗凝、降压等药物，发病前数日有无自行停服或漏服降压药的情况。

5. 了解患者的生活方式和饮食习惯

（1）询问患者工作与生活情况，是否长期处于紧张忙碌状态，是否缺乏适宜的体育锻炼和休息时间。

（2）询问患者是否长期摄取高盐、高胆固醇饮食。

（3）询问患者是否有嗜烟、酗酒等不良习惯。

6. 了解实验室检查情况

（1）血常规及血液生化检查：白细胞可增高，超过 $10 \times 10^9/L$ 者占 60% ~ 80%，甚至可达 $(15 ~ 20) \times 10^9/L$，并可出现蛋白尿、尿糖、血液尿素氮和血糖升高。

（2）脑脊液检查：压力常增高，多为血性脑脊液。应注意重症脑出血患者，如诊断明确，不宜行腰穿检查，以免诱发脑疝导致死亡。

（3）影像学检查：头部 CT 检查是临床疑诊脑出血的首选检查。发病后 CT 即可显示边界清楚的均匀高密度病灶，并可显示血肿部位、大小、形态以及是否破入脑室；MRI 表现因疾病不同时期而不一样。

（4）DSA 检查：对血压正常疑有脑血管畸形的年轻患者，可考虑行 DSA 检查，以便进一步明确病因，积极针对病因治疗，预防复发。

7. 了解患者的心理 - 精神 - 社会状况

了解患者是否因突然发生肢体残疾或瘫痪卧床，生活需要依赖他人，而可能产生的焦虑、恐惧、绝望等心理反应；患者及家属对脑血管病的病因、病程经过、防治知识及预后的了解程度，能否接受偏瘫、失语需要照顾的现状；家庭成员组成、家庭环境及经济状况如何；家属对患者的关心支持程度等。

二、治疗原则

急性期积极防止再出血、控制脑水肿、降低颅内压，控制高血压并维持在适当水平，维持生命功能，防治感染和消化道出血等并发症。应用止血药和凝血药，必要时可通过外科手术清除血肿，挽救重症患者的生命，但应严格掌握其适应证和禁忌证；当患者生命体征平稳，疾病停止进展后，宜尽早实施康复治疗，如体疗、理疗、针灸、按摩、高压氧治疗等，以尽早恢复患者的神经功能，提高生活质量。

三、护理措施

1. 一般护理

急性期患者绝对卧床休息4周，抬高床头15°～30°，以促进脑部静脉回流，减轻脑水肿；取侧卧位或平卧头侧位，防止呕吐物反流引起误吸。脑出血急性期患者应尽量就地治疗，避免不必要的搬动，并注意保持病房安静、安全，严格限制探视，避免各种刺激，各项治疗操作应集中进行。翻身时，注意保护头部，动作宜轻柔缓慢，尽量减少头部的摆动幅度，以免加重出血，避免咳嗽和用力排便。神经系统症状稳定48～72h后，患者即可开始早期康复锻炼，但应注意不可过度用力或憋气。恢复期的康复训练不可急于求成，应循序渐进、持之以恒。

2. 饮食护理

急性期患者给予高蛋白、高维生素、高热量饮食，并限制钠盐摄入（＜3g/d），有意识障碍、消化道出血的患者宜禁食24～48h，然后酌情给予清淡、易消化、无刺激、营养丰富的鼻饲流质，如牛奶、豆浆、藕粉、蒸蛋或混合匀浆等，注意温度适宜，少食多餐，4～5次/d，每次约200mL。恢复期患者应给予清淡、低盐、低脂、适量蛋白质、高维生素食物，戒烟酒，忌暴饮、暴食。

3. 症状护理

（1）对神志不清、躁动或有精神症状的患者，床应加护栏，并适当约束，防止患者自伤或他伤。

（2）注意保持呼吸道通畅。防止舌根后坠和窒息，及时清除口鼻分泌物，协助患者轻拍背部，以促进痰痂的脱落排出，但急性期应避免刺激咳嗽，必要时遵医嘱给予负压吸痰及定时雾化吸入。

（3）协助患者完成生活护理。按时翻身，保持床单干燥、整洁，保持皮肤清洁卫生，预防压疮的发生，必要时使用气垫床；如有闭眼障碍的患者，应涂四环素眼膏，并用湿纱布盖眼，保护角膜；昏迷和鼻饲患者应做好口腔护理，2次/d；有大小便失禁的患者，注意及时清理大小便，保持会阴部及肛周皮肤清洁、干燥。

（4）有吞咽障碍的患者，喂饭、喂水时宜缓慢，遇呕吐或反呛时应暂停喂食喂水，防止食物呛入气管引起窒息或吸入性肺炎，对昏迷等不能进食的患者可遵医嘱予以鼻饲流质饮食。

（5）注意保持瘫痪肢体的功能位，防止足下垂，被动运动关节和按摩患侧肢体，防止手足挛缩、变形及神经麻痹，病情稳定后应尽早开始肢体及语言功能的康复训练，以促进神经功能的早日康复。

（6）中枢性高热的患者先行物理降温，如温水擦浴、酒精浴、冰敷等，效果不佳时可遵医嘱给予退热药，并注意监测和记录体温的情况。

（7）密切观察病情，尤其是生命体征、神志、瞳孔的变化，及早发现脑出血的先兆表现，发现异常，应立即报告医生及时抢救。使用脱水降颅内压药物时注意检测尿量与水、电解质的变化，防止低钾血症和肾功能受损。

4. 预防并发症的护理

（1）预防脑疝发生的护理：严密观察患者有无剧烈头痛、喷射性呕吐、躁动不安、血压升高、脉搏减慢、呼吸不规则、一侧瞳孔散大、意识障碍加重等脑疝的先兆表现，一旦出现，应立即报告医生，保持呼吸道通畅，迅速予吸氧，建立静脉通路，遵医嘱快速给予脱水、降颅压药物及其他抢救器械、药物。

（2）预防上消化道出血的护理：遵医嘱予合理饮食及保护胃黏膜、止血的药物；告知患者及家属上消化道出血的原因，安慰患者，消除其紧张情绪，创造安静舒适的环境，保证患者的休息。注意观察患者有无呃逆、上腹部饱胀不适、胃痛、呕血、黑便、尿量减少等症状和体征；胃管鼻饲的患者，注意回抽胃液，并观察胃液的颜色、有无黑便，如有异常及时报告医生。如果患者出现呕吐或从胃管抽出咖啡色液体，解柏油样大便，同时伴面色苍白、口唇发绀、呼吸急促、皮肤湿冷、烦躁不安、血压下降、尿少等，应考虑上消化道出血和出血性休克，要立即报告医生，并配合行止血、抗休克处理。

5. 用药护理

告知药物的作用与用法,注意观察药物的疗效与不良反应,发现异常情况,及时报告医生处理。

(1)颅高压使用 20% 甘露醇静脉滴注脱水时,要保证绝对快速输入,20% 的甘露醇 100～250mL 要在 15～30min 内滴完,注意防止药液外漏,并注意尿量与血电解质的变化,防止低血钾和肾功能受损的发生。患者每日补液量可按尿量加 500mL 计算,在 1 500～2 000mL 以内,如有高热、多汗、呕吐或腹泻者,可适当增加入液量。每日补钠 50～70mmol/L,补钾 40～50mmol/L。防止低钠血症,以免加重脑水肿。

(2)严格遵医嘱服用降压药,不可骤停和自行更换,亦不宜同时服用多种降压药,避免血压骤降或过低致脑供血不足。应根据患者的年龄、基础血压、病后血压等情况来判定最适血压水平,缓慢降压,不宜使用强降压药。

(3)用地塞米松消除脑水肿时,因其易诱发上消化道应激性溃疡,应观察有无呃逆、上腹部饱胀不适、胃痛、呕血、便血等,注意胃内容物或呕吐物的性状,以及有无黑便的发生;鼻饲流质的患者,注意观察胃液的颜色是否为咖啡色或血性,必要时可做隐血试验检查,如发现异常及时通知医生处理。

(4)躁动不安的患者可根据病情给予小量镇静止痛药;患者有抽搐发作时,可用地西泮静脉缓慢注射,或苯妥英钠口服,并密切观察用药后的反应。

6. 心理护理

主动关心患者与家属,耐心介绍病情及预后,消除其紧张焦虑、悲观,忧郁等不良心理,保持患者及家属情绪稳定,积极配合抢救与治疗。

四、健康教育

1. 疾病知识和康复指导

同"脑梗死"护理。

2. 饮食

给予低盐、低脂、适量蛋白质、富含维生素与纤维素的清淡饮食,多吃蔬菜、水果,少食辛辣刺激性强的食物,戒烟酒。

3. 避免诱因

指导患者尽量避免使血压骤然升高的各种因素。

(1)避免情绪激动,去除不安、恐惧、愤怒、忧郁等不良心理,保持正常心态。避免惊吓等刺激。

(2)建立健康的生活方式,生活有规律,保证充足睡眠。

(3)养成定时排便的习惯,保持大便通畅,避免大便时用力过度和憋气。

(4)坚持适度锻炼,避免重体力劳动,如坚持做保健体操、慢散步、打太极拳等。避免突然用力过猛。

4. 控制高血压

遵医嘱正确服用降压药,维持血压稳定,减少血压波动对血管的损害。

5. 出院后护理

出院后定期复查血压、血糖、血脂、血常规等项目,积极治疗原发性高血压病、糖尿病、心脏病等原发疾病。如出现头痛、呕吐、肢体麻木无力、进食困难、饮水呛咳等症状时需及时就医。

第七章

产科疾病护理

第一节 分娩的动因

分娩发动的动因有多方面学说。各种学说之间是互相联系的，但每一种学说都是从某些侧面说明人类分娩的动因，而迄今为止尚无一种学说能够完整地阐明，揭示造成分娩发动原因的全貌。在各种学说中比较有代表性的有机械学说、内分泌控制学说、宫颈成熟学说等。

一、机械学说

孕末期，由于子宫容积的增加，子宫的伸展度和张力不断增加，宫内压逐渐增强；胎儿先露部分压迫到子宫的下段和宫颈，使子宫下段和宫颈产生机械性扩张，通过交感神经传递至下丘脑，使垂体释放缩宫素，引起子宫收缩（简称宫缩）。在临床上，过度膨胀的子宫如羊水过多、双胎等常导致早产现象支持这一学说，但此假说并不能解释所有现象，如单胎早产，有研究发现母血中缩宫素值增高是在产程发动之后。因此，机械因素不能认为是分娩发动的始动因素。

二、内分泌控制学说

内分泌控制理论是目前最有影响的学说。已知参与调节子宫活动的激素很多，但其相互关系十分复杂，而且有些还不明确。因而，哪种激素是造成分娩发动的始发原因也无定论。其中主要的有前列腺素学说、催产素学说、雌激素刺激学说等。

三、宫颈成熟学说

在实施引产时，采用多种手段诱发宫缩，但若宫颈不成熟则不易诱发成功。临床实践证明，充分准备的宫颈才能有与宫缩相适应的宫口扩张。而且宫颈成熟的程度与临产的时间、产程的长短和分娩能否顺利进行都密切相关，说明宫颈的成熟也是分娩发动过程中不可缺少的因素之一。

第二节 影响分娩的因素

分娩的进展和最终结局受四种因素的影响：产力、产道、胎儿及待产妇的精神心理状态。顺利的分娩依赖于这些因素之间的相互适应和协调。若各因素均正常并能相互适应，且胎儿能顺利经阴道自然娩出，为正常分娩。

一、产力

产力是指将胎儿及其附属物从子宫内逼出的力量，包括子宫收缩力（简称宫缩）、腹肌及膈肌收缩力（统称腹压）和肛提肌收缩力。

（一）子宫收缩力

子宫收缩力是产力最主要的部分，贯穿于整个分娩过程。通过子宫收缩，使子宫下段和子宫颈进行性扩张，胎儿下降，最后将胎儿及其附属物自产道娩出。正常的子宫收缩具有自主的节律性、对称性、极性和缩复作用的特性。

1. 节律性（图7-1）

子宫体肌肉收缩是不随意的、有自己节律的阵发性收缩，伴随疼痛。每次收缩总是由弱渐强（进行期）、维持一定时间（极期）后由强渐弱（退行期），直至消失进入间歇期。在间歇期，子宫肌肉松弛，然后再次收缩。如此反复直到分娩过程结束。

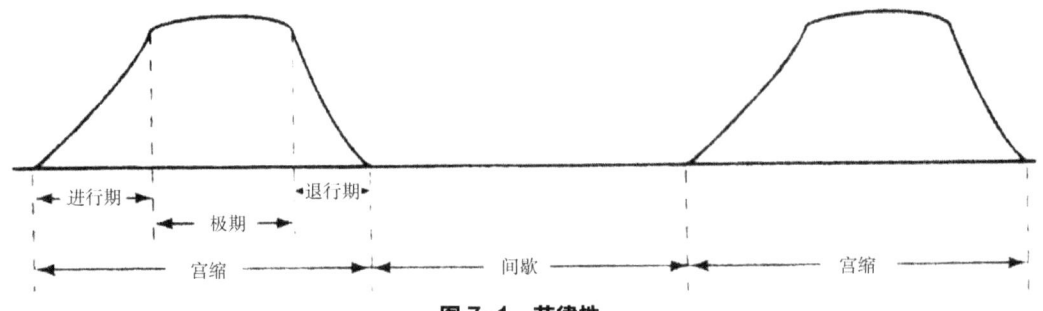

图7-1 节律性

临产开始时，宫缩持续约30秒，间歇期为5~6分钟。随着产程的进展，宫缩的强度由弱变强，持续的时间由短变长，间歇期则由长变短。第二产程期间，宫缩持续时间可达60秒，间歇期缩短至1~2分钟。子宫收缩时，子宫肌壁和胎盘受压，子宫肌壁和胎盘血流量减少。在间歇期，子宫肌壁和胎盘血流恢复，胎盘绒毛间隙的血流重新充盈。这种子宫收缩的节律性变化对胎儿适应分娩是十分重要的。

2. 对称性和极性（图7-2）

正常子宫收缩起自于两侧宫角部，先迅速向子宫中线扩散，然后向子宫下段扩散，约在15秒内均匀协调地遍及整个子宫，此为子宫收缩的对称性。宫缩以子宫底部最强、最持久，向下逐渐减弱，宫底部收缩力的强度约为子宫下段的2倍，此为子宫收缩的极性。

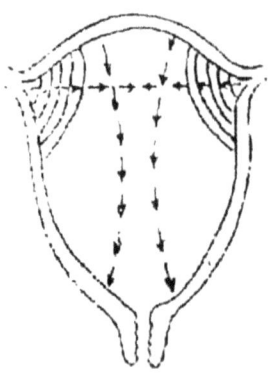

图7-2 对称性和极性

3. 缩复作用

宫缩时，子宫体部肌纤维缩短变宽，但在舒张期时肌纤维不能恢复原状而固定于较短的状态。经过反复的收缩，子宫体部的肌纤维越来越短，这种现象称为缩复作用。这样，经过反复的宫缩，子宫上部肌壁进行性地增厚，宫腔变小，迫使胎先露部不断下降及宫颈管逐渐缩短直至消失。

（二）腹肌及膈肌收缩力

这两种力是在第二产程中胎儿及胎盘娩出的重要辅助力量。当宫口开全、先露部下降至盆底时，前羊水囊和先露部压迫直肠，使产妇反射性地引起排便动作。产妇主动地屏气，腹肌和膈肌的收缩使腹压增高，促使胎儿娩出。腹压在第二产程，特别是在第二产程末配合宫缩时运用最有效，否则容易使产妇疲劳并造成宫颈水肿，致产程延长。

（三）肛提肌收缩力

肛提肌的收缩帮助先露部在盆腔内进行内旋转。当先露部降至骨盆出口、胎头枕骨已露于耻骨弓下缘时，由子宫收缩产生向下的产力、肛提肌收缩产生的阻力所产生的合力使胎头仰伸和胎儿娩出。胎儿娩出后，肛提肌收缩力有助于已剥离的胎盘由阴道娩出。

二、产道

产道是胎儿娩出的通道，分骨产道和软产道两部分。

（一）骨产道（真骨盆）

由骶骨、两侧髋骨、耻骨、坐骨及其互相连接的韧带组成，它的大小和形状与分娩关系密切。骨产道在分娩过程中变化较少，因为它是一个弯曲的管道，胎儿通过时姿势需适应产道的形状。

1. 骨盆平面及其主要径线

（1）骨盆入口平面：前方为耻骨联合上缘，两侧为髂耻缘，后面为骶岬前缘。是真假骨盆的交界面，呈横椭圆形，有4条径线（图7-3）。

①入口前后径：也称真结合径，是耻骨联合上缘中点至骶岬前缘中点的距离。平均值约为11 cm，是胎先露部进入骨盆入口的重要径线。

②入口横径：两侧髂耻线间的最大距离，平均值约为13 cm。此径线为入口平面最长的径线。

③入口斜径：左右各一，左骶髂关节至右髂耻隆突间的距离为左斜径，反之为右斜径。平均值约为12.75 cm。

（2）中骨盆平面：是骨盆最窄的平面，呈前后径长的椭圆形。前方为耻骨联合下缘，两侧为坐骨棘，后方为骶骨下端。此平面具有产科临床重要性，有2条径线（图7-4）。

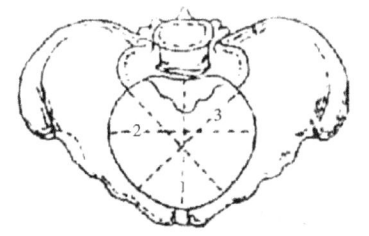
图7-3 骨盆入口平面

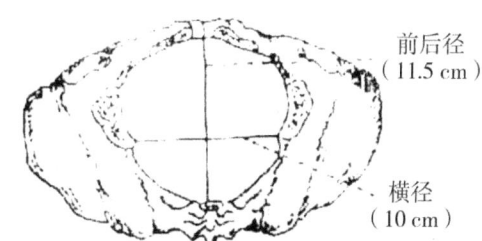
图7-4 中骨盆平面

①中骨盆前后径：耻骨联合下缘中点通过两侧坐骨棘连线中点至骶骨下端间的距离，平均值约为11.5 cm。

②中骨盆横径：也称坐骨棘间径，为两坐骨棘间的距离，平均值约为10 cm，其长短与分娩关系密切。

（3）骨盆出口平面：由两个不在一个水平面上的两个三角区组成。坐骨结节间径为两个三角共同的底，前三角平面的顶为耻骨联合下缘，两侧为耻骨弓；后三角平面的顶为骶尾关节，两侧为骶结节韧带。此平面有4条径线。

①出口前后径：耻骨联合下缘至骶尾关节间的距离。平均值约为11.5 cm。

②出口横径：也称坐骨结节间径，为两坐骨结节内侧缘间的距离。平均值约为9 cm，是出口的重要径线。

③出口前矢状径：耻骨联合下缘至坐骨结节间径中点间的距离，平均值约为6 cm。

④出口后矢状径：骶尾关节至坐骨结节间径中点间的距离，平均值约为8.5 cm。若出口横径稍短，而出口后矢状径较长，且两径之和大于15 cm时，一般大小的胎头可利用后三角经阴道娩出。

2. 骨盆轴与骨盆倾斜度

（1）骨盆轴：为连接骨盆各假想平面中点的曲线。此轴上段向下向后，中段向下，下段向下向前。顺产时，胎儿沿此轴娩出。

（2）骨盆倾斜度：为妇女直立时，骨盆入口平面与地平面所形成的角度，一般为60°。若角度过大，则影响胎头衔接。

（二）软产道

软产道是由子宫下段、子宫颈、阴道及骨盆底软组织构成的弯曲管道。

1. 子宫下段的形成

临产时，子宫峡部由非妊娠时的 1 cm 扩展至 7～10 cm 形成子宫下段，是由于子宫肌纤维的缩复作用，使子宫上段的肌层越来越厚，子宫下段被牵拉扩张越来越薄所致。因子宫上下段的肌层厚薄不同，在两者之间的子宫内面有一环状隆起，称为生理缩复环（图 7-5）。

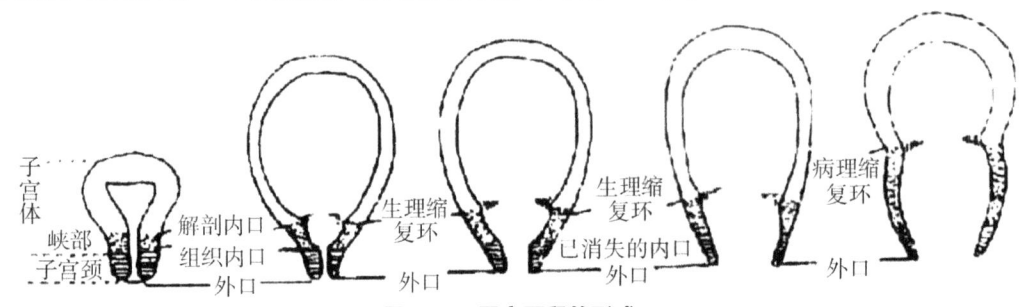

图 7-5　子宫下段的形成

2. 子宫颈

临产前宫颈管变软，逐渐消失。颈管外口在临产后由于子宫肌的收缩、缩复、前羊膜囊对宫颈压迫的扩张作用、破膜后胎儿先露部直接对宫颈的压迫，从一指尖大小逐渐扩大直至 10 cm。初产妇多是宫颈管先消失，宫颈外口后扩张；经产妇则多为颈管消失与宫颈口扩张同时进行（图 7-6）。

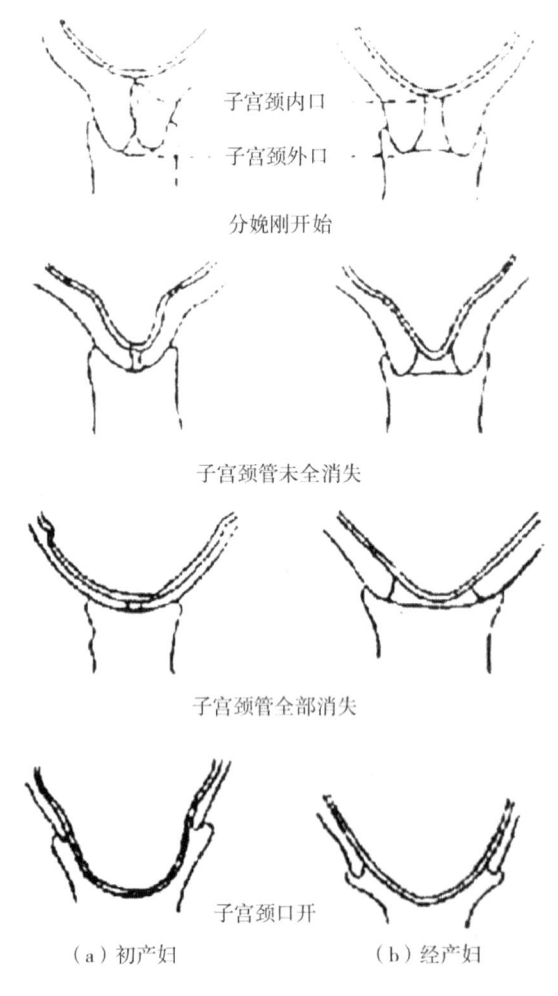

图 7-6　宫颈管消失和宫颈口扩张

3. 盆底、阴道及会阴

临产后,胎先露部下降直接压迫骨盆底,使阴道扩张成筒状,阴道外口开向前上方,阴道黏膜皱襞展平使腔道加宽。同时,肛提肌向下及两侧扩展,肌纤维拉长,使会阴体变薄,以利于胎儿娩出。

阴道及骨盆的结缔组织和肌纤维在妊娠期增生肥大,血管变粗,血运丰富,使临产后的会阴体可承受一定的压力,如保护会阴不当则可造成裂伤。

三、胎儿

胎儿的大小、胎位、胎儿发育有无异常均与分娩能否正常进行有关。

（一）胎儿大小

胎儿的大小是与骨盆的大小相对而言的。胎头是胎儿最大、可塑性最小,最难通过骨盆的部分。胎儿过大导致胎头径线过大,分娩时不易通过产道;胎儿过熟导致颅骨过硬,胎头不易变形,也可引起相对头盆不称,造成难产。

1. 胎头颅骨

胎头颅骨由顶骨、额骨、颞骨各2块及枕骨1块构成。在胎儿期各骨尚未愈合在一起,其间留有缝隙称颅缝,额骨与顶骨之间的颅缝称冠状缝,两侧顶骨之间的颅缝称矢状缝,顶骨与枕骨之间的颅缝称人字缝,颞骨与顶骨之间的颅缝称颞缝,两额骨之间的颅缝称额缝。两颅缝的交界空隙较顶骨大处称囟门。胎头前部菱形的称前囟（大囟门）,后部三角形的称后囟（小囟门）（图7-7）。颅缝与囟门的存在,使骨板有一定的活动余地,胎头有一定的可塑性。头颅在通过产道时,通过颅缝轻度重叠使其变形,体积缩小,有利于胎头娩出。

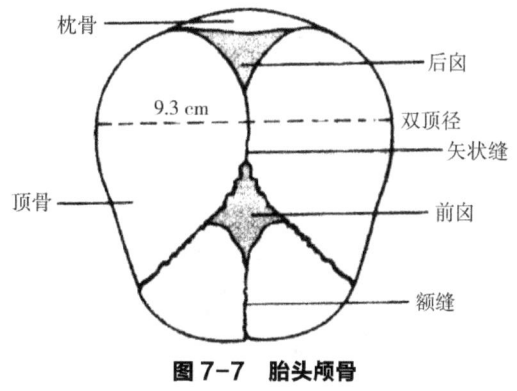

图7-7 胎头颅骨

2. 胎头径线

胎头径线主要有4条:①双顶径,为两顶骨隆突间的距离,足月时平均值约为9.3 cm,是胎头最大横径,临床上通过B超测量此径线来估计胎儿大小。②枕额径（前后径）,为鼻根至枕骨隆突下方的距离,足月时平均值约为11.3 cm,胎头常以此径衔接。③枕下前囟径（小斜径）,为前囟中点至枕骨隆突下方的距离,足月时平均值约为9.5 cm,胎头俯屈后以此径通过产道。④枕颏径（大斜径）,为颏骨下方中央至后囟顶部的距离,足月时平均值约为13.3 cm。

（二）胎位

纵产式的胎儿容易通过产道。胎儿以头的周径最大,肩次之、臀最小。如胎头可以顺利通过产道,则肩和臀的娩出一般没有困难。因此,头先露时,在分娩过程中颅骨重叠,使胎头变形,周径变小,有利于胎头娩出;而臀先露时,软产道扩张不充分,当胎头娩出时颅骨变形的机会又很少,不利于胎头娩出。横产式时,胎体纵轴与骨盆轴垂直,足月的活胎不能通过产道,对母儿威胁极大。

（三）胎儿畸形

畸形胎儿的某一部分发育异常,使胎儿的径线变大,造成难产,如脑积水、联体双胎等。

四、精神心理状态

产妇的精神心理状态在分娩过程中的作用近年来越来越受重视。妊娠是妇女一生中的重要阶段之一，分娩更是妇女生命活动中的一个重要的生活体验。分娩对于产妇是一种压力源，会引起一系列特征性的心理情绪反应，常见的情绪反应是焦虑和恐惧。焦虑和恐惧的心理状态使产妇机体产生一系列变化，如心率加快、呼吸急促致使子宫缺氧而发生宫缩乏力、宫口扩张缓慢、胎先露部下降受阻，产程延长。同时，交感神经兴奋使血压升高，导致胎儿缺血缺氧而出现胎儿窘迫。焦虑时，去甲肾上腺素减少可使子宫收缩力减弱，而对疼痛的敏感性增加。疼痛又会加重产妇的焦虑情绪，从而造成恶性循环，以至于产妇出现产程延长。

总之，在分娩的过程中，产力、产道、胎儿及精神心理四个因素相互联系、相互影响。在这四个因素中，骨盆和胎儿的大小是相对固定的。产力、胎位和待产妇的心理状况是可变的。因此，助产人员应该做好护理、鼓励产妇，使其分娩顺利进行。

第三节 正常胎位的分娩机制

分娩机制是指胎儿先露部通过骨盆时，为了适应骨盆各平面大小及形状以及骨盆轴的走向，胎儿被动地进行一系列的适应性转动，以其最小径线通过骨盆的过程。胎头分娩机制可分为7个动作：即衔接、下降、俯屈、内旋转、仰伸、外旋转及娩出。临床上枕先露占95.55%～97.55%，以枕左前位最多见，故以左前位的分娩机制为例，加以说明。

1. 衔接

胎头双顶径进入骨盆入口平面，胎头颅骨最低点接近或达到坐骨棘水平，称为衔接（图7-8）。初产妇正常者，多数距预产期数周前胎头已衔接，少数可在妊娠晚期胎头衔接。若初产妇已临产而胎头仍未衔接，应警惕头盆不称，前置胎盘等高危因素。经产妇多在临产后胎头衔接。胎头进入骨盆入口时呈半俯屈状态，以枕额径衔接，胎头矢状缝可沿骨盆入口右斜径或横径入盆，胎儿枕骨在母体骨盆左前方。

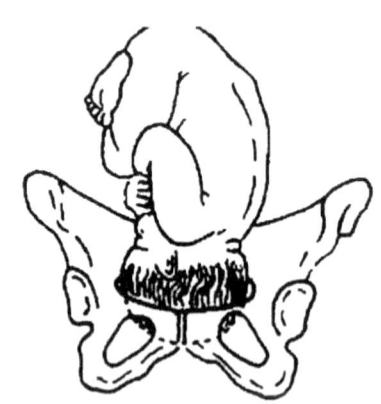

图7-8 胎头衔接

2. 下降

胎头沿骨盆轴前进的动作，称下降（图7-9）。宫缩时通过羊水传导的压力，由胎体传至胎头；宫缩时子宫底直接压迫胎臀；腹肌收缩；胎体伸直伸长促使胎头下降。下降贯穿在整个分娩过程中，与其他分娩机转动作相伴随。下降动作是间歇的，初产妇胎头下降缓慢，经产妇临产后胎头下降较快。临床上观察胎头下降的程度，是判断产程进展的重要标志之一。

3. 俯屈

当胎头以枕额径进入骨盆腔后继续下降至骨盆底即骨盆轴弯曲处时，处于半俯屈状态的胎头枕部遇到肛提肌的阻力，借杠杆作用进行俯屈（图7-10），其结果胎儿颔部更加紧贴胸部，由枕额径转换为枕下前囟径以最小经线通过产道。

4. 内旋转

胎头下降为适应中骨盆及出口前后经大于横径的特点，使其矢状缝与中骨盆及骨盆出口前后径相一致而进行旋转，称内旋转（图7-11）。枕先露时，胎头枕部位置最低，枕左前位时遇到骨盆底肛提肌阻力，肛提肌收缩将胎儿枕部推向阻力小、部位宽的前方，枕左前位的胎头向前向中线旋转45°，后囟转至耻骨弓下方，第一产程末胎头完成内旋转动作。

5. 仰伸

胎头下降到达阴道外口，胎头的枕骨下部达到耻骨联合下缘时，以耻骨弓为支点，胎头逐渐仰伸，使胎头顶、额、鼻、口、颏相继娩出的过程（图7-12）。当胎头仰伸时，胎儿双肩径进入骨盆入口左斜径或横径上。

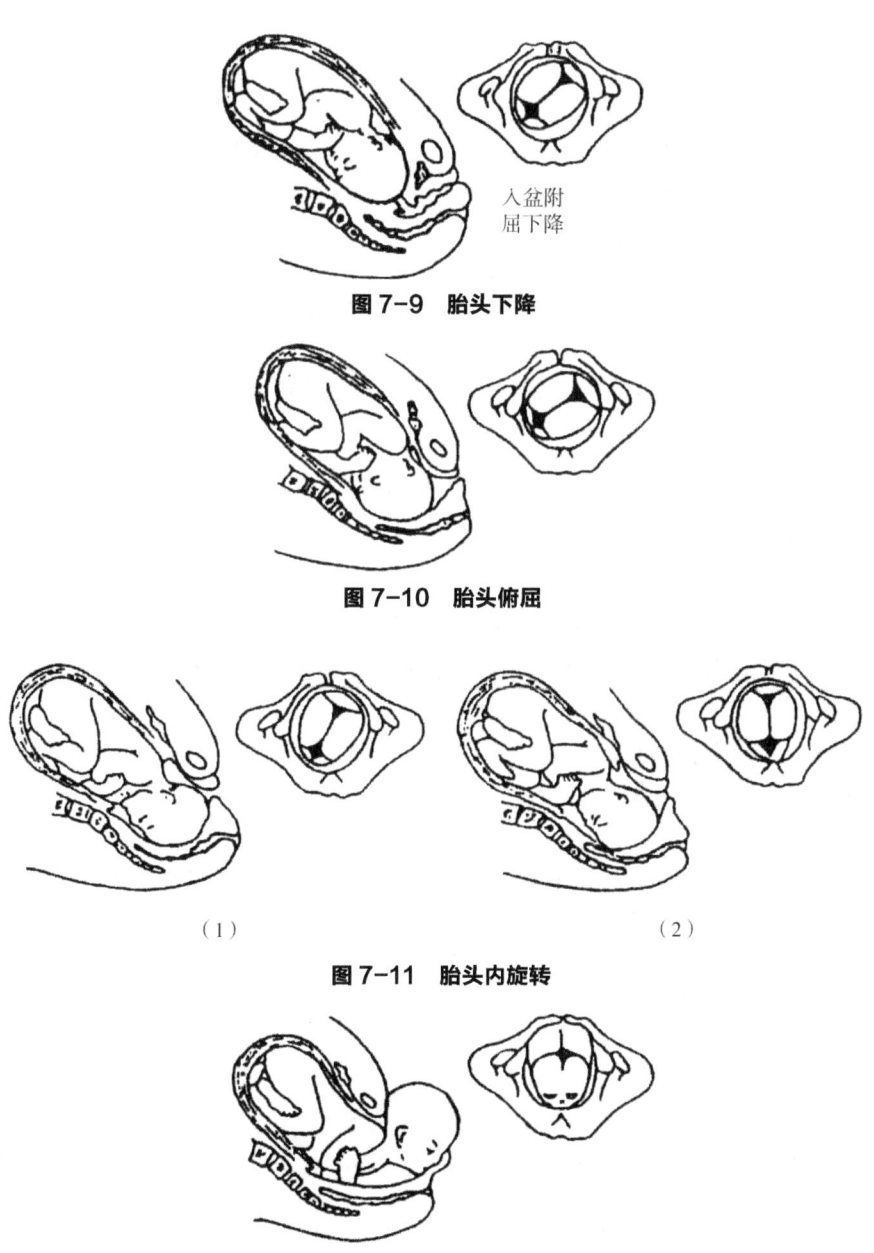

图7-9 胎头下降

图7-10 胎头俯屈

（1）　　　　　（2）

图7-11 胎头内旋转

图7-12 胎头仰伸

6. 复位及外旋转

胎头娩出时，胎儿双肩径沿骨盆左斜经下降。胎头娩出后，为使胎头与胎肩成正常关系，枕部向左旋转45°称为复位。胎肩在盆腔内继续下降，前（右）肩向前向中线转动45°时，胎儿双肩径转成与骨盆出口前后径相一致的方向，枕部需在外继续向左转45°，以保持胎头与胎肩垂直关系，称为外旋转（图7-13）。

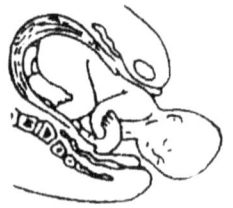

图7-13 胎头外旋转

7. 胎儿娩出

胎儿外旋转完成后，胎儿前肩（右）在耻骨弓下先娩出。继之，后肩（左）从会阴前缘娩出。随后，胎体及下肢娩出，至此，胎儿娩出，分娩机制全部完成（图7-14）。

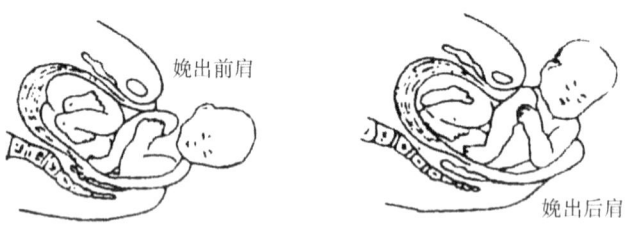

图7-14 胎肩及胎体娩出

第四节　先兆临产和临产的诊断

一、先兆临产

分娩开始前，孕妇出现一些症状，预示不久将要分娩称为先兆临产。

1. 不规律子宫收缩

产妇在孕末期，均会有不规律子宫收缩，其特点是宫缩持续时间短且不规律，一般强度不大，常在夜间出现、清晨消失，宫缩引起下腹部轻微胀痛，宫颈管不短缩，宫口扩张不明显。

2. 胎儿入盆

初孕妇在孕末期会感到上腹部较前舒适，食欲增加，呼吸较轻快。腹部检查胎先露部下降进入骨盆入口。因胎先露压迫膀胱孕妇常有尿频症状。

3. 见红

在临产前24～48 h，有少量血性分泌物由阴道排出，称为见红。是由于宫颈内口附近的胎膜与子宫壁分离，毛细血管破裂，血液与宫颈管内的黏液相混合排出，见红是即将临产可靠征象。

4. 破水

孕妇在正式临产前胎膜自然破裂，表现为阴道有羊水流出，称为胎膜早破。孕妇应立即住院，观察治疗。

二、临产诊断

临产的标志为规律的子宫收缩，持续30 s或以上，间歇5～6 min，伴随宫颈管消失，宫口进行性扩张和胎先露部下降。

三、产程分期

产程，是指从规律性子宫收缩开始至胎儿胎盘娩出到产后2 h为止，临床上分为4个产程。

1. 第一产程

宫口扩张期,从开始出现规律宫缩开始,到子宫颈口开全的过程,初产妇需 11~12 h,经产妇 6~8 h。

2. 第二产程

胎儿娩出期,从宫口开全至胎儿娩出,初产妇需 1~2 h,经产妇只需要数分钟,正常不超过 1 h。

3. 第三产程

胎盘娩出期,从胎儿娩出到胎盘娩出,需 5~15 min,如阴道出血不多,可以等 30 min,一般不超过 30 min。

4. 第四产程

产后观察期,分娩结束后 2 h。这一时期主要对产妇及新生儿进行观察护理。观察产妇的子宫收缩、阴道出血、会阴伤口、全身情况及新生儿的一般情况。观察新生儿与母亲皮肤接触等护理。

第八章

老年系统疾病中西医结合护理

第一节 失眠

一、定义

老年性失眠是发生于老年人群中，以入睡困难或维持睡眠障碍（易醒、早醒和再入睡困难）为特征，导致睡眠时间减少或质量下降不能满足个体生理需要，明显影响日间社会活动或生活质量。失眠是最常见的睡眠障碍。我国失眠的发病率高达40‰，发生率常随年龄增大而增高。

失眠中医称"不寐""目不瞑""不得卧""无眠"等。

二、病因和病机

（一）病因

（1）生理性因素：年龄越大，睡得越少，这是众所周知神经细胞随年龄的增长而减少，而睡眠是脑部的一种活动现象，由于老年人神经细胞的减少，自然就能引起老年人睡眠障碍，而失眠则是最常见的症状。

（2）脑部器质性疾病：老年人随着年龄的增长，脑动脉硬化程度逐渐加重，或伴有高血压、脑出血、脑梗死、痴呆、震颤麻痹等疾病，这些疾病的出现，都可使脑部血流量减少，引起脑代谢失调而产生失眠症状。

（3）全身性疾病：进入老年，全身性疾病发生率增高。老年人多患有心血管疾病、呼吸系统疾病，以及其他退行性脊椎病、颈椎病、类风湿性关节炎、四肢麻木等。这些病，可因为疾病本身或伴有症状而影响睡眠，加重了老年人的失眠。

（4）精神疾病：有关资料统计，老年人中，有抑郁状态及抑郁倾向的比例明显高于年轻人。抑郁症多有失眠、大便不通畅、心慌等症状，其睡眠障碍主要表现早醒及深睡眠减少。随着患者年龄的增加，后半夜睡眠障碍越来越严重，主诉多为早醒和醒后难再入睡。

（5）环境因素：这也是引起老年人入睡困难及睡眠不安的原因。比如，屋居临街、邻居喧哗、周围环境嘈杂等，亦可使老年人难于入睡。环境杂乱不宁，还易将睡眠浅的老年人吵醒而不能再入睡。

（6）白天睡眠过多：老年人白天没有太多的事情要做，所以白天小睡过多，也是影响夜间老年人睡眠的原因之一。老年人一般瞌睡多，在环境安静，无所事事的情况下，白天小睡容易增多。适当控制白天睡眠，则能明显改善夜间的睡眠质量。

（二）病机

老年失眠症主要病机为心胆脾肾的阴阳失调，气血不和，以致心神失养或心神不安。

三、临床表现

人到老年会出现新的特定的睡眠模式，可表现为以下两个特点。

（1）夜间失眠、白天睡眠过多。

夜间入睡困难、睡眠浅、有效睡眠时间缩短、白天疲倦、睡眠增多，常瞌睡。通常老年人夜间卧床时间长，相对睡眠时间缩短，睡眠效率低，但每昼夜睡眠总时间并不一定减少。

（2）睡眠-觉醒节律障碍。

可表现为睡眠时相前提综合征，即整个睡眠时相前移，包括就寝和起床时间均提前。也有些老年人夜间睡眠觉醒次数增多，呈现所谓的分离性睡眠。

根据症状持续时间可分为短暂性和持久性失眠。短暂性失眠是由各种应激刺激所引起，通常失眠仅持续几天或几周，随应激刺激的消失而失眠好转，有自限性。持久性失眠是指超过3个月以上的失眠，严重失眠者常伴有抑郁、焦虑、认知障碍和生活质量降低。

四、中医辨证常见证候要点

1. 肝郁化火证

证候：性情急躁易怒，入睡困难，甚至彻夜不眠，或多梦易醒，睡后烦躁不安，头晕头胀，目赤耳鸣，胸胁胀满，口干口苦，不思饮食，便秘尿黄；舌红，苔黄，脉弦数。

2. 心脾两虚证

证候：难以入睡，或多梦易醒，心悸健忘，头晕目眩，神疲食少，四肢倦怠，口淡乏味，面色少华；舌淡，苔薄白，脉细无力。

3. 阴虚火旺证

证候：心烦，入睡困难，或梦境绵绵，心悸不安，头晕耳鸣，精神萎靡，形体消瘦，五心烦热，盗汗，咽干，腰膝酸软；舌红，少苔，脉细数。

4. 瘀血阻络证

证候：长期入睡困难，或多梦易醒，病情顽固，药多效少，常伴手足麻木，头刺痛，甚则眩晕；舌暗红，边有瘀点，脉弦涩或细涩。

5. 痰热内扰证

证候：似睡难眠，多梦易醒，头重目眩，胸闷心烦，厌食纳呆，泛恶，嗳气吞酸，口苦口黏；舌苔黄腻，脉滑数。

6. 阳虚不寐证

证候：夜间似睡非睡，日间精神萎靡，垂首打盹，常伴形寒肢冷，午后下肢浮肿，夜尿频繁，小便清长，或脘腹冷痛，五更泄泻；舌淡，边有齿印，苔白或腻，脉沉弱。

五、诊断

根据 Dement（1992）提出的标准如下。

（1）主观标准（临床标准）：①主诉睡眠生理功能障碍；②白日疲乏、头胀、头昏等症状系由睡眠障碍干扰所致；③仅有睡眠量减少而无白日不适（短睡者）不视为失眠。

（2）客观标准根据多导睡眠图结果来判断：①睡眠潜伏期延长（>30分钟）；②实际睡眠时间减少（每夜不足6.5小时）；③觉醒时间增多（每夜超过30分钟）。

六、鉴别诊断

老年期睡眠障碍可以分为原发性和继发性。后者常见于：①疼痛、慢性阻塞性肺部疾病、帕金森病、老年痴呆等疾病引起的失眠；②抑郁症、焦虑症、精神分裂症等导致的失眠；③β-受体阻滞剂等药物所致失眠等。

七、常见并发症

（1）睡眠呼吸暂停综合征：睡眠呼吸暂停综合征是睡眠障碍的一种表现，与长期失眠息息相关。

（2）心脑血管疾病：失眠的主要病变在心脑，长期的失眠又会破坏心脑的阴阳平衡，从而影响心脑的正常功能，严重影响供血，从而引起各器官的功能障碍。致使出现心慌、胸闷、心悸、心前区疼痛等心脏病的表现。这些都是属于失眠的并发症。

（3）习惯性脱发：现代医学表明，睡眠时间的长短与脱发有明显关系，而且脱发也与睡眠质量密切相关。

（4）癌症：癌症这个让人闻风色变的词。虽然没有失眠可引起癌症的医学证据，但很有可能长期失眠是引起癌症的一大诱因，所以良好的睡眠是减轻癌症发生率和战胜癌症病魔的法宝。

（5）长期失眠会诱发抑郁症。有研究者调查结果显示，普通成年人在一年内有过失眠者比例高达57%，其中53%症状超过1年，然而只有13%的病人曾经跟医生谈及自己的睡眠问题。而且，抑郁与失眠和日间嗜睡存在稳定的关联，并且失眠是抑郁及焦虑症的诊断性症状。研究还表明，失眠可能是临床抑郁的普遍早期症状，是诱发抑郁症的直接病因。

（6）健忘症，常常表现为做事丢三落四，刚刚想说的话，一下子就忘了，严重时发展为老年痴呆症。

八、治疗要点

应以"补其不足，泻其有余"为总则，在注意调整脏腑阴阳气血的基础上，以安神定志为基本方法。再配合精神治疗，消除紧张焦虑，保持精神舒畅。

（一）护理

1. 护理评估

（1）评估患者睡眠史及睡眠障碍的原因。

（2）评估患者的心理社会状况。

（3）中医临床辨证、舌象、脉象及情志状态。

2. 一般护理

（1）按内科及本系统疾病的一般护理常规执行。

（2）病室宜安静，光线宜柔和稍暗，避免强光、噪声。

（3）注意休息，床铺软硬适度、平整、清洁，枕头高度适宜，放置以舒适为佳，避免颈部悬空而不适。养成良好的睡眠习惯，睡前不宜过分用脑，不做剧烈活动、看电视不宜过久，避免过度兴奋。

（4）饮食以清淡、易消化为原则，多食调和阴阳气血之品，如百合、莲子、银耳、酸枣仁等，忌辛辣、肥甘厚味之品，忌烟酒。晚餐不宜过饱，入睡前忌饮浓茶、咖啡等。

（5）观察睡眠总时数、睡眠形态及睡眠习惯等；观察护治效果，及时调整护理计划，注意发现并设法消除疾病的诱发因素。

（6）安神汤药宜睡前30～60分钟服用以利于睡眠，药中有酸枣仁、五味子等酸味药时，避免同时服用碱性药。如服用附子和肉桂等助阳温热药时，应在上午服用，巴比妥类药物不要连续服用，以免成瘾。中药汤剂宜温服，观察药后的效果及反应。

（7）重视精神调摄对改善睡眠的重要性，做好心理安慰、疏导工作，尽量让患者怡情悦志，做到喜怒有节，保持心情放松、舒畅。

（二）常见症状/证候施护 头晕目眩

（1）居室宜安静、舒适、温湿度适宜。

（2）饮食宜细软、易消化，忌生冷辛辣肥甘之品，加强营养。

（3）观察眩晕发作或加重的原因以及眩晕的特点。

（4）可选用天王补心丹服用。

（5）遵医嘱给予灸法，针刺百会、神门、内关、三阴交、心俞、肾俞、太溪穴，用补法。

（6）注意精神调摄，喜怒有节，心情愉快，每日应有适当的活动，以增强体质。

（三）健康教育

（1）注意生活起居，不熬夜，定时就寝。可进行适度体育锻炼，可每日睡前做放松功或睡前散步，增强体质。保持心情愉快,注意调节情志,避免不良刺激。

(2)治疗期间指导患者进行自我调护。①可睡前热水泡足,或搓揉涌泉穴促进睡眠60~100次。加强饮食的调养,晚餐不宜过饥、过饱,宜进食清淡宜消化的食物如红枣莲子粥、银耳羹等。睡前不饮浓茶、咖啡等兴奋性饮料。②告知患者长期服用安眠药的副作用,减少对安眠药的依赖。

(3)恢复期保持良好的睡眠习惯,讲究睡眠卫生,进行规律的作息制度。睡眠环境要安静,卧室光线要柔和,卧具要舒适,尽量避免各种影响睡眠的不利因素,以保证睡眠质量。

(四)药膳食疗方

(1)龙眼肉500 g,白糖50 g,将龙眼肉放碗中加白糖,反复蒸、晾3次,使色泽变黑,再拌以少许白糖,装瓶备用。每天服2次,每次4~5粒,连服7~8天。

(2)酸枣仁15~25粒,黄花菜20根,共炒至半熟,捣碎研末,睡前1次服完,连服10~12次。

第二节 脑梗死

一、概述

脑梗死(中风)是卒中的俗称,又称缺血性卒中,是指各种原因所致脑部血液供应障碍,导致局部脑组织缺血、缺氧性坏死,而出现相应神经功能缺损的一类临床综合征,脑梗死是卒中最常见类型,占70%~80%。以突然昏仆、不省人事、半身不遂、口眼歪斜、不语或言语艰涩为主要特征等一种病症。本病一年四季皆可发病,但以冬春两季最多见。西医学的脑血管疾病与本病证相似,包括出血性中风和缺血性中风,如短暂性脑缺血发作、局限性脑梗死、原发性脑出血和蛛网膜下腔出血等。

脑梗死属于中医"中风"范畴,类似的病名还有"大厥""仆击""薄厥""偏枯""痱风"等。

二、病因和病机

(一)病因

(1)脑动脉粥样硬化:为脑血栓形成最常见和基本的病因,常伴有高血压病,且二者互为因果。糖尿病和高脂血症可加速脑动脉粥样硬化的进程。

(2)脑动脉炎:结缔组织疾病、细菌和钩端螺旋体等感染均可致脑动脉炎症,使管腔狭窄或闭塞。

(3)其他:真性红细胞增多症、血小板增多症、弥散性血管内凝血脑淀粉样血管病、颅内外夹层动脉瘤等。尚有极少数病因不明者。

(二)病机

中风的基本病机总属阴阳失调、气血逆乱。病理基础为肝肾阴虚。因肝肾之阴下虚,则肝阳易于上亢复加饮食起居不当,劳累过度,情志刺激或气候骤变等诱因,气血上冲于脑,脑脉痹阻或血溢脑脉之外,神窍闭阻,故猝然昏仆,不省人事,中风病位在脑,涉及心、肝、脾、肾等多个脏腑。其病机概而论之有虚(阴虚、气虚)、火(肝火、心火)、风(肝风、外风)、痰(风痰、湿痰)、气(气逆)、血(血瘀)六端,在一定条件下相互影响,相互作用。中风急性期由于病位浅深病情轻重的不同,又有中经络和中脏腑之别。恢复期和后遗症期因气血失调,血脉不畅而后留半身不遂,口歪或不语等症,可出现种种变证。如因痰浊内阻气机郁滞而形成郁证,影响肢体、语言功能的康复;如痰蒙清窍,神机失用则可渐发展为痴呆;如风痰瘀血,流窜经络,风阳内动可发为痫证。若调摄不当,阴血亏虚,阴不敛阳,可致复中。

三、临床表现

脑梗死的临床表现于梗死部位,受损区侧支循环等情况有关。

(一)临床特点

(1)多见于50岁以上有动脉粥样硬化、高血压、高血脂、糖尿病者。

(2)安静或休息状态发病,部分病人发病前有肢体麻木、无力等前驱症状或TIA发作。

（3）起病缓慢，症状多在发病后10小时或1~2天达到高峰。
（4）以偏瘫、失语、偏身感觉障碍和共济失调等局灶定位症状为主。
（5）部分病人可有头痛、呕吐、意识障碍等全脑症状。

（二）临床类型

根据起病形式和病程可分为以下临床表现。

（1）完全型：起病后6小时内病情达高峰，病情重，表现为一侧肢体完全瘫痪甚至昏迷，临床需要与脑出血进行鉴别。

（2）进展型：发病后症状在48小时内逐渐进展或呈阶梯式加重。

（3）缓慢进展型：起病2周以后症状仍逐渐发展。多见于颈内动脉颅外段血栓形成，与全身或局部因素所致脑灌注减少有关，应注意与颅内肿瘤、硬膜下血肿进行鉴别。

（4）可逆性缺血性神经功能缺失：症状和体征持续超过24小时，但在1~3周内完全恢复，不留任何后遗症。可能与缺血未导致不可逆的神经细胞损害、侧支循环代偿迅速而充分、发生的血栓不牢固、伴发的血管痉挛及时解除等有关。

（三）临床体征

急性病容，颜面潮红，意识障碍，脉搏缓慢而有力，血压可升高，皮肤湿润。神经系统检查，四肢感觉及运动功能可有不同范围和程度的障碍、肌张力改变及出现病理反射。

四、中医辨证常见证候要点

（一）中脏腑

（1）痰蒙清窍证：意识障碍，半身不遂，口眼㖞斜，言语謇涩或不语，痰鸣漉漉，面白唇暗，肢体瘫软，手足不温，静卧不烦，二便自遗，舌质紫暗，苔白腻。

（2）痰热内闭证：意识障碍，半身不遂，口眼㖞斜，言语謇涩或不语，鼻鼾痰鸣，或肢体拘急，或躁扰不宁，或身热，或口臭，或抽搐，或呕血，舌质红，舌苔黄腻。

（3）元气败脱证：昏语不知，目合口开，四肢松懈瘫软，肢冷汗多，二便自遗，舌卷缩，舌质紫暗，苔白腻。

（二）中经络

（1）风火上扰证：眩晕头痛，面红耳赤，口苦咽干，心烦易怒，尿赤便干，舌质红绛，舌苔黄腻而干，脉弦数。

（2）风痰阻络证：头晕目眩，痰多而黏，舌质暗淡，舌苔薄白或白腻，脉弦滑。

（3）痰热腑实证：腹胀便干便秘，头痛目眩，咳痰或痰多，舌质暗红，苔黄腻，脉弦滑或偏瘫侧弦滑而大。

（4）气虚血瘀证：面色㿠白，气短乏力，口角流涎，自汗出，心悸便溏，手足肿胀，舌质暗淡，舌苔白腻，有齿痕，脉沉细。

（5）阴虚风动证：眩晕耳鸣，手足心热，咽干口燥，舌质红而体瘦，少苔或无苔，脉弦细数。

五、诊断

中年以上的高血压及动脉硬化患者，静息状态下或睡眠中急性起病，迅速出现局灶性脑损害的症状和体征，并能用某一动脉供血区功能损伤解释，临床应考虑急性脑梗死可能。CT或MRI检查发现梗死灶可明确诊断。有明显感染或炎症疾病史的年轻患者需考虑动脉炎致血栓形成的可能。具有突然昏仆、不省人事、半身不遂、口眼㖞斜、舌强言謇或不语为主症。常有头晕、头痛、肢体一侧麻木乏力等先兆症状。

六、鉴别诊断

（1）脑出血：脑梗死有时与小量脑出血的临床表现相似，但活动中起病、病情进展快、发病当时血压明显升高常提示脑出血，CT 检查发现出血灶可明确诊断。

（2）脑栓塞：起病急骤，局灶性体征在数秒或数分钟达到高峰，常有栓子来源的基础疾病如心源性（心房颤动、风湿性心脏病、冠心病、心肌梗死、亚急性细菌性心内膜炎等）、非心源性（颅内外动脉粥样硬化斑块脱落、空气、脂肪滴等）。大脑中动脉栓塞最常见。

（3）颅内占位病变：颅内肿瘤、硬膜下血肿和脑脓肿可呈卒中样发病，出现偏瘫等局灶性体征，颅内压增高征象不明显时易与脑梗死混淆，须提高警惕，CT 或 MRI 检查有助确诊。

七、常见并发症

（1）上消化道出血：高龄和重症脑卒中患者急性期容易发生应急性溃疡。

（2）高血糖：原有糖尿病或应激反应。

（3）脑水肿：多见于大面积脑梗死，常于发病后 3~5 天达高峰。

（4）长期卧床易发生压疮、便秘或血栓、栓塞性疾病。

（5）感染：急性期容易发生上呼吸道感染，泌尿系统感染。

（6）水电解质紊乱：由于神经内分泌功能紊乱、进食减少、呕吐及脱水治疗常并发电解质紊乱。

（7）发热：源于下丘脑体温调节中枢受损、并发感染或吸收热、脱水。

八、治疗要点

（一）西医治疗

（1）超早期治疗"时间就是大脑"，力争发病后尽早选用最佳治疗方案，挽救缺血半暗带。

（2）个体化治疗：根据患者年龄、缺血性卒中类型、病情严重程度和基础疾病等采取最适当的治疗。

（3）整体化治疗：采取针对性治疗同时，进行支持疗法、对症治疗和早期康复治疗，对卒中危险因素及时采取预防干预。

（二）中医治疗

中经络护治，以平肝息风、化痰通络为原则，有痰瘀交阻者，佐以活血化瘀。中脏腑闭证，护治当以息风清火，豁痰开窍；脱证急宜救阴回阳固脱；对内闭外脱之证，则须醒神开窍与扶正固脱兼用，恢复期及后遗症期，多为虚实夹杂，当扶正祛邪，标本兼治，平肝息风，化痰祛瘀与滋养肝肾、益气养血并用。

1. 中经络

（1）风火上扰证治法：清热平肝，潜阳息火。

（2）风痰阻络证治法：息风化痰通络。

（3）痰热腑实证治法：化痰通腑。

（4）阴虚风动证治法：滋阴息风。

（5）气虚血瘀证治法：益气活血。

2. 中脏腑

（1）痰热内闭证治法：清热化痰，醒神开窍

（2）痰蒙清窍证治法：燥湿化痰，醒神开窍。

（3）元气败脱证治法：益气回阳固脱。

九、护理

（一）护理评估

（1）既往史：多急性起病，常有情志刺激（过喜、过悲、过怒），过度疲劳（疲倦、房劳、排便用力）

饮食不节（饮酒过多、过饱），跌扑、寒冷刺激等。

（2）病情程度评估：病轻者可无昏仆而仅见半身不遂及口眼歪斜，根据病情轻重缓急，中风分为中经络和中脏腑，两者可以互为转化。中经络者无神志改变而病轻，中脏腑者常有神志不清而病重。中风具有起病急、变化快等特点，多见于中老年人。

（3）神志或生命体征：密切观察患者意识、瞳孔、生命体征、四肢活动等情况。

（4）中医临床辨证，舌象、脉象及情志状态。

（二）一般护理

（1）按本系统脑梗死疾病一般护理常规执行。

（2）病室安静，光线柔和，温湿度适宜。

（3）给予低盐低脂饮食，忌肥甘甜腻，辛辣刺激等助火生痰之品。如有吞咽困难、呛咳者给予糊状流食或半流食小口慢食，必要时鼻饲进食。

（4）急性期绝对卧床休息，避免不必要的搬动，病情稳定可逐步下床活动。枕头不宜太高 15°～20°为宜，以免气血上逆。若呕吐、流涎较多者，可将其头偏向一侧，以防发生窒息；对烦躁不安者，应加床档保护。病人在床上应采取正确的抗痉体位：保持上肢伸展位，下肢屈曲位，肘、腕关节伸直，手指伸开，踝关节处于中立位，以抑制痉挛防止关节强直，预防垂足、内翻、肩关节半脱位等并发症。保持良好姿势，必须定时变换体位。

（5）病情观察及症状护理：①密切观察患者意识、神志、瞳孔、生命体征、四肢活动等情况。②发生头痛、颈项强直、呕吐、呕血、血压持续上升时，应报告医师，及时处理。③病情危重患者做好重症护理及出入量的记录。备好急救的药品及器械，保持性能良好，处于备用状态。④意识障碍、偏瘫、癫痫发作者加床档防止坠床。视力障碍、认知障碍、年老者防止烫伤、跌伤和走失，不要远离病房或单独外出。

（6）药物观察及护理：①应用血管扩张剂时应注意血压的变化，滴速稍慢，如血压偏低及时告知医师处理。②应用抗凝药物时注意观察患者有无出血倾向，告知患者注意事项。③中药汤剂宜温服，观察药后效果及反应。呕吐者中药宜冷服或姜汁滴舌后服用。

（7）情志护理：保持情绪稳定，心情舒畅，防止七情内伤。向病人及家属介绍家庭护理技术和巩固疗效、预防复发等注意事项。

（三）常见症状/证候施护

1. 中经络

（1）风火上扰证：室内凉爽通风，多食平肝潜阳之品。保持情绪稳定。

（2）风痰阻络证：室内凉爽通风，多食清内热化痰湿之品。保持呼吸道通畅。

（3）痰热腑实证：室内凉爽通风，以素食为主，不可过饱。以清热化痰、润燥为主。保持大便通畅。

（4）气虚血瘀证：病内温暖，定时通风，多食血肉有情之品。勿焦虑急躁。

（5）阴虚风动证：病内凉爽，注意保暖，多食养阴生津清火之品。注意变换体位时行动缓慢。控制"激动"情绪。

2. 中脏腑

（1）阳闭（痰热内闭证）：室内凉爽通风；多食清热化痰、开窍之品；勿焦虑急躁；必要时鼻饲至宝丹、安宫牛黄丸，继用羚羊角汤以辛凉开窍，清肝熄风。

（2）阴闭（痰蒙清窍证）：室内凉爽通风；多食辛温开窍，除痰息风之品；取头高足低位；保持呼吸道通畅，及时吸氧；必要时鼻饲苏合香丸、涤痰汤以辛温开窍，豁痰熄风。

（3）脱证（元气败脱证）：病内温暖，定时通风；多食益气固脱之品；平卧位；保持呼吸道通畅，及时吸氧；必要时鼻饲参附合生脉汤、地黄饮子以回阳固脱。密切观察意识状态的变化。

（四）健康教育

（1）指导患者及家属掌握中风的康复治疗知识与自我护理方法，鼓励和督促患者坚持功能锻炼，增强自我照顾能力。告知避免诱因，预防复发。

（2）室内环境安静，空气流通，随气候变化添加衣被和调节室内温湿度。

(3)饮食指导：低盐低脂饮食，忌辛辣刺激肥甘厚腻之品，饮食有节。

(4)病情观察：急性期卧床休息，保持安静，减少探视；病情稳定后适当运动以利气血运行，注意安全防护。若出现眩晕、偏身麻木、半身不遂、口眼歪斜、言语謇涩、意识障碍等应立即就医。

(5)服药指导：遵医嘱服药，按时按量，不可随意增减药物，注意观察用药后反应。

(6)情志指导：意识清楚者，耐心做好思想工作，安慰鼓励，使患者情绪稳定。嘱咐患者注意克制情绪激动，特别强调"制怒"，从而使气血运行通畅，防止七情内伤。

(7)特色护理。

①瘫痪者：指导良肢位摆放。帮助患者变换体位。健侧卧位和患侧卧位都要保持上肢肩向前，肘伸直，不垂腕。下肢髋前伸、屈膝时，脚掌与小腿保持垂直，防止患肩、患腿压在身体下面。仰卧时，患侧肩下用枕垫支持，臀部与大腿下放一枕垫，使患侧肩向前、外展外旋，髋关节内收内旋，在足后放置托板，防止足下垂，保持良姿位。

②失语者：指导语言康复指导，根据病情进行适当训练。a.发音训练，如ā、ō、ê等坚持训练。b.数数字训练。c.读通俗易懂的古诗、歌谣等。要求吐词清晰，不可急躁。

③一指禅推法按摩：以一手拇指从睛明穴开始，沿眼眶上缘至太阳穴、丝竹穴、阳白穴、鱼腰、攒竹、迎香、地仓、承江、颊车达下关穴，推按各穴时稍长，可反复操作约10分钟。

④便秘者：给予中药（通腑合剂）灌肠。

(8)康复操。

①被动活动：从发病当日起，不能在床上主动活动的患者应做肢体关节的被动活动，每日2次，活动的肢体应放松，使关节活动充分，应先有大关节开始，后顺序到小关节，多做肩外展、外旋、前臂旋后、踝关节背区及指关节的伸展活动，要谨防肩关节因活动过度而受损，肩关节外展、屈曲不得超过90°，是正常活动范围的50%，若患者出现痛楚表情时应立即停止活动，每次每个关节至少重复活动5次。

②坐位平衡训练：坐位训练在脑血管病后5天即可进行，先取30°肩向前、外展外旋，髋关节内收内旋，在足后放置托板，防止足下垂，保持良姿位。30°～40°位，每2～3天增加10°，每天持续5～10分钟，达到能维持90°，持续30分钟后就可训练坐位耐力。轻型患者可以免去耐力训练，训练前后注意观察患者反应，测脉搏，必要时观察血压，防止意外。训练半坐位时宜同时保护不因上肢软瘫再发生肩关节半脱位，将患者前臂以三角巾吊于颈部。坐位时，双上肢置于平台或床前移至餐桌上，以后再进入坐位平衡训练，即在坐稳后由两侧或前后交替推动患者，训练调整平衡，不使倒下，此时即具有躯干平衡能力。

③步行及上下楼梯训练：患者下肢功能的恢复比上肢早，2～3周开始行站立行走训练。初始由2人搀扶，边走边向患者发出行走命令，走几步，休息一会儿，行走时令患者抬起头，眼向前，迈步时，后脚跟抬起，扶患者走出室外，逐步过渡到缓慢步行，为下一步的功能训练做好准备。上下楼梯训练以一层一足法进行，即双足不同时在同一楼梯上支撑。

（五）药膳食疗方

(1)气血虚弱：参芪乌鸡汤。取党参15 g、黄芪15 g、三七10 g、竹丝鸡1/4除去皮脂、生姜2片，煲汤食疗法。

(2)风痰阻络：菊茶决明饮。菊花10 g、生山楂片5 g、决明子15 g、冰糖适量，煎汤频饮。

(3)痰热内闭。

①贝母粥：贝母粉15 g、粳米50 g、冰糖适量。将粳米、冰糖如常法煮粥，煮至半开汤未稠时，加入贝母粉，改用文火稍煮片刻，粥稠时停火，每日早晚温服。

②冬瓜子饮小麦：冬瓜子30 g、红糖适量，捣烂，开水冲服。

③萝卜汁：白萝卜捣汁饮服，每次30 mL，日服3次；或将萝卜汁拌在粥内食用。

(4)肝火炽盛。

①猪胆绿豆粉：猪胆汁120 g、绿豆粉80 g，拌匀晾研末，每服6 g，每日2次。

②菊花粥：秋季霜降前，将菊花采摘去蒂，烘干或蒸后晒干，或阴干，然后磨粉备用。先以粳米100 mL，加水如常法煮粥，待粥将成时，调入菊花末10～15 g，稍煮一二沸即可。

③芹菜粥：新鲜芹菜60 g（切碎）、粳米100 g，放砂锅内加水如常法煮粥，每日早晚温热服食。应现煮现吃，不宜久放。

④刀豆茶：刀豆根30 g，加红茶3 g，水煎服。

（5）元气欲脱。

①独参汤：红参15 g，煎服。

②人参汤：人参10 g、橘皮10 g、苏叶15 g、砂糖150 g，加水30 mL，煎水代茶饮。

③五味子汤：五味子10 g、紫苏叶18 g、人参12 g、砂糖100 g，加水3 000 mL，煎至1 500 mL，滤去渣，饮汤。

④牡蛎麦麸散：牡蛎粉、麦麸等分，每次服3 g，1日2次。

（6）阴虚风动。

①枸杞麦冬饮：枸杞子、麦冬各15 g，煎水代茶饮之。

②天门冬粥：天门冬30 g、白米50 g，煮粥食用。

③地黄粥：取生地黄汁100 mL，先将粳米煮熟，粥盛入地黄汁，搅匀食用。

④枸杞归芪大枣瘦肉汤：枸杞15 g、当归10 g、黄芪30 g、大枣10枚、猪瘦肉100 g，将以上各味共炖汤，加食盐适量调味，食肉喝汤。

第三节　老年性痴呆

一、概述

老年性痴呆是人类在衰老过程中的一种常见病、多发病、难治性疾病，是一组大脑智能损害的慢性进展的衰退性疾病。

根据该病的临床表现，属于中医学"呆病"范畴。

老年性痴呆又称阿尔茨海默病（Alzheimer disease，AD），是老年人中最常见的神经退行性疾病之一，指老年人在无意识障碍的情况下，出现持续时间较长（6个月以上）的智能损害，主要表现为记忆、计算、思维、语言、定向力及情感障碍、人格的改变，行为异常，甚至意识模糊，并出现社会活动能力和生活能力的减退。

二、病因和病机

1. 病因

（1）遗传因素：AD具有家庭聚集性，10%的患者有阳性家族史，呈常染色体显性遗传及多基因遗传。

（2）胆碱功能低下：AD海马和新皮质乙酰胆碱转移酶水平下降，影响了乙酰胆碱的合成、储存及释放，导致神经传递障碍。

（3）金属铝中毒：部分患者脑的某些部位，金属铝含量明显增高。

2. 病机

中医认为阿尔茨海默病病位主要在脑，与心、肝、脾、肾等功能失调关系密切。主要病机为各种原因导致的心虚、肾亏、脑空、痰瘀阻络。本病证候特征以虚为本，以实为标，临床多见虚实夹杂证。

三、临床表现

阿尔茨海默病的表现可能因人而异，常见症状有：记忆丧失；难以胜任熟悉的任务；语言方面常常忘记简单的词语或以不常用的词语来代替，随着病情的发展难以与人们交流、沟通；时间和地点定向障碍；判断力差；理解或合理安排事务的能力下降；把东西放错地方；情绪或行为改变；人格改变；主动性丧失。

四、中医辨证常见证候要点

（1）髓海不足证：健忘，定向障碍，判断思维能力下降，或计算不能，或理解障碍，反应迟钝，行动迟缓，言语謇涩或词不达意，伴腰膝酸软，发枯齿落，头晕目眩，听力减退，尿频，甚者二便失禁，形体衰惫；舌质淡，脉沉细弱，两尺尤甚。

（2）气血不足证：健忘，注意力难集中，反应迟钝，判断力差，计算不能，伴头晕眼花，心悸少寐，神疲懒言，气短纳呆，喃喃自语，神情恍惚，悲伤喜哭，面色不华，唇甲淡；舌质淡，有齿痕，苔薄白或白腻，脉细无力。

（3）痰浊阻窍证：头沉健忘，定向障碍，判断力差，反应迟钝，静而少言或默默无语或喃喃自语；严重者失算，失认，失用，伴口多痰涎，倦怠多寐，脘腹胀满，纳呆食少；舌胖苔白腻，脉多滑。

（4）瘀血内阻证：健忘，定向障碍，判断力差，反应迟钝，理解障碍，不能与他人交流或语言迟缓，甚则失语，伴头痛头晕，失眠心悸；肌肤甲错，肢体麻木，面唇紫暗；舌质暗，边有瘀斑，舌下脉络紫色，脉沉细涩。

五、诊断

诊断主要根据患者的详细病史、临床资料，结合精神量表检查及有关的辅助检查。

阿尔茨海默病临床诊断要点：认知范围内有两个或两个以上缺损；记忆和其他认知障碍进行性加重；无意识障碍；40～90岁之间发病；没有能致记忆和认知功能障碍的系统性和脑部疾病；日常生活障碍和行为改变；家族中有类似病例，尤其有神经病理证实者；脑脊液常规检查正常；脑电图正常或无特殊改变；CT有脑萎缩，且系列随诊检查加重。

六、鉴别诊断

（1）血管性痴呆：因脑血管病引起的痴呆，病程起伏或阶梯样恶化，有局灶性神经系统体征，如偏瘫、偏身感觉障碍、病理反射阳性、小脑性共济失调或假性延髓性麻痹等。自知力和人格改变不明显。脑CT或MRI检查有多发脑梗死或脑软化灶。Hachinski缺血量表分>7分，而老年性痴呆Hachinski缺血量表分<4分。

（2）假性痴呆：抑郁症性假性痴呆表现为抑郁心境，对各种事情缺乏兴趣，睡眠障碍，易疲劳等。有时鉴别很困难，需要长期观察。

（3）轻度认知障碍（MCI）：MCI系正常老年化过程与老年性痴呆之间一种中间过渡状态，特指有轻度记忆和认知损害，但无痴呆者，其病因不能由已知的医学和精神疾病来解释。

（4）本病还应与其他类型的痴呆相鉴别，如额颞痴呆路易体痴呆、帕金森病合并痴呆、正常颅压积水、亨廷顿病及脑炎、一氧化碳中毒、甲状腺功能减低、梅毒、艾滋病、脑肿瘤、脑外伤等引起的痴呆。主要是根据病史、临床特征及CT、MRI等影像学资料进行鉴别，有时与变性疾病的鉴别需要有病理资料支持。

七、常见并发症

最常见的并发症是肺部感染、皮肤感染、泌尿系统感染，或慢性衰竭、恶病质、多器官衰竭而危及生命。

八、治疗要点

1.西医治疗

目前尚无肯定的特效治疗，但有些药物对缓解症状通常有效，精心护理照看患者也很重要。

（1）改善脑代谢药：根据AD有脑血流量减少和脑糖代谢率减低，可用增加脑血流和脑细胞代谢的药物，如银杏叶提取物、双氢麦角碱、奥拉西坦、茴拉西坦等。

（2）作用于胆碱能的药物：改善认知功能，如乙酰胆碱酯酶抑制剂、卡巴拉汀、石杉碱甲等。

（3）对症治疗：夜间精神不安可在睡前服阿普唑仑0.4 mg。伴有昼睡夜醒的患者，白天可喝小剂量咖啡或口服利他林（哌甲酯）。伴精神运动兴奋、激动、攻击性患者，可用小剂量弱安定剂，如艾司唑仑（舒乐安定）或阿普唑仑等；严重者可用氯丙嗪；伴有幻觉妄想时可用氟哌啶醇。老年人选用抗精神症状药物应谨慎小量。

（4）雌激素：流行病学研究表明雌激素能延缓或预防AD的发生，还具有抗炎特性并能阻止自由基的作用及增强胆碱酯酶抑制剂的疗效。

（5）康复治疗：鼓励患者多参加各种社会活动，家庭和社会应对患者多关怀和帮助。

（6）神经营养因子：输入外源性神经生长因子，可防止中枢胆碱能神经系统损害，改善动物的学习和记忆。

（7）免疫接种：2000年以色列研究首次报道了用抗多聚体淀粉样抗体预防和治疗AD的体外试验，但短期内还不可能在临床应用。

（8）基因治疗：利用基因重组技术将正常基因替换有缺陷的基因，以达到根治基因缺陷的目的，但目前尚不能实现。

2.中医治疗

中医治疗以补肾益髓、益气养血、化痰活血、解毒通络为主要治法。年老之体，多虚多瘀多痰、虚实错杂，故治疗时需标本兼顾。根据本虚、标识之偏重及体质之强弱，或以补虚为主，或以祛邪为主。

九、护理

（一）护理评估

（1）评估患者有无脑外伤、心脑血管疾病、糖尿病、既往卒中史、吸烟等。

（2）评估患者有无近期记忆减退、语言能力下降、定向力下降、人格改变及行为紊乱等症状。

（3）评估患者是否自理缺陷、退休、丧偶、独居、经济窘迫等事件。

（4）中医临床辨证，舌象、脉象及情志状态。

（二）一般护理

（1）按内科及本系统疾病的一般护理常规执行。

（2）为患者创造安静安全的病室环境，带患者熟悉新的环境和路途，使用一些标志协助他们识别环境，将日常生活用品放在其看得见找得着的地方，减少室内物品位置的变动，地面防滑，洗澡、喝水时水温不宜过高，防止烫伤。为患者佩戴手腕带，外出时有人陪同。

（3）根据患者的兴趣爱好，白天尽量安排患者进行一些兴趣活动，不要让患者在白天睡得过多；给予患者轻声安慰，有助患者入睡。

（4）适量增加黑木耳、鱼类、核桃、芝麻、莲子等食物的摄入，定时进食，最好与其他人一起进食，食物要简单、软滑，最好切成小块。

（5）观察患者有无认知损害、形象生动的视幻觉、行为变异、谵妄和其他精神及情感疾病。

（6）注意观察服药后的不良反应，及时报告医师，服药时应全程陪伴。吞咽困难的患者最好将药物研碎后溶于水中服药；昏迷的患者由胃管注入药物；对伴有抑郁症、幻觉和自杀倾向的痴呆老人，一定要做好药品的管理。

（7）对患者进行智能康复训练，如记忆训练、智力锻炼、理解和表达能力训练、社会适应能力的训练等。

（8）做好患者的心理护理，多陪伴关心老人，注意尊重老人的人格；对话时和颜悦色，专心倾听，要有足够的耐心，多鼓励、赞赏、肯定患者，切忌用刺激性语言；保持心情舒畅，培养良好的兴趣爱好。

十、常见症状／证候施护　健忘

（1）急性期卧床休息，保持病室安静，减少探视。
（2）病情稳定后适当运动以利气血运行，注意安全防护。做好"六防"，防自我伤害，防跌伤骨折，防意外事故，防药物中毒，防病人走失，防恶习非命。
（3）饮食忌寒凉及油腻，戒烟限酒。
（4）督促患者自己料理生活，鼓励患者参加社会活动，进行智能训练，如数数字、读报等。
（5）穴位按摩：关元、气海、神阙穴或中药灌肠。对年迈体弱患者改善便秘等情况。
（6）保持轻松愉快的情绪，避免精神刺激，防止七情内伤。

十一、健康教育

1. 及早发现痴呆

大力开展科普宣传，普及有关老年期痴呆的预防知识和痴呆早期症状，即轻度认知障碍和记忆障碍知识。全社会参与防治痴呆，让公众掌握痴呆早期症状的识别。重视对痴呆前期的及时发现，鼓励凡有记忆减退主诉的老人及早就医，以利于及时发现介于正常老化和早期痴呆之间的轻度认知障碍（mild cognition impairment，MCI），对老年期痴呆做到真正意义上的早期诊断和干预。

2. 早期预防痴呆

（1）老年期痴呆的预防要从中年开始做起。
（2）积极合理用脑、劳逸结合，保护大脑，保证充足睡眠，注意脑力活动多样化。
（3）培养广泛的兴趣爱好和开朗性格。
（4）培养良好的卫生饮食习惯，多吃富含锌、锰、硒、锗类的健脑食物，如海产品、贝壳类、鱼类、乳类、豆类、坚果类等，适当补充维生素E，中医的补肾食疗有助于增强记忆力。
（5）戒烟限酒。
（6）尽量不用铝制炊具，过酸过咸的食物在铝制炊具中存放过久，就会使铝深入食物而被吸收。
（7）积极防治高血压、脑血管病、糖尿病等慢性病。
（8）按摩或灸任脉的神阙、气海、关元，督脉的命门、大椎、膏肓、肾俞、志室，胃经的足三里穴（双），均有补肾填精助阳、防止衰老和预防痴呆的效果，并且研究表明按摩太阳、神庭、百会、四神聪等穴位可有效提升认知功能或延缓认知功能的衰退。
（9）许多药物能引起中枢神经系统不良反应，包括精神错乱和倦怠，尽可能避免使用镇静剂，如苯二氮䓬类药物，抗胆碱能药物，如某些三环类抗抑郁剂、抗组胺制剂、抗精神病药物以及甲磺酸苯扎托品。

十二、药膳食疗方

（1）桂圆百合炖鹌鹑：桂圆肉15 g，百合30 g，鹌鹑2只。将鹌鹑宰杀后去毛和内脏，洗净，与桂圆、百合同放碗内，加适量沸水，隔水炖熟，调味后饮汤食肉。适用于老年健忘。
（2）金针茯神牛心汤：牛心150 g，干金针菜20 g，茯神30 g。牛心洗去血污，切片，金针菜用水洗净，同茯神放锅内，煲汤，调味后饮汤吃肉。辅助治疗老年健忘。

第四节　帕金森病

一、概述

帕金森病（Parkinson disease，PD）又称震颤麻痹，是常见于中老年人的一种神经系统变性疾病、临床表现以静止性震颤、肌强直、运动缓慢和姿势步态异常为主要特征。其主要病理变化是黑质致密部多巴胺（DA）能神经元的变性、缺失，导致纹状体内乙酰胆碱（Ach）-DA等递质平衡失调而发病。

本病临床表现与中医学中"颤证""振掉""痉病"等病症的描述相似。

二、病因和病机

（一）病因

本病的病因十分复杂，至今尚未明确，故称为原发性PD。下列因素可能与发病有关。

（1）老化异常加速：PD病人的DA能神经元减少，不是正常生理性的，可能是环境或遗传等因素的影响所引起的异常老化。

（2）环境因素：20多年前发现误食一种含吡啶类物质1呷基4苯基1，2，3，6-四氢吡啶，可引起类似的症状。此外，锰矿工人也易患PD，推测某些工农业毒素可能也含有类似上述物质的结构。因此，提出了本病与环境因素有关的学说。

（3）遗传因素：10%~15% PD患者发现有家族史，同胞的患病率也高于对照组。

（二）病机

本病病机特点是本虚标实，风、痰、瘀、火可因虚而生，诸邪又进一步影响阴血对筋脉的濡养；风、痰、瘀、火之间也相互影响，甚可互相转化。

三、临床表现

（1）震颤：约2/3患者为首发症状。早期呈静止性震颤，安静或休息时明显，随意运动或强烈意志控制时可暂时减轻或消失，情绪激动时加重，睡眠时消失。

（2）肌强直：由伸、屈肌张力均增高，在关节被动运动时出现均匀一致的阻力，这种张力增高称为铅管样强直。由于多数合并震颤，在均匀阻力的基础上可有断续的瞬间停顿，类似齿轮的转动，又称为齿轮样强直。

（3）运动减少和运动迟缓：表现为主动运动减少，各种动作均变慢。可呈现"面具脸"。由于张力增高，起床、卧位翻身、久坐起立、行走起步、转弯等均有困难，精神动作笨拙，书写时字越写越小。

（4）姿势步态异常：除四肢外，头颈部、躯干肌张力也增高，病人因此呈现特殊姿势，即头部前倾、躯干前屈、双手放在身前等。步态异常表现为起步困难，而迈步后常以极小的步态向前冲，难以及时停步，称为"慌张步态"。

（5）其他：由于迷走神经背核受损常有自主神经系统症状，如多汗、便秘、尿频、油脂分泌增多等。

四、中医辨证常见证候要点

（1）痰热动风证：神呆懒动，形体稍胖，头胸前倾，头或肢体颤振尚能自制，活动缓慢，胸脘痞满，口干或多汗，头晕或头沉，咳痰色黄，小便短赤，大便秘结或数日不行；舌质红或黯红，舌苔黄或黄腻，脉象细数或弦滑。

（2）气血两虚证：神呆懒言，面色苍白或萎黄，肢体颤振或头摇日久，震颤程度重，项背僵直或肢体拘痉，活动减少，步态不稳，气短乏力，头晕眼花，自汗，动则尤甚；舌体胖，舌边有齿痕，舌苔薄白或白腻，脉细无力或沉细。

（3）肝肾不足证：表情呆板，肢体或头颤振日久，震颤幅度大，或肢体拘痉，活动笨拙，上肢协调不能，步态拖拉，言语謇涩，或智力减退，形体消瘦，头晕耳鸣，失眠多梦，或头痛或盗汗，急躁时颤振加重，腰酸腿笨，小便频数，大便秘结；舌体瘦小，舌质黯红，舌苔少或剥苔或微黄，脉象细弦或细数。

五、诊断

原发性帕金森病主要依靠临床检查，要考虑以下几点。

（1）至少要具备4个类型典型症状和体征（静止性震颤、少动、僵直和姿势调节障碍）中的2个。

（2）是否存在不支持诊断原发性帕金森病的不典型症状和体征，如椎体束征，失用性步态障碍，小脑症状，意向性震颤，凝视麻痹，严重的自主神经功能障碍，明显的痴呆伴有轻度的锥体外系症状。

（3）脑脊液中高香草酸减少，对确诊早期帕金森病及帕金森病与特发性震颤、药物性帕金森综合征鉴别是有帮助的。

六、鉴别诊断

（1）小脑性震颤：其产生与小脑半球病变有关，小脑上脚病变亦可引起。患者除有震颤外，尚有小脑功能障碍的其他表现。

（2）特发性震颤：是一种原因不明的遗传性疾病，震颤不伴任何其他神经系统病变的症状和体征，并常终身限于某些部位，发展缓慢，一般不造成运动障碍。

（3）帕金森综合征：本并具有与帕金森氏病相似的临床病征，但前者可由感染（流行性甲型脑炎、梅毒等）、动脉硬化、中毒（一氧化碳中毒、锰中毒）、药物性（酚噻嗪类、三环类抗抑郁药、丁酰苯类）、颅脑损伤以及颅内占位性病变引起。

七、常见并发症

帕金森病并发症可有外伤、压疮、感染等。

八、治疗要点

（一）西医治疗

（1）药物治疗：早期无须药物治疗，当疾病影响病人日常生活和工作能力时，适当的药物治疗可不同程度地减轻症状，并可因减少并发症而延长生命。

（2）外科治疗：对长期药物治疗疗效明显减退，同时出现异动症的病人可以考虑手术治疗，但手术只是改善症状，不能根治，术后仍需药物治疗。

（3）康复治疗：如进行肢体运动、语言、进食等训练和指导，可改善病人生活质量，减少并发症。心理疏导与疾病教育也是PD的重要综合治疗措施。

（二）中医治疗

攻邪以疏肝理气、化痰除湿、活血化瘀为主，补虚以滋补肝肾、益气养血、滋阴扶阳为要，并可于原治法中加入熄风止痉之品增强疗效，震颤日久，则可加入虫类药以加强其搜风通络、熄风止痉之效。

九、护理

（一）护理评估

（1）观察体温、呼吸、血压、舌、面色、神志、汗出、二便等变化。
（2）发痉的次数、程度、持续时间、发作时和发作后等情况。
（3）询问患者早期的症状和体征，如乏力、轻微震颤、手的灵活性轻微下降等。
（4）了解患者有无步态的改变，如行走困难、行走的姿势异常等。
（5）生活自理能力，有无语言、吞咽、大小便障碍等。
（6）心理社会状况。
（7）中医临床辨证，舌象、脉象及情志状态。

（二）一般护理

（1）按内科系统及本系统疾病的一般护理常规执行。
（2）注意周围环境的安全性，如采用防滑地板，家具摆放整齐，过道上无杂物堆放，避免使病人发生跌倒。
（3）鼓励早期病人多做主动运动，自己尽量独立完成日常生活的活动，培养业余爱好。对晚期卧床不起的病人应勤翻身，维持躯体和四肢的功能位置，在床上做被动运动。

（4）饮食宜清淡，准确评估病人的咀嚼吞咽功能及摄食能力，宜给予软食或糊状半流质饮食，多食蔬菜、水果，可选食百合、莲子、酸奶、绿豆、黄豆等。嘱其取坐位，头稍向前倾。

（5）密切观察病人的病情变化，当病人出现发热、外伤、吞咽困难或运动障碍等，应及时告知医生。

（6）服药过程中要仔细观察震颤、肌强直和其他运动、语言功能的改善程度，告知病人本病需要长期或终身服药，让病人了解药物的不良反应的观察与处理。

（7）根据病情及体力选择适当的运动，如散步、太极拳等，或参加一些有助于肢体活动的轻微劳动。向患者讲解疾病的相关知识，增强其信心，保持良好的精神状态，稳定情绪。

十、常见症状/证候施护　震颤

（1）加强巡视，主动了解病人的需要，协助病人进食、洗漱、沐浴、大小便料理和做好安全防护。

（2）饮食以五谷类为主，多选粗粮，多食新鲜蔬菜、水果，多喝水，防止便秘；进食适当的奶制品和肉类，每天应补充 1 000 ~ 1 500 mg 的钙质，预防骨质疏松。少吃油、盐、糖。

（3）指导病人进行如鼓腮、伸舌、噘嘴、龇牙、吹吸等面积功能训练，督促进食后及时清洁口腔，随身携带纸巾擦净口角溢出的分泌物，保持个人卫生和着装整洁等。

（4）对于上肢震颤未能控制者，避免拿热水、热汤，谨防烧伤、烫伤等。尽量不让病人自己从开水瓶中倒水，为端碗持筷困难者准备带有大把手的餐具，选用不易打碎的不锈钢饭碗、水杯和汤勺，避免用玻璃制品和陶制品等。

（5）遵医嘱按时按量服药，送服到口，注意观察药物的疗效及不良反应，及时通知医师。

（6）指导病人维持和增加业余爱好，鼓励病人积极参与家居活动和社交活动，坚持运动锻炼。

（7）关心体贴病人，细心观察病人的心理反应，鼓励病人表达并注意倾听他们的心理感受，保持心情舒畅，为病人创造良好的亲情氛围。

十一、健康教育

（1）皮肤护理指导：病人因震颤和不自主运动，出汗多，易造成皮肤刺激和不舒适感，皮肤抵抗力降低，还可导致皮肤破损和继发皮肤感染，应勤洗勤换，保持皮肤卫生；中晚期病人因运动障碍，卧床时间增多，应勤翻身勤擦洗，防止局部皮肤受压和改善全身血液循环，预防压疮。

（2）活动与休息指导：鼓励病人维持和培养兴趣爱好，坚持适当的运动和体育锻炼，做力所能及的家务劳动等，可以延缓身体功能障碍的发生和发展，从而延长寿命，提高生活质量。病人应树立信心，坚持主动运动，如散步、打太极拳等，保持关节活动的最大范围；加强日常生活作训练，进食、洗漱、穿脱衣服等应尽量自理；卧床病人协助被动活动关节和按摩肢体，预防关节僵硬和肢体挛缩。

（3）安全指导：指导病人避免登高，不要单独使用煤气、热水器及锐利器械，防止受伤等意外；避免让病人进食带骨刺的食物和使用易碎的器皿；体位性低血压病人睡眠时应抬高床头，可穿弹力袜，避免快速坐起或下床活动，防止跌倒；外出时需人陪伴，尤其是精神智能障碍者其衣服口袋内要放置写有病人姓名、住址和联系电话的"安全卡片"，或佩戴手腕识别牌，以防走失。

（4）照顾者指导：本病为无法根治的疾病，病程长，家庭成员身心疲惫，经济负担重，容易产生无助感；医护人员应关心照顾患者及家属，倾听他们的感受，尽力帮他们解决困难；照顾者应关心体贴病人，协助进食、服药和日常生活的照顾；督促病人遵医嘱正确服药，防止错服、漏服；细心观察，积极预防并发症和及时识别病情变化；当病人出现发热、外伤、骨折、吞咽困难或运动障碍、精神智能障碍加重时应及时就诊。

十二、药膳食疗方

（1）天麻炖猪脑：天麻 10 g，猪脑 1 个，放入砂锅内，加水适量，以文火炖 1 小时左右，调味后喝汤食猪脑，每日或隔日 1 次，可舒筋通脉，聪脑安神，震颤麻痹、头晕、肢麻者适用。

（2）桑仁桂圆饮：鲜桑仁 60 g，鲜桂圆 30 g，洗净后加清水适量，捣烂挤汁，每日 1 剂，分 2 次服用，可滋阴补血，适宜震颤麻痹、头晕心悸、肌肉僵硬者。

第五节　老年期抑郁症

一、概述

老年期抑郁症是最常见的功能性精神障碍之一，国外资料表明在全部老年情感障碍病人中，老年期首次发病的抑郁障碍达 40%～50%，在 65 岁以上老年人群中，严重抑郁症约占 10%。国内资料老年期情感障碍的患病率北京为 0.34%，上海为 5.28%，而在西方国家精神科门诊统计为 38.4%，在医院治疗中占全部老年精神障碍病人总数的 21%～54%，可见老年期抑郁症已严重影响老年人的精神健康。随着人们预期寿命的延长，老年人数的不断增加，开展对老年期抑郁症的防治，已成为全社会关注的公共卫生问题。

根据抑郁症的主要表现科归属于"百合病""郁证""癫症"病症范畴。

老年期抑郁症（depression in elderly）是指首次发病于 60 岁以后，以持久的抑郁心境为主要临床相的一种精神障碍。临床特征以情绪低落、焦虑、思维、行为迟滞和繁多的躯体不适症状为主。

二、病因和病机

（一）病因

老年期抑郁症的病因，一般来说与早期起病的患者基本相同，主要有两大方面：一是生物学因素，包括遗传因素、生化因素、神经内分泌因素以及脑结构等方面的因素；二是心理社会因素，包括家庭因素、社会环境因素以及生活事件应激因素。

（二）病机

其发病原因为七情所伤、情志失养而导致阴阳失衡、脏腑功能失调。初起多以情志抑郁，肝失疏泄，气滞为主；继之肝郁化火，肝胆火盛，郁火扰心；或气滞血瘀，闭阻心窍；或因思虑伤脾，脾失健运，化湿生痰，痰气上扰为主要因素。多属实证，久病则由实转虚。

病变脏腑以心、肝、脾、胃、肾为主，其发生与心理因素有密切关系。

三、临床表现

老年抑郁症神经科病变及躯体疾病所占比重大，认知损害多，主诉躯体不适多，疑病观念强烈。具体表现如下。

（1）情感障碍：抑郁心境长期存在，常有无精打采、郁郁寡欢、兴趣下降、孤独感、自觉悲观和绝望。少数病人情感反应略显淡漠或迟钝。近 70% 以上患者焦虑烦躁症状突出，有时也表现为敌意和易激惹。

（2）思维障碍：应答反应缓慢、思考问题困难和主动性言语减少，部分病人常回忆不愉快的往事。

（3）功能减退：记忆力减退，存在比较明显的认知功能损害症状。

（4）意志和行为障碍：病情较轻者积极性和主动性下降、依赖性强，遇事犹豫不决；稍重时活动减少、回避社会交往、行动缓慢、卧床时间增加；严重者可处于无欲状态，日常生活完全不能自理。

（5）躯体症状：本病具有情感症状向躯体症状转化的倾向。躯体不适者占全部病人总数的 70% 以上，其中以消化道症状最多见，另外常述乏力、头部不适、心悸和胸闷等。

（6）生物症状：病人面容憔悴灰暗，体重下降者占 30%～55%。

四、中医辨证常见证候要点

（1）肝郁火旺证：焦虑不安，头晕头痛，口干口苦，烦躁易怒，胸胁胀闷，健忘，便秘；舌质偏红，舌苔黄厚干燥，脉弦细数。

（2）肝肾阴虚证：头晕目眩，耳鸣，失眠健忘，面部潮红，心烦易怒，腰膝酸软，手足心热，情绪紧张；舌质红少苔，脉弦细数。

（3）心脾两虚证：郁闷悲观，表情淡漠，心慌气短，行动迟缓，便溏，寡言少语，纳呆消瘦，嗳气叹息，健忘失眠，甚至有自杀欲念；舌质淡或暗，苔腻，脉沉或弦。

五、诊断

诊断时应考虑如下方面：①发病过程，诱发因素；②严重程度；③有无惊恐发作、强迫症状或社交恐惧症；④有无精神病性症状；⑤有无自杀念头或计划；⑥有无抑郁症发作史及用药情况；⑦有无轻度躁狂史；⑧有无抑郁症家族史及用药情况；⑨有无使用可引起抑郁症的药物；⑩有无酗酒或药物滥用史等。

六、鉴别诊断

（1）抑郁性神经症：是在精神因素和人格弱点的共同作用下发病，抑郁程度较轻，病人好倾诉，往往把责任推给他人。无情绪、昼重夜轻、早醒和体重减轻的特点。自知力良好，对治疗要求迫切。

（2）精神分裂症：紧张型精神分裂症患者虽然外表与抑郁性木僵类似，但表情淡漠，情感活动与内心体验以及周围环境不配合，常有违拗表现。

（3）脑器质性疾病所致精神障碍：脑血管病、帕金森病、脑肿瘤病人常伴抑郁情绪，某些脑器质性痴呆如阿尔茨海默病、路易小体痴呆等，在疾病的早期也可出现抑郁症状，详细询问病史和体格检查包括神经系统检查、头颅 CT 检查异常可鉴别。

七、治疗要点

（一）西医治疗

1. 药物治疗

（1）三环类抗抑郁剂（TCA）：如丙咪嗪、阿米替林、多塞平。

（2）四环类抗抑郁剂：马普替林、米安舍林。

（3）选择性 5-羟色胺再摄取抑制剂：如盐酸氟西汀、帕罗西汀、舍曲林。

2. 电休克治疗

许多临床经验证实电休克治疗对抑郁症有肯定疗效，但对老年病人则应慎重选择。

3. 心理治疗

有支持性心理治疗、精神动力学治疗、认知疗法、行为治疗、人际关系心理治疗和婚姻家庭治疗等。

（二）中医治疗

中医认为理气解郁、畅达神机、移情易性是治疗本病的基本原则。

八、护理

（一）护理评估

（1）评估患者有无头痛、头晕、乏力、全身部位不确定性不适感、失眠、便秘等。

（2）评估患者有无情绪低落、焦虑、迟滞和躯体不适等症状。

（3）评估患者的心理社会状况，是否退休、丧偶、独居、经济窘迫等事件。

（4）中医临床辨证，舌象、脉象及情志状态。

（二）一般护理

（1）按内科及本系统疾病的一般护理常规执行。

（2）环境安静舒适，光线明亮，空气流通，整洁舒适，墙壁以明快色彩为主，并挂上壁画，摆放适量的鲜花，以利于调动患者积极良好的情绪，焕发对生活的热爱。

（3）生活要有规律，鼓励患者白天参加各种娱乐活动和适当的体育锻炼；晚上入睡前喝热饮、热水泡脚或洗热水澡，避免看过于兴奋、激动的电视节目或会客、谈病情。

（4）加强营养，既要注意营养成分的摄取，又要保持食物的清淡。多食高蛋白、富含维生素的食品，如牛奶、鸡蛋、瘦肉、豆制品、水果、蔬菜，少吃糖类、淀粉类食物。避免油炸、高糖、膨化食品和辣椒、碳酸饮料等易刺激身体的食品。

（5）密切观察躯体情况的变化，识别患者自杀动向，对于有强烈自杀企图的患者要专人24小时守护，不离视线。

（6）严格遵医嘱服药，不可随意增减药物，坚持服药，不可因药物不良反应而中途停服。对于有自杀倾向的患者，妥善保管好能自伤的工具及药物。密切观察药物疗效和可能出现的不良反应，及时向医师反映。

（7）积极参加各项社会活动，适当参加体力劳动及体育活动，增强与外界接触的适应能力，增强体质。培养多种业余爱好，陶冶情操，养成积极乐观的生活态度。

（8）阻断患者负向的思考，鼓励抒发自己的想法。正确对待事物，避免忧思郁怒，防止情志内伤。

九、常见症状／证候施护　情感障碍

（1）观察体温、脉搏、血压、呼吸、心率、饮食、睡眠、二便等情况，以判断病情的轻重缓急和病势的进退。

（2）加强监护，注意患者情绪的变化，提高警惕，防止患者伤人、毁物和自伤行为的发生。

（3）病室环境舒适、安静，避免噪音干扰，避免强烈光线刺激。

（4）生活规律，帮助制订工作、生活作息制度，既要遵守药物治疗规定，更要重视劳动锻炼。

（5）饮食宜清淡、易消化而富含营养，多食水果蔬菜，安排合适进餐环境，心神失养者可给予养血安神之品。

（6）督促患者按时服药，防止漏服、藏药及随便加减药物，中药汤剂多饭后温服。

（7）遇事勿恼怒，避免情志刺激扰动五志之火。

（8）可选用推拿治疗，用多指分别在督脉和足太阳膀胱经的位置进行拨、摩、啄、捏、按、拍等。

十、健康教育

（1）环境安静、幽雅，减少噪声。养成良好的生活规律和饮食习惯，保持充足休息和睡眠。适当参加体力劳动及体育活动，以增强体质。正确对待各种事物，避免忧思郁怒，防止情志内伤。

（2）坚持遵医嘱按时按量服药，不可自行减药、停药，应由家属管理药品，以防发生意外。

（3）积极参加各项社会活动，增强与外界接触的适应能力。培养多种业务爱好，陶冶情操，养成积极乐观的生活态度。

十一、药膳食疗方

（1）银耳汤：莲子50 g煨汤，待莲子熟烂，加入水发银耳15～30 g煮开，白糖调味服食。可治老人抑郁症。

（2）肉粥：取龙眼肉30 g、大枣5枚、粳米60 g共煮，随意食用。龙眼肉含有多种维生素和糖类营养素，不仅可以滋补强身，还有镇静、健胃作用，可专治心脾血虚引起的失眠，晚睡前煮粥服，其催眠的效果良好，老人尤为见效。

第九章

肿瘤常见治疗方式的护理

第一节 放疗的一般护理

恶性肿瘤放射治疗，是利用各种剂量放射线对组织细胞所引起的破坏或抑制其生长作用而进行的治疗方法。做治疗前应对这种患者做好心理护理和各项辅助检查，进行病房环境消毒。患者情绪又会影响放射治疗的效果及患者预后，因此准确观察分析患者的心理反应，及时实施有效心理护理，对放射治疗的效果至关重要。

一、放疗发展概况

自 1895 年伦琴发现 X 射线，1898 年居里夫人发现镭，1899 年第一例用放疗治愈患者被报告，但仅限于浅表肿瘤，主要是近距离放射。初期用于治疗乳腺癌、宫颈癌、喉癌，由于早期放疗使用的射线热能低，设备性能不稳定，又没有科学的剂量单位和可靠的测量方法，因而放疗反应大，疗效差。此后，在放射物理方面制定了标准放射剂量单位，建立了电离测量方法，1934 年 Coutard 创造了长疗程多次分割照射的放疗方法，迅速在临床中推广应用。20 世纪 50 年代后 ^{60} 钴（^{60}Co）治疗机、直线加速器、中子治疗机相继进入临床使用，使深部肿瘤治疗得到发展，并逐步取代了常规治疗机，使放疗学逐步完善。放疗成为治疗恶性肿瘤的主要手段之一。60% ~ 70% 的肿瘤患者在病程不同时期因不同的目的需要接受放疗。

1. 放射源的种类与照射方式

（1）放射源的种类：①放射性同位素放出的 α、β、γ 射线。②X 线治疗机和各类加速器产生不同热能的 X 线。③各类加速器产生的电子束、质子束、中子束、负大介子束以及其他重粒子束等。

（2）照射方式：按放射源和人体距离可将放疗分为远距离放射和近距离放射两种。①远距离照射，也称外照射，是指放射源离开人体一定距离，集中照射人体某一部位。常用放射源有 ^{60} 钴远距离照射，高能 X 线，高能电子束等。②近距离照射：将放射源密封直接放入被治疗的组织内或放入人体的天然体腔内，如舌、鼻咽、食管、宫颈等部位进行照射，又称组织间放疗和腔内放疗，常用放射源有 ^{60} 钴（^{60}Co）、^{137} 铯（^{137}Cs）、^{192} 铱（^{192}Ir）等。另外，内用同位素治疗，是利用人体某器官对某种放射性同位素的选择性吸收，将该种同位素通过口服或静脉注射人体内进行治疗，如用 ^{131} 碘（^{131}I）治疗甲状腺癌，^{32} 磷（^{32}P）治疗癌性胸水等。

2. 放疗的方法

放疗方法按其治疗目的可分为根治性放疗和姑息性放疗。

（1）根治性放疗：根治性放疗是要达到治愈恶性肿瘤的目的，对肿瘤的全部组织和区域淋巴结给予根治剂量的照射，适用于放射敏感性肿瘤，如淋巴瘤、精原细胞瘤等。

（2）姑息性治疗：对不能根治的肿瘤患者，放疗达到缓解症状，改善生活质量的目的。放疗可解除肿瘤压迫、止痛、止血等，具有较好的姑息作用。由于患者为晚期，治疗目的不是消灭肿瘤，因而常在较短时间内给数次放射，总剂量不一定要求达到肿瘤完全控制水平，一般是肿瘤根治剂量的 2/3。姑息性放疗多采用单次剂量较大，次数较少的分割照射方式，在进行姑息放疗的同时，必须加强全身支持治疗和心理护理。对骨转移灶尤其是溶骨性的，放疗能起到止痛作用；颅内转移可引起颅内压力升高，痉挛或神经麻痹等，孤立的转移灶可给予局部放射，多发性病灶宜用全颅放射，为防止脑水肿，放疗开始时给大剂量糖皮质激素 12~16 mg/d，并严密观察；放疗后逐渐减少激素用量，1 周内停用。对肿瘤引起的压迫阻塞，如食管梗阻，上腔静脉压迫，脊髓压迫等。放疗常可缓解症状。

二、放疗护理

1. 心理护理

护理人员在治疗前应耐心向患者及家属介绍有关放疗的知识，治疗中可能出现的副作用及需要配合的事项，以消除患者的恐惧心理，密切配合治疗。放疗出现反应后，要鼓励患者坚持做完治疗，可介绍一些做过放疗的患者现身说教。

2. 饮食护理

放疗在杀伤肿瘤细胞的同时，对正常组织也有不同程度的损害。加强营养对促进组织的修复，提高治疗效果，减轻毒、副反应有重要的作用。因此在食品的调配上，注意色、香、味，少量多餐。加强对患者及家属营养知识宣教，多制订合理的膳食计划，为其提供高热量、高蛋白、高维生素、营养丰富易消化的流质或半流质饮食。禁食生冷、油腻、煎炸食品，多食蔬菜水果以保持大便通畅，防止便秘，以减少肛周感染的机会。放疗引起的腹泻，宜进少渣、低纤维饮食，避免吃产气食品，如糖、豆类、鲜牛奶、碳酸类饮料。严重腹泻时，要暂停治疗并给出要素膳或完全胃肠外营养。放疗期间应鼓励患者多饮水，3 000 mL/d，以增加尿量，使因放、化疗所致大量有害物质排出体外。骨髓抑制早餐可食用桂圆红枣粥：桂圆 15 g，红枣 10 枚，粳米 100 g 煮粥，有补益心脾，养血安神益五脏的功效。

3. 密切观察血象变化

放疗期间患者常有白细胞、血小板减少，一般每 2 周验血常规 1 次；对照射扁骨或腹腔的患者应每周 1 次以上检查血象。对大面积照射的患者，要每周验血常规 2 次；若白细胞下降至 3×10^9/L，暂停放疗给予升白细胞药物支持，如口服利血生、鲨肝醇、维生素 B_{12} 等，皮下注射沙格司亭、非格司亭、吉粒芬等；若白细胞低于 1×10^9/L，应采取保护性隔离措施。

4. 照射部位皮肤护理

由于患者白细胞降低，正常情况下的皮肤天然屏障作用就会减弱。尤其放疗患者保护照射野皮肤对于预防皮肤反应有重要作用，照射野可用温水和柔软毛巾轻轻沾洗，局部禁用肥皂擦洗或热水浸浴；局部皮肤禁用碘酒、酒精等刺激性消毒剂，避免冷热刺激如热敷、冰袋等，照射区禁止剃毛发，如需剃毛发宜用电动剃须刀，防止损伤皮肤造成感染，照射区皮肤禁做注射点。外出时防止日光直射，应予遮挡。局部皮肤不要挠抓，皮肤脱屑切忌用手撕剥。患者宜选用全棉柔软内衣，床单保持平整、干燥、清洁。皮肤皱褶处如腋窝、乳房下、腹股沟、外阴及肛周等，应保持清洁，用温水擦洗 1~2 次/d，待干后涂爽身粉。每日便后清洁肛周，并用 1∶5 000 的高锰酸钾坐浴，保持局部皮肤清洁、干燥、预防肛周感染。保持照射部位皮肤清洁干燥，尽可能暴露；保持照射部位标记清晰完整，避免照射部位皮肤受机械物质刺激，如粗糙毛巾、衣领摩擦等，禁贴胶布或涂刺激性药物，勿用肥皂擦洗，避免阳光照射，禁用热水袋。忌用手抓痒或搔刮皮肤，头颈部皮肤可用柔软光滑的丝绸巾保护。

5. 避开金属物

进放疗室不能带入金属物品，如手表、钢笔、金属头皮带等，头颈部放疗者治疗前应去除金属牙齿。

6. 做好口腔护理

放疗中嘱患者戒烟、酒，避免粗糙食物。保持口腔清洁，每日进食后用生理盐水漱口，用软牙刷刷牙，勿用牙签剔牙。注意观察口腔情况，防止食物残渣在口腔中发酵繁殖细菌。当患者出现口腔溃疡时，用 0.5% 甲硝唑 250 mL 加庆大霉素 8 U 反复含漱，停用牙刷刷牙，改用棉签蘸生理盐水擦拭牙齿，并在溃疡处涂抹溃疡糊、锡类散 3~5 次/d，进食前口腔用表面磨碎药（0.5% 丁卡因溶液含漱），以缓解口腔疼痛。鼓励患者坚持进食，使患者认识到在容易感染的危险阶段营养支持的重要性。

7. 出血的预防及护理

当血小板低于 $50\times10^9/L$ 时，有自发性出血倾向。观察患者皮肤黏膜有无出血点及其分布情况，禁止热敷，尽量减少一些侵入性操作。护理人员进行各项护理操作应按严格无菌消毒原则，动作轻柔，穿刺准确无误，防止反复穿刺造成皮下瘀斑或血肿，给患者注射拔针后要压针眼 3～5 min，静脉注射时止血带不宜过紧，时间不宜太长。及时观察有无内脏的出血，注意观察患者大小便颜色、性质。当患者出现剧烈头痛，喷射性呕吐，烦躁不安时，应及时报告医生，并随时做好抢救治疗的准备。

8. 补血及营养支持疗法

近年来发现粒细胞-巨噬细胞集落刺激因子，或粒细胞集落刺激因子可刺激多能造血干细胞向粒、巨噬系祖细胞分化，从而提高外周血中粒细胞数。一般在化疗后 48 h 给集落刺激因子。骨髓抑制的患者若有出血倾向应及时输新鲜血、血小板，应及时输注营养药物，如人血白蛋白、氨基酸，口服鲨肝醇、利血生等促进造血功能恢复。

三、放疗并发症及护理

1. 皮肤反应

一般将放疗引起的皮肤反应分为Ⅲ度。

Ⅰ度：干性反应（也称干性皮炎），表现为照射区内的皮肤红斑、色素沉着、局部烧灼感、刺痒、毛囊扩张、脱屑（干性脱皮）等。一般无须特殊处理，休息 7 日左右可恢复。

Ⅱ度：湿性反应（也称湿性皮炎），表现为照射区内的皮肤充血、水肿、水疱形成，表面皮肤脱落、渗出，局部烧灼样感，轻微疼痛。此时应停止放疗，局部皮肤暴露，保持干燥、清洁，外涂 1% 甲紫或贝复剂，一般 10 日左右可恢复。

Ⅲ度：放射性溃疡，表现为溃疡加深，累及皮下及深层组织，伴有疼痛，经久不愈，往往需外科切除溃疡，植皮修复。

2. 全身反应

表现为乏力、食欲减退、恶心、呕吐、食后胀满等，此时应给予心理支持，鼓励进食，多饮水，并给予对症处理。放疗还可引起骨髓抑制，常见的是白细胞和血小板减少，当白细胞 $<3\times10^9/L$，血小板 $<100\times10^9/L$ 时，应暂停放疗，给予升白细胞药物，必要时给予输血。如血象继续下降，要采取保护性隔离，预防感染和出血，密切观察血象变化。

3. 黏膜反应

常见于头颈部放疗，可涉及鼻腔、鼻咽、口腔、咽喉部黏膜，表现为黏膜充血、水肿，上皮脱落，形成白膜，甚至发生散在的或大片弥散的黏膜溃疡，局部干燥、疼痛，影响进食。应嘱患者保持口腔清洁，用漱口液含漱 5 次/日，尤其饭后、睡前，根据黏膜反应程度，可增加漱口次数。宜食清凉、清淡软食，勿食过硬、过热、过冷食物。忌辛辣刺激性食物，如因局部疼痛影响进食者，进食前可用 2% 利多卡因喷雾或含漱止痛。口腔喷药：西瓜霜、双料喉风散、金黄散等。口服清凉解毒类药物：牛黄解毒片、清宁丸、六神丸等。

4. 内脏反应

①放射性食管炎：常见于食管癌、鼻咽癌、肺癌放疗中。患者出现胸骨后烧灼感，吞咽困难，不敢进食，随放疗剂量的增加而加重。可口服黏膜保护药物，氢氧化铝凝胶、思密达，食用牛奶、鸡蛋清也可起到对食管黏膜的保护作用。进食疼痛者可给予黏膜表面麻醉剂：0.25% 普鲁卡因 100 mL + 庆大霉素注射液 16 万 U + 地塞米松注射液 5 mg，于每次进食前 10 分钟口服 10 mL。宜少量多餐，忌坚硬、刺激性食物，食物温度以 40～42℃为宜。密切观察有无食管穿孔和出血的症状。必要时补液。②放射性肺炎：表现为干咳或有泡沫痰，偶见咯血，不规则低热，呼吸困难。一旦发生应停止放疗，给大剂量抗生素加糖皮质激素联合应用，保持呼吸道通畅，气急时给予氧气吸入，卧床休息，注意保暖。③放射性直肠炎：常见于盆腔肿瘤的放疗，表现为大便次数增多，里急后重，黏液便、血便。给予对症治疗：复方地芬诺酯 1 片，3 次/日，口服，多数能恢复。超剂量照射者有并发直肠狭窄和穿孔的可能。④放射性膀胱炎：

表现为尿频、尿急、腰背部酸痛,严重者伴血尿,因此盆腔照射前应保持膀胱充盈,减少全膀胱受到照射。放射性膀胱炎属放射性反应,在此基础上,易出现细菌、真菌感染,可口服诺氟沙星等抗生素行预防性治疗,适当多饮水,轻者经对症治疗后可恢复,严重者必须停止放疗。

5. 后期反应

机体受照射部位数年后会出现一些不可恢复的慢性反应,称之为后期反应。一般都有纤维细胞和其他结缔组织的过度生长,形成广泛的纤维化,还有内皮细胞的损伤最终造成血供减少及器官特异功能的缓慢丧失。放疗的原则是最大程度杀灭肿瘤,最大程度保护正常组织。但只要进行放疗,就有发生正常组织放射损伤的机会,根据不同放射部位可出现不同反应,如放射性脑病(放射性脑软化、脑萎缩、脑坏死)、放射性脊髓炎、辐射性白内障或眼底受损、放射性骨坏死、不育、内分泌障碍等,这些反应往往是严重的不可逆的,治疗棘手。对这些患者要做好心理护理。

放疗后的肿瘤患者感觉虚弱和易于疲劳,在此期间必须注意休息,注意保养身体和保持营养物质和液体的充分摄入,待逐渐恢复后,可适当调整作息时间,选择最适合自己的运动项目,如体操、散步、太极拳等,坚持锻炼,天长日久,对身体康复有一定作用。

第二节　肿瘤热疗的护理

随着医学的不断发展,肿瘤全身热疗已成为一个继肿瘤治疗 4 大方法(手术、放疗、化疗、免疫)之外的第 5 大治疗方法,具有诱导肿瘤细胞凋亡,直接杀伤肿瘤细胞,增强化疗、放疗疗效,抑制肿瘤血管形成和转移倾向,刺激免疫系统和骨髓保护等作用。它为晚期恶性肿瘤患者提供了新的治疗手段和生存机会。

一、热疗方法

术前按热疗要求做好准备工作,热疗采用 ET-SPACE-Ⅰ 肿瘤全身热疗系统,在全身麻醉下,通过红外线照射,人为升高体温到 41.8℃,整个热疗过程持续 6 h,包括升温 1.5 h,恒温 3 h,降温 1.5 h。其间持续静脉补液,监测动脉血气情况和血清离子浓度。在达到恒温时给予一次化疗药物(所用药物种类及剂量根据患者具体情况确定)。术后给予营养支持,维持水电解质平衡,并根据病情给予相应对症的处理。

根据热疗前后影像学检查对比及临床症状的观察判断,肿瘤体积缩小,临床症状消失或缓解视为有效;肿瘤体积无变化,临床症状无缓解视为无效。白血病患者疗效评价根据骨髓细胞学检查结果确定的。

二、热疗前的护理

1. 治疗前的准备

患者在签字同意行全身热疗后,进行术前的必要准备:3 天前进无渣流质饮食,12 h 前开始禁食水,清晨行清洁灌肠,导尿并留置尿管。检查心电监护仪和呼吸机是否能正常运转,呼吸机的各种配件是否齐全并安装到位,完整、准确地记录患者的各项生命体征。术前的心理护理也非常重要,告知患者热疗的目的、方法、注意事项、如何与医生配合,从国内外开展热疗的经验来看,严重并发症少见,对晚期恶性肿瘤有较好的疗效,且与放、化疗之间有协同作用,将这些常识对患者进行宣传,尽量减少患者对治疗的顾虑。

2. 心理护理

患者思想负担较重,多数存在抑郁、焦虑情绪,加上对热疗缺乏了解,容易产生恐惧及怀疑心理,这些不良情绪可通过中枢神经系统影响内分泌及免疫系统,从而影响热疗的效果和疾病的恢复。针对这种情况,护理人员在热疗前安排 1 h 与患者进行交流,就热疗的目的、意义、过程对患者进行全面介绍,并听取患者提出的问题,给予必要的解释。交流中注意观察患者情绪,设法了解患者的实际顾虑,给予劝解,从而减轻或消除患者的不良情绪。通过观察发现,交流效果较好,术前情绪稳定的患者,在热疗过程中对治疗的配合度较好，术后精神状态及病情恢复均较快。说明良好的心理护理对热疗后病情恢复有促进作用。

3. 肠道准备及留置导尿

热疗患者需全身麻醉，且因高热影响，易出现大小便失禁。因此热疗前需行肠道准备及留置导尿。治疗前 1 d 嘱患者进无渣流质饮食，给予缓泻剂（如番泻叶代茶饮）；热疗前晚 20:00 后禁饮食，21:00 给予温盐水清洁灌肠；术前 2 h 再给予温盐水清洁灌肠。对于消化道肿瘤患者，根据其疾病情况调整方案，如消化道梗阻的患者不应用缓泻剂；胃肠动力差者在治疗前 2 d 开始进无渣流质饮食；结（直）肠癌患者清洁灌肠时应轻柔，密切观察，防止肿瘤受机械刺激破裂出血。

4. 静脉通路准备

热疗中须大量补液，术前准备 2 条以上静脉通路。因患者一侧上肢需监测血压，对侧需行锁骨下深静脉穿刺监测血气、血清离子浓度及中心静脉压，故热疗前置两下肢静脉留置针，留置静脉导管。热疗中需大量快速补液，应选用较粗针头，以免影响补液速度。

三、热疗过程中的护理

1. 热疗时的护理

建立静脉通道，安置深静脉置管，以便补液及监测中心静脉压留置尿管并准确记录每小时尿量。协助麻醉师对患者实施气管插管，静脉使用全身麻醉药物，观察患者在治疗过程中血压、呼吸、心率、体温的变化，并随时协助麻醉师对患者出现的各种异常情况进行处理，如心律失常、低血压等。

2. 恢复期的护理

患者结束热疗后的前 24 h 是护理最关键的时期，如能平稳地渡过这段时期，患者的治疗即可以获得基本成功。首先，结束热疗后协助麻醉师将患者送入重症监护室。其次，是对患者进行严密的观察。观察的重点内容是患者的生命体征，并注意热疗后患者生命体征变化的规律。患者的体温由高热逐渐下降至正常，如果持续不降，则为异常情况，应及时汇报医生进行处理。心率在治疗阶段会有较大幅度的升高，但治疗后随着体温的逐渐下降，心率应逐渐下降至正常。若体温恢复正常后心率仍未恢复正常，则可能属于异常，如患者因高温脱水后血容量不足即可以引起心率持续不下降。血压无论是治疗阶段还是在恢复期均应维持在一定的正常水平（>100 mmHg，或至少维持在其基础血压的水平），血压过高或过低均可能对患者的恢复造成不利的影响。呼吸的频率和强度也是观察的重点内容，在治疗阶段由于麻醉药物的作用，患者的自主呼吸可以完全消失，治疗后麻醉药物的作用逐渐消失，呼吸应逐渐恢复正常，一般呼吸的恢复先于神志的恢复，在呼吸的恢复过程中，应随时根据自主呼吸的恢复程度及时调节呼吸机的各项参数。神志的改变随着麻醉药物的作用逐渐消失，应逐渐由昏迷转为清醒，如超过麻醉药物的作用时间后仍没有按时恢复清醒，则应及时汇报医生进行必要的处理。第三，注意呼吸机和气道的管理，随时观察患者的呼吸道有无痰液阻塞，及时吸痰，患者应采取去枕平卧位，头部偏向一侧，以避免患者因恶心、呕吐导致吸入性肺炎。第四，随时根据患者的病情变化协助医生进行各项处理，如补充血容量、应用抗生素、处理低血压等。

四、热疗术后护理

1. 保持正确体位

按照全身麻醉后护理要求，术后去枕平卧 6 h，头偏向一侧，保持呼吸道通畅，如患者病情允许，6 h 后协助患者进行床边活动。由于热疗过程中要应用大剂量化疗，而多数化疗药物可引起强烈的胃肠道反应，因此热疗中给予足量止吐药物。如发现患者出现恶心等情况，及时告知医生，遵医嘱给予止吐药物，密切观察，一旦发生呕吐注意保持呼吸道通畅。

2. 严密观察病情变化

给予心电监护，监测呼吸、脉搏、血压至平稳。由于热疗极消耗身体功能，对于老年患者尤其注意，以免发生心肺意外。同时针对不同疾病分别重点观察某些症状体征，如肺癌患者密切注意气道分泌物有无鲜血,并注意鉴别气管插管黏膜损伤渗血和肿瘤破裂大出血;肝癌肝硬化患者常伴胃底-食管静脉曲张,密切观察有无呕血,防止发生曲张静脉破裂;肾癌、膀胱癌患者注意尿液颜色,观察有无尿道出血等。热疗患者在逐渐清醒的过程中易出现烦躁不安、四肢频繁活动,甚至突然翻滚挣扎,出现意外。这可能与高热后感关节肌肉酸痛不适且意识未完全恢复不能自控有关。因此热疗后需密切观察患者意识状态,如发现患者表情痛苦,手足舞动,及时告知医生处理;烦躁明显者可遵医嘱给予镇静剂,但给药后须密切观察患者呼吸,以免发生呼吸抑制。

3. 监测体温变化

热疗后余热未能全部散出,体温波动明显,热疗后每15 min测体温1次至平稳。热疗后患者出汗较多,予及时擦拭、更换被服。如果体温超过38℃,尽量采用冰袋、冰帽物理降温,不用解热镇痛药。

4. 预防烫伤

热疗的主要并发症之一即为皮肤烫伤,且易出现迟发反应。患者回病房后立即对全身皮肤进行仔细检查,记录已出现烫伤的部位、面积及烫伤程度和皮肤发红可能出现迟发烫伤的部位和面积,然后立即进行处理。用冷水毛巾湿敷皮肤发红处及最易出现烫伤的双大腿内侧、颈椎部、胸部、双上肢肘部;对已出现烫伤的部位采用烤灯照射,促进干燥吸收;尽量不用烫伤膏,以免发生感染。热疗高热易损伤角膜,因此术后立即用无菌纱布沾生理盐水擦拭眼睛,涂眼药膏,以防余热对眼睛的损伤。

5. 皮肤护理

热化疗后患者皮温高、消耗大,皮肤极易出现压疮。建立翻身卡,协助患者翻身,每15～30分钟1次,保持床铺整洁,勤更换被服。对易出现压疮的足跟、骶尾部给予勤按摩;对贴在皮肤上的胶布或电极片,用生理盐水浸湿后缓慢剥离,以防撕裂皮肤。

6. 静脉导管的护理

密切观察局部有无渗血、渗液,导管有无堵塞、折叠,保持静脉导管通畅。每2天插管处消毒1次并更换保护膜。

7. 营养及饮食指导

热疗后患者消耗大,出汗多,易出现水、电解质失衡,及时静脉给予足够的碳水化合物、蛋白质、氨基酸、脂肪及维生素类,并保持一定的晶胶比例。6 h后指导患者进高热量、高蛋白流质饮食,逐渐改为半流质至普食。

全身热疗是一种新的治疗晚期恶性肿瘤的有效手段,由于其治疗手段较为特殊,且需要在全身麻醉下进行,因而其护理措施相对较多且复杂,对护理提出了新的挑战。护理措施成败的关键是保证患者各项生命体征在高温状态下以及逐渐由高温过渡到正常体温的过程中始终维持相对稳定的水平。因此,对生命体征的观察应贯穿在整个治疗和恢复过程中。

第三节 生物化疗的护理

肿瘤生物治疗(biotherapy)是近年来发展利用生物高科技技术治疗癌症的新方法,其中包括免疫治疗(抗体、T细胞、细胞因子等)、基因治疗、DNA治疗、干细胞治疗、激素治疗、诱导分化及凋亡治疗、阻断肿瘤新生血管及双磷酸盐等治疗。生物化疗(biochemotherapy)是指生物治疗与化疗相结合的方法,是目前肿瘤治疗的新动向之一。多种生物化疗方案在临床已取得成功或正在试验,如5-Fu合用左旋咪唑作为大肠癌术后的标准方案,被誉为近20年肿瘤治疗的重大进展之一。

一、生物化疗治疗的种类

1. 应用单克隆抗体进行生物化疗

利用单克隆抗体治疗B淋巴细胞瘤、Dukes'C期结肠癌及乳腺癌近几年取得重大进展,且抗癌作用与抗体剂量直接相关。

2. 应用淋巴细胞进行生物治疗

近年来，以淋巴细胞为主要效应细胞的过继性免疫治疗在临床应用中取得了一定的进展。20世纪80年代后期，国外应用 LAK/IL-2 治疗的晚期肾癌和黑色素瘤，有效率分别为 33%、23%。利用淋巴细胞与化疗、放疗相结合治疗大肠癌、胃癌、肺癌等肿瘤，能够提高治疗反应率，减少化疗副作用，减少术后复发及转移，提高生存率。

3. 应用细胞因子进行生物化疗

在细胞因子疗法中，α-干扰素（IFN-α）是应用最早、最广、最多且疗效最肯定的细胞因子群。IFN-α 能通过多种途径直接和间接发挥抗癌作用，包括抑制肿瘤病毒的繁殖及转化、肿瘤细胞增殖，增强肿瘤杀伤细胞活性，诱导分化、调节表面抗原等，已经证实 IFN-α 在毛细胞白血病、卡波肉瘤、慢性髓性白血病、B、T 细胞淋巴瘤、恶性黑色素瘤、复发性骨髓瘤、肾细胞瘤综合治疗中，能提高治疗反应，减少化疗前用量，延长生存期，改善生活质量。在肿瘤治疗中运用较多的集落刺激因子主要是 G-CSF、GM-CSF，有人认为在集落刺激因子支持下，可增加 20%~25% 的化疗剂量。

4. 应用基因治疗进行生物化疗

20 世纪 90 年代初，生物治疗发展到基因治疗阶段，其主要方法包括细胞因子基因疗法，多药耐药基因方法，基因置换或补充、反义核苷酸技术用于抑制癌基因的表达，迄今已有 4000 项以上的基因治疗临床经验。

5. 应用维 A 酸进行生物化疗

使用维 A 酸作为诱导分化及凋亡的药物对急性早幼粒细胞白血病、皮肤癌、宫颈癌等有明显效果。研究表明维 A 酸可通过改变细胞因子表达系统影响细胞对化疗药物敏感性。

6. 应用骨髓移植或外周血干细胞移植进行生物化疗

外周血干细胞移植（PBSCT）、骨髓移植（BMT）并用大剂量化疗的生物化疗方法始于 20 世纪 80 年代初。其中成功的例子是急性白血病、慢性粒细胞白血病、多发性骨髓癌，对于慢粒，这是唯一可治愈的方法。这一方法对实体癌如小细胞肺癌、乳腺癌、生殖细胞癌、卵巢癌较常规化疗能提高治疗的有效性。

二、生物化疗护理中的注意事项

生物化疗是作为肿瘤综合治疗的新方法之一，但由于该项治疗方法过程复杂，无论是化疗还是生物治疗都存在一定的毒副作用，这就对肿瘤专科护士提出了更高的护理业务要求。

1. 宣传生物化疗的治疗意义和重要性

恶性肿瘤的形成和发展与机体的免疫功能密切相关。已表明，化疗效果差，毒副作用大，致使许多患者难以顺利完成全程化疗而生物化疗能明显提高患者的免疫功能，杀伤肿瘤细胞，减少化疗的毒副反应，提高患者的生命质量。目前临床推广应用的生物因子较昂贵，接受生物治疗的患者尚不普遍，但更主要的原因是许多患者对生物治疗的作用和意义一无所知或一知半解，这就要求护士在工作中积极广泛宣传生物治疗的有关知识，劝说和协助患者接受生物化疗。让患者了解生物化疗的治疗意义。

2. 注重发挥协调作用

通过为患者提供热情主动的各种护理服务，建立融洽的护患关系，并协助医生处理好医患关系，以保证整个治疗计划的圆满完成。

3. 治疗前评估

护士在治疗前对病员情况要充分了解：既往治疗史和发病史，现行治疗计划，患者对治疗计划的态度、体检结果（心、肺、神经系统）和实验室化验结果（肾功、肝功和血象指标等）。

4. 生物因子制剂的准备

一般配制原则和给药方式与化疗相似。许多生物因子制剂需低温保存，有效期较短，勿使用过期制剂。无菌操作，现配现用，注射前核实急救药品是否到位。

5. 加强治疗后的观察和处理

及时发现和处理生物治疗中的副反应可明显减轻患者痛苦,增强完成整个疗程的信心。护士必须熟知可能发生的副作用,做到随时发生随时处理,对有关副作用的类型、起始时间、严重程度和疗效应常规记录在案,同时让患者及家属充分了解所用生物因子的副作用。

6. 鼓励患者自我护理

有的制剂需要患者自己口服或出院后应用,这就需要向患者详细介绍制剂的贮存和运输方式,用药时间、途径和注意事项,要解释可能发生的副作用。

7. 开展必要的护理临床研究

目的在于提高生物治疗的护理水平,特别注意研究防治生物治疗副作用的有效护理措施。

三、生物治疗副作用的护理要点

生物治疗是指应用各种生物反应调节因子对恶性肿瘤所进行的治疗,它存在着疲劳和流感性等多种副作用。

1. 一般症状的护理

(流感样症状)发热、寒战、头痛、肌肉酸痛。如患者发热达39℃以上,安慰患者,遵医嘱给予降温治疗,采取酒精擦浴或冷敷等物理降温措施,鼓励患者多饮水,加强营养,必要时遵医嘱给予解热镇痛治疗。为了防止流感样症状的发生,取回细胞或疫苗必须立即使用,在夏季要注意防止细胞受热死亡。在输入细胞前要充分摇匀,以防细胞聚集凝结,尽量要在 15 ~ 30 min 内输注完毕,而且不能与其他药液混合输入。

2. 心血管系统症状的护理

在治疗期间极少数患者可能发生心律失常,多为房性期前收缩。①此时护士要严密监测患者心电图变化,发生异常,迅速描记留案,及时报告医生。根据心律失常的类型和严重程度决定是否停止治疗,并给予及时的对症纠正治疗。②低血压:在患者输入淋巴细胞或注射生物制剂期间有不适症状时,应 30 min 监测血压 1 次。若出现低血容量低血压应及时补充血容量,不是低血容量低血压可用多巴胺升压。

3. 呼吸系统症状的护理

个别患者可能出现呼吸困难、咳嗽、哮喘,若不及时处理可能发展为肺水肿,此时,护士要严密观察患者呼吸次数,若呼吸≥40次/分,就要及时报告医生保持呼吸道通畅,给予氧气吸入及解痉止喘处理,有哮喘病史的患者要慎行生物治疗。

4. 胃肠道症状的护理

个别患者有恶心、呕吐、腹泻、食欲不振等反应,给予安定口服,甲氧氯普胺肌注缓解症状,腹泻致脱水时及时补充电解质。

5. 泌尿系统的护理

一般为一过性肾损害,尿量减少,尿素氮及血肌酐有所升高,记录 24 h 出入量,停止治疗,肾功很快恢复。

6. 神经系统的护理

观察有无失眠、多疑、兴奋、急倦症状,及时发现及时处理,避免外界刺激,加强心理护理,建立良好的社会支持系统。

7. 皮肤症状的护理

可出现皮肤慢性瘙痒、红斑,用苯海拉明等抗组织胺药,也可用止痒霜涂擦,防止自身的机械性抓伤。

8. 血液系统的护理

可出现血小板下降,嗜酸性粒细胞升高,护士应观察有无牙床出血、鼻衄、瘀斑、过度疲劳。停止治疗自行恢复正常,严重者可予成分输血。

9. 表浅静脉炎的护理

给予热敷后沿静脉走向涂擦喜疗妥软膏,促进炎症吸收,防止蔓延。生物治疗最严重的是呼吸循环系统的并发症，其机制是大量生物制剂进入体内，诱发机体释放 IFN、TNF，激活补体系统及效应细胞产生活性物质，使毛细血管通透性增加，组织间隙水肿，有效循环血容量减少，全身血管阻力下降，以致血压下降，冠状动脉内灌注不足，引起心肺、肝、肾的一定损害。所以，在生物治疗的护理过程中，护士应密切观察患者有无呼吸循环系统并发症的发生，护士必须掌握发生呼吸循环系统并发症的原因及应急抢救措施，提高生物治疗的护理水平。

第四节 介入治疗的护理

介入放射学是近年来在影像诊断学基础上发展起来的一门临床科学，它是借助影像监视的一种新的治疗方式，特别是肿瘤介入治疗已取得瞩目的成果。介入治疗术是目前治疗晚期无法手术切除的恶性肿瘤的一种首选疗法，它具有创伤小、操作简单、重复性强、插管位置准确、安全、并发症少和疗效高等优点。术前、术中及术后护理是介入治疗的重要环节，直接影响介入治疗能否顺利进行，预防或减少并发症的发生，对术后的疗效也很重要。

一、介入治疗术前准备

1. 导管室环境准备

介入治疗为无菌操作，要求导管室清洁、整齐，空气消毒指数达Ⅱ类环境要求，每次介入前将室内清扫干净，地面、桌面用有消毒液的抹布擦净。

2. 器械及药物准备

由于介入治疗是直接进行血管内导管的操作，对无菌技术要求更加严格，不允许有丝毫的致感染因素，对术中所用器械必须彻底灭菌，并检查其质量，以防发生折曲、断裂等意外。一次性用品如注射器等物品准备充足，另外导管室内必须备有常用急救药品、器材，并定期检查，以备急用。准备好一次性穿刺针、各类型导管、微导管及消毒器械、敷料、吸收性明胶海绵等。核对化疗药品是否准确无误，是否签订手术协议书。

3. 患者的术前准备及护理

①详细了解病情，全面评估其心理、健康状况，制定适合个体化的护理计划，与术者一起讨论手术过程及可能出现的情况和意外。查阅化验单，注意肝、肾功能及血红蛋白、血小板、出凝血时间、血糖、体温、血压，查心电图报告单，了解心脏情况，对病情做到心中有数。训练患者练习床上大、小便。②皮肤准备术前一天，双侧腹股沟、会阴部备皮。如有糜烂、过敏、皮脂腺囊肿等应及时处理，以保证手术正常进行。同时注意检查穿刺部位远端动脉搏动情况，做记号，便于术中、术后对照。③药物过敏试验：由于目前所使用的离子型和非离子型造影剂均可发生不良反应，因此，行碘过敏试验前应详细了解患者有无诱发不良反应的危险因素，包括肾功能不全、糖尿病、哮喘、荨麻疹、湿疹、心脏病、造影剂过敏史、其他过敏性疾病或药物过敏史等，对有危险因素的患者，应谨慎做过敏试验，对有过敏史的患者尽量使用非离子型造影剂。

4. 心理护理

介入疗法是一门新兴技术，患者和家属对此项技术及化疗药物的毒性、不良作用都了解不多，易产生疑虑、担忧和恐惧心理，因此治疗前必须向患者介绍介入动脉化疗灌注疗法的原理、优点、不良反应、并发症以及化疗药物不良反应的预防和处理措施，使患者认识到术后各项措施的重要性。让患者知道治疗是安全可靠的，取得患者信任，使其具备良好的心理状态配合治疗，树立其战胜疾病的信心。对患者的心理做出正确的评估是实施个体化患者教育计划的前提，患者常见的心理问题包括：焦虑、恐惧、忧郁、多疑、对手术期望值过大等，这些心理造成患者术前过分关注手术的安全性、有效性，该项手术尤其需要患者的密切配合与主动参与，才能取得好的效果。因此，护理人员应重视做好患者的心理疏导，消除各种心理问题，以争取患者的积极配合。

二、介入治疗术中护理

1. 术中配合

给患者摆放正确体位，协助医生暴露手术野并配合皮肤消毒。备好一切所需物品，术前认真检查导管、导丝的质量，防止术中出现断裂、脱落、漏液等。严格无菌操作技术，熟悉手术程序，根据手术需要准确、主动地传递物品，密切配合医生、技师做好台上台下的各项工作，随时关注手术进展，尽量缩短手术时间。

2. 病情观察及患者的护理

①严密观察患者的神志及生命体征，注意造影剂引起的反应及灌注栓塞治疗时的反应。②由于患者体质虚弱，机体耐力差，营养不良，在介入栓塞治疗中，因化疗药物的浓度高刺激会出现恶心、呕吐等不适症状，对有呕吐患者，指导及帮助其头偏向一侧，避免呕吐物呛入呼吸道引起窒息或吸入性肺炎，遵医嘱给予止呕药物，使症状缓解。③术中密切观察穿刺肢体动脉搏动情况，肢体温度、皮肤颜色是否有改变，发现异常及时处理。导管拔出后穿刺点局部压迫 20 min，若患者消瘦，皮下脂肪疏松，出、凝血时间延长，压迫时间应延长，解除压迫后用弹力绷带包扎。注意观察患者对造影剂是否有过敏现象，如头痛、头晕、荨麻疹、灼热感、心慌不舒适、血压下降，以及对化疗药物是否有恶心、呕吐等不适现象，如有应及时报告并做出处理。对术中的病情变化、用药及抢救情况，也应做详细地记录。

3. 介入治疗过程中心理状态的观测

介入治疗是在患者完全清醒的状态下进行的。因此，术中应注意观察患者的情绪，不断与患者交谈，解除其心理障碍，调动患者自身的积极因素，树立战胜疾病的信心，使患者能主动配合完成治疗。

4. 注碘剂时观察患者的不良反应

患者术前虽然碘试验阴性，但术中造影剂剂量大，往往出现恶心、呕吐、头晕等不适症状，此时嘱患者不必紧张，张口做深呼吸，并嘱其将头偏向一侧，避免呕吐物呛入呼吸道导致窒息及吸入性肺炎。帮助患者擦干头面部汗液，同时安慰患者放松紧张情绪，尽量减少造影剂用量，或选用非离子型造影剂，并严格控制造影剂注射速度，术中加强观察，一旦发现异常，立即停止注入造影剂，并根据出现的反应，立即给予相应处理。

5. 灌注药物及栓塞剂过程的观察

大多数晚期癌症患者由于体质虚弱，机体耐力差，营养不良，加上栓塞程度和体积比例上升，在介入栓塞治疗中腹痛反应明显，疼痛局限，且为胀热痛，可自导管内注入利多卡因 100 mg，可缓解或暂时减轻疼痛。同时密切观察生命体征。

6. 术中预防血栓形成

动脉插管易损伤血管内膜，化疗药物刺激血管壁引起管壁发炎、增厚、管腔狭小、血液黏性改变，均会导致血栓的形成。因此每次向导管内注药或肝素盐水、造影剂时应先回抽，以防微小栓子进入血管，并保持导管肝素化，每 5～10 min 向导管内注入肝素盐水 5～10 mL。

三、介入治疗术后护理

1. 穿刺点的监护

介入治疗术毕，穿刺点压迫 15 min 后加压包扎，穿刺侧肢体保持伸直，术肢制动 12 h，卧床 24 h，密切观察穿刺部位有无出血及血肿。保持穿刺点干燥，预防感染。

2. 穿刺侧肢体的观察

密切观察下肢末梢血运情况是及早发现股动脉栓塞及明确栓塞程度的重要依据。15～30 min 巡视病房 1 次，观察足背动脉有无减弱或消失，皮肤颜色是否苍白及温度是否下降，穿刺侧下肢有无疼痛和感觉障碍。若趾端苍白，小腿疼痛剧烈，皮温下降，肢端冰冷，感觉迟钝，则提示有股动脉栓塞的可能，应及时报告医师，给予相应措施。

3. 发热的护理

发热是机体对肿瘤内坏死组织重吸收而产生的吸收热。术后 3～7 d 内患者可有不同程度的发热，应密切观察体温变化，补液抗感染治疗，预防感染。发热时需注意室内空气流通，并注意保暖，出汗多时，及时更换衣裤、被褥，保持皮肤清洁，鼓励患者多饮水，必要时报告医师适当使用退热药。

4. 水化护理

水化连续 3 d，每天液体量在 2 500～3 000 mL，根据患者情况调节输液速度，鼓励患者多饮水，尿量要求在 3 000 mL 以上，同时加维生素类、止血药、止吐药。

5. 饮食护理

鼓励患者进食易消化、高蛋白、高热量、富含维生素食物，忌油腻、油炸、辛辣食物。食物尽量适合患者口味，适当使用调味品，提高色、香、味以促进食欲。对呕吐明显者给予禁食，加强止吐、补液，以防体液及电解质紊乱。

6. 疼痛护理

动脉灌注后，疼痛的症状并不是很突出，以栓塞者多见。其原因是动脉栓塞后，引起肿瘤组织坏死，炎症刺激脏器包膜，可致局部疼痛，轻微疼痛无须特殊处理。严重疼痛排除其他隐患（如脏器、血管破裂）后，可应用强效止痛剂，减轻患者的痛苦。护理方面除常规应用止痛剂外，应加强病情变化有针对性地开展心理护理，加强心理疏导，以转移其注意力，亦可行中医针灸镇痛。

四、介入化学治疗药物患者不良反应的护理

1. 胃肠道反应

胃肠道反应是化学治疗药物常见的副作用，常表现为恶心、呕吐，尤以栓塞者表现为居，大多在栓塞后即刻或最迟在 4 h 内出现。在介入治疗时，常规静滴恩丹西酮针 8 mg 或万维针 10 mg，并肌注甲氧氯普胺、安定等对症处理，并做好心理疏导，告诉患者此症状不是病情加重，而是药物所致。也应注意口腔护理，在饮食方面应指导患者食清淡、易消化、富营养的食物。并少量多餐，注意做好家属的饮食指导并强调食物的色、香、味对患者很重要。另一方面，在每次介入治疗后采取水化治疗 1～5 d，利尿、解毒等综合措施。能有效降低化疗药物的毒副作用，可使胃肠道反应在 2～5 d 内缓解或消失。严重者可补充水、电解质，行支持疗法从而提高整体治疗效果。

2. 骨髓抑制

骨髓抑制是化学治疗药物如丝裂霉素、阿霉素最严重的副作用之一，要定期监测血常规，若患者出现重度白细胞、血小板减少、骨髓抑制时，除对症治疗外，护理方面应实施保护性隔离，嘱患者卧床休息并做好室内空气、物品的清洁消毒工作，加强患者皮肤和口腔护理。注意加强陪护的管理，密切监测血象的变化，告诉患者这样做的目的，做好心理护理。解除或减轻其焦虑、恐惧心理，取得配合，必要时可遵医嘱应用升白细胞药物及输新鲜血。

3. 防止泌尿系统损害

顺铂致肾脏损伤的发生率高，丝裂霉素亦有肾脏毒性。因此术后 24～48 h 内要准确记录尿量及颜色、性状，监测肾功能变化，应保持尿量在 20 mL/h 以上。

4. 听力减退及外周神经炎

许多化学治疗药物如顺铂等可出现听力损伤。因此需要经常通过与其交谈，正常音量测试患者的听力有无下降；检查患者手指、足趾有无感觉异常、麻木、腱反射消失、肌肉痉挛等。

介入手术是在患者完全清醒的状态下进行的，护理人员在术中积极配合医生进行消毒、铺巾、给药等工作，密切观察病情，发现问题立即向医生报告并积极处置。严格无菌操作，术中用药认真查对，严格执行"三查七对"，避免差错事故的发生，及时准确地配合医生完成手术。拔管后，协助医生压迫包扎穿刺点，并护送患者回病房。介入护理要求护士有高度的责任感，熟练的护理技术，严密细致地观察病情变化并及时处置。

第五节 中药治疗的护理

中医治疗恶性肿瘤的历史悠久，其治疗方法是运用辨证论治，调整患者脏腑功能，调节患者免疫功能，扶正与驱邪、攻与补有机结合的方法治疗恶性肿瘤。近年来肿瘤治疗除手术、放疗、化疗、介入治疗等，中医治疗越来越受到重视。但中医治疗针对性不强，结合西医进行综合治疗时，能提高疗效。

一、肿瘤中医中药治疗的临床应用

（一）肿瘤中医中药治疗的适应证

（1）作为综合治疗的一部分，手术、放疗、化疗后患者体质虚弱，容易使恶性肿瘤复发、转移，配合中医中药补益治疗，可减轻放化疗的毒副作用，改善身体内环境，提高免疫功能，使患者顺利完成治疗过程，增强体质，提高远期疗效。

（2）对不适合手术、放疗、化疗的患者和肿瘤晚期患者，中药可作为主要的治疗方法。其目的是尽可能控制肿瘤，改善症状，提高生存质量。

（3）对放化疗后反应及某些功能失调的症状或病症如口干、咽燥、心烦、失眠、多梦、乏力、纳呆、畏寒、腹胀、头晕目眩、不思饮食等，中医中药治疗比西医更适合也易被患者接受。

（二）肿瘤中医治疗的方法

为扶正培本、活血化瘀、清热解毒、散结消癥四大原则。

1. 扶正培本类药物

扶正培本类药物主要是提高机体细胞免疫及体液免疫功能，抑制癌细胞生长，从中医辨证论治观念出发，根据恶性肿瘤发生发展的不同时期、不同病情用不同方剂，分为益气养血、养阴生津、滋阴填精、温阳固肾、健脾胃及运脾养胃等六方面，如灵芝、冬虫夏草、六味地黄丸等有活化T细胞、提高机体免疫力和治疗癌前病变的作用。含多糖类的本草有免疫促进作用。

2. 活血化瘀类药物

气滞血瘀，日久不愈，形成肿块，也是形成肿瘤的机制之一。活血化瘀类药物有行气活血和益气活血的作用，主要改善微循环及瘤体缺氧状态，提高放疗敏感性，防止血小板聚集形成血栓，使癌细胞不易在血液停留，如香附、乌药、三七等。

3. 清热解毒类药物

"热"与"毒"是恶性肿瘤的重要病因病理。清热解毒类药物可抑制病毒，提高机体免疫力，如金银花、连翘等。

4. 散结消瘀类药物

散结消瘀类药物有化痰散结、软坚散结作用，如牡蛎、夏枯草、海带等。

二、肿瘤中医中药治疗的护理

（一）肿瘤中医中药治疗方法及注意事项

口服煎剂是中药的主要给药方法，它需经过"煎药"和"服药"2个步骤，才能使药物进入体内发挥作用，煎药和服药是否得当，直接影响中药效果，所以指导患者及家属掌握一定的煎服药知识是中药治疗的重要一步。

1. 药物煎剂的要领

（1）煎药的容器最好用陶制的，以免容器与药物成分发生化学反应，也可用搪瓷容器代替，不宜用金属容器。

（2）通常煎药用冷清水，加水量为高出药面3～5 cm，最好在煎药前将药材浸泡20分钟，以利有效成分的提取。开始用大火煎，水沸后改用小火煎煮，可适当搅拌，但不宜频繁开盖，减少药液成分挥发。一般煎煮2次，第2次煎时加水量为首次加水量的1/2即可。

2. 煎煮中药的注意事项

（1）禁用沸水，以免药物表面蛋白质立即凝固，影响有效成分的溶出。

（2）防止药液外溢或煎干，万一煎干，不得加水重煎。

（3）煎药以1次加足水量为宜，煎出的药量以150～200 mL为宜。

3. 中药的服用时间

（1）空腹给药有利药物较快、较完全地吸收，一般适应于补益药如人参、鹿茸等。

（2）而大苦大寒、大辛大热药物宜在半空腹或饭后服用，以免空腹用药导致不适或发生不良反应。

（3）镇静安神药物宜在睡前服用。

（4）病在上焦者宜饭后服药，病在中焦、下焦者宜在饭前服药。服药视病情及药物性质而定，需在特定时间服药者，向患者及家属交代清楚，无特殊医嘱者，则以半空腹时服用为宜。心肺为上焦，脾、胃属中焦，肝、肾、大肠、小肠、膀胱属下焦。

4. 中药的服药方法

（1）一般每日1剂，分2次服用，2次间隔时间至少4 h。小儿减半。服药的温度一般以40℃左右为宜。药液不可久置，以免变质。

（2）对治疗口腔或咽喉疾病的方药，医嘱常为口服或含服。口服是将药液一小日一小口缓慢吞服；含服是将药液含于ISI中，然后再缓慢吞服。

（二）肿瘤中医中药治疗的护理

1. 整体观念

中医认为人体是一个有机的整体，在功能上相互协调、相互为用，在病理上是相互影响的，在护理工作中要根据患者个体差异，地理、季节、气候对机体的影响程度和心理状态实施整体护理。

2. 辨证施护

通过望、闻、问、切对所收集的资料进行归纳、整理、分析、辨证而采取相应的护理措施。辨证是护理的前提和依据，施护是护理的手段和方法，辨证和施护是相互联系的，是理论与实践相结合的体现。

3. 重视饮食、情志护理

根据疾病的性质和患者的体质、食物的性味功效配制相应膳食，饮食要有节制，做到定时定量或少量多餐，食物多样化。情志的变化可引起内脏功能失调而产生病变，因此在护理中掌握患者心理状态。注意情志与疾病之间的调护。所谓情志护理是通过护理人员的语言、表情、姿势、态度、行为和气质影响来改善患者的情绪，使患者能在最佳状态下接受治疗和护理。中医情志引导有气功，肿瘤患者多练静功中的放松功，可调和气息，宁心静志；动功如按摩功、太极拳，可活络经脉，调和气血，提高抗病驱邪能力。

第六节 造血干细胞移植护理

造血干细胞移植泛指将各种来源的正常造血干细胞在患者接受超剂量化放疗后，通过静脉输注移植入受者体内，以替代原有的病理性造血干细胞，从而使正常的造血与免疫功能得以重建。

一、造血干细胞移植的发展

1. 外周造血干细胞移植的发展

1979年，Goldman等为一组加速期或急变期慢性粒细胞白血病患者移植初诊时，采集冻存的外周血细胞，使患者重新回到慢性期，开始了外周造血干细胞移植（PBSCT）的临床应用。据统计，1995年，欧洲PBSCT达6476例，远远超过AB-MT 1384例，已成为治疗恶性血液病、淋巴瘤和乳腺瘤等实体瘤的有效方法。与ABMT相比，PBSCT的最大优点是：可以采集到大量的造血干细胞，具有造血恢复快、术后并发症少的优点，3年LFS及复发率与ABMT相当，尤其适合实体瘤的治疗。

2. 造血干细胞支持下的大剂量化疗

化疗药物剂量和疗效之间存在陡直的线性关系，即在一定范围内增加一倍的剂量即可获得数倍的疗效。然而严重的血液学毒性限制了常规化疗用药的剂量，影响了其疗效。外周造血干细胞支持下的肿瘤分段化疗，以造血干细胞移植理论为基础，增加化疗的剂量和时间强度，以达到提高化疗疗效的目的。与移植的区别在于治疗时将后者的一周期性超大剂量化疗分阶段实施，但显著高于常规化疗剂量。同时大剂量化疗后给予免疫治疗，即将化疗的强度和频度与化疗后的免疫重建有机地结合。目前，外周血干细胞支持下的大剂量化疗还处于临床探索阶段，临床认为主要适用于乳腺癌、卵巢癌、淋巴瘤等。

二、全环境保护和无菌技术

1. 造血干细胞移植前房间的准备与消毒

患者进入洁净室前需将房间进行彻底消毒。

（1）用1∶2 000氯己定液擦拭三室、四室的墙壁和桌面、天花板、高效过滤器、床、床垫、床头桌、托盘及卫生间。按由上到下、由内到外的顺序。

（2）检查安装高效过滤器安好待用。

（3）配置好的1%过氧乙酸均匀喷至三室、四室。关紧房门并用透明封条封严门缝，密闭12 h。12小时以后开启封条进入三室，打开换气扇及层流室的高效过滤器。

（4）用75%乙醇将三室、四室的桌面、床、床垫、床头桌、托盘擦拭干净。

（5）准备三室、四室所需医疗用品及患者用物。患者所用物品如眼镜、书刊、卫生纸、收音机、手机等提前经熏蒸后可放入四室。

（6）药浴间消毒待患者药浴使用。

2. 患者入层流的无菌护理

（1）对患者实施保护性隔离措施，严格遵守各项无菌操作规程。

（2）进入二室、三室、四室更换拖鞋，严格1∶2 000氯己定液消毒双手。

（3）进入四室严格遵守穿、脱隔离衣及戴、摘无菌手套程序。

（4）输注静脉药时按要求给患者使用输液过滤器。

（5）食用高压消毒饮食，水果浸泡于1∶2 000氯己定液30 min后削皮食用。

（6）每日观察中心静脉导管插管处皮肤变化，并予0.5%碘附皮肤消毒三遍。

（7）每日0.25%的氯霉素眼药水与利福平眼药水交替点眼，每日四次。

（8）每日密切观察易感部位，进行口、眼、鼻、肛周、会阴、皮肤的护理。

三、造血干细胞的采集护理

1. 造血干细胞的采集术前给药

当日提前向主管大夫询问采集时间，采集前2 h静脉注射地塞米松，皮下注射粒细胞集落刺激因子，采集前10～15分钟静脉注射葡萄糖酸钙。

2. 测生命体征及体重

护士陪同患者至分血室，协助连接分血管，注意观察患者的生命体征。

3. 造血干细胞的采集术过程中可能出现的问题

（1）输出管出现堵管现象。①推注不费力，回抽费力：首先用10 mL注射器冲生理盐水，如果推盐水通畅，不费力，但回抽费力，应考虑双腔管的位置影响输出血液，通知医生调整双腔管的位置。②推注费力：如果推盐水时非常费劲，应考虑用尿激酶溶栓。当管道半通时，用2 000 U/mL尿激酶0.5 mL。当完全阻塞时，利用三通开关抽空管内液体，保证尿激酶与血栓充分作用。尿激酶在管内保留20分钟后，用注射器抽出丢弃。

（2）患者出现颜面口唇、肢端轻度麻木：①应给予患者静脉注射葡萄糖酸钙，注意应缓慢推注。②推注前询问患者是否有糖尿病史，有糖尿病史的患者不加5%葡萄糖，可改用生理盐水。③患者出现重度过敏现象,遵医嘱给予抗过敏治疗。

(3)患者出现呼吸困难:应调整患者体位,予端坐呼吸、吸氧,遵医嘱给予药物以减轻心脏负担。

4. 造血干细胞的采集术结束后处理

(1)采集结束后,需等剩余血细胞全部回输至患者体内后,用5 mL注射器抽取肝素盐水封管,一般采用正压封管推入3 mL即可。

(2)护送患者回病房,监测生命体征及体重并记于护理病历上。

(3)将患者采集过程中所用药品、治疗、耗材告知主班护士。

(4)采集第一天,采集后12小时后再进行一次肝素封管,并观察穿刺部位有无渗血,插管测肢体皮温,是否肿胀、疼痛。

(5)拔管后嘱患者按压穿刺部位20~30分钟,卧床制动6小时,咳嗽或大便时按压穿刺处。

5. CD_3^{4+}细胞监测

CD_3^{4+}细胞是目前反映干细胞数量的公认的指标,也是预测造血干细胞移植后造血恢复速度的最可靠指标。目前能安全进行造血干细胞移植的所需最小CD_3^{4+}细胞数量尚未明确。一般认为,CD_3^{4+}细胞总数在$5×10^6$/kg以上最理想,移植可以安全进行;CD_3^{4+}细胞总数在$(2~5)×10^6$/kg为临床可以接受的数量。CD_3^{4+}细胞总数在$(1~2)×10^6$/kg,血小板的恢复延迟明显。

四、造血干细胞回输的观察和护理

1. 骨髓血输注护理

(1)准备两条输液管道,并去掉输液器过滤网。

(2)严格执行查对制度,核对骨髓血。

(3)自体骨髓经预处理后24~72小时内回输。输前将骨髓血倒挂半小时,使脂肪颗粒析出,以防静脉栓塞。

(4)严格遵医嘱输入鱼精蛋白,以中和肝素。

(5)输骨髓血过程由专人看守,随时观察患者有无不良反应。输注前遵医嘱给予抗过敏治疗。

(6)输注完毕后禁用生理盐水冲管,直接用肝素封管。

2. 外周造血干细胞输注护理

(1)使用输血器输注。

(2)严格执行查对制度。输注前遵医嘱给予抗过敏治疗。

(3)匀速输入并观察患者反应,如有恶心、呕吐、心慌,应减慢速度,并通知医生;如无反应应加快输液速度以减少外周血细胞在体外的停留时间。

(4)输入完毕后用生理盐水冲、封中心静脉插管并开通正常输液通道。

3. 脐血输注护理

(1)水浴箱内倒入生理盐水至2/3位置,调至恒温37℃。

(2)输脐血前,核对医嘱并执行。

(3)快速输入脐血并观察患者反应,如有恶心、呕吐、心慌,应减慢速度,并通知医生如无反应应快速输入以减少细胞在体外的停留时间。

(4)输入完毕后用生理盐水冲、封中心静脉插管。

五、用药副反应和并发症的处理

1. 移植物抗宿主病(GVHD)

移植物抗宿主病是异基因造血干细胞移植的主要并发症,也是造成死亡的主要原因。分为急性和慢性,3个月以内发病的为急性移植物抗宿主病,3个月以后发病为慢性移植物抗宿主病。主要表现为皮疹、瘙痒、发热、流感样症状、恶心、呕吐、腹泻以及并发各种感染。护理措施如下。

(1)密切观察皮疹颜色,皮疹出现的时间、面积,做好皮肤的保护,正确处理破损皮肤。

（2）解除患者焦虑，提供清洁舒适的环境，及时清理床铺上剥脱的皮屑，更换床单。

（3）遵医嘱准确输注免疫抑制剂，如环孢素。

（4）观察腹痛性质、腹泻次数、大便性状。每次腹泻后用碘附液冲洗肛周，保持肛周皮肤清洁。加强饮食管理，准确记录24小时出入量。遵医嘱给予肠外营养，并严格无菌技术操作。

（5）观察全身皮肤、巩膜黄染的程度；监测血转氨酶、胆红素指标；输注对肝脏有损害的药物，速度不宜过快，不能低于2小时。

（6）观察口腔黏膜的完整性，指导正确饮食。正确处理口腔溃疡。每日用口泰、5%碳酸氢钠漱口液交替漱口。

（7）多和患者交谈，体会患者的感受，向患者讲解GVHD知识及其防治。

2. 肝静脉阻塞综合征（VOD）

肝静脉阻塞综合征是由于大剂量放疗或化疗，使肝内小静脉阻塞，伴小叶中心及窦状隙肝细胞损伤，发生不同程度的坏死，引起黄疸、腹水等征象。护理措施如下。

（1）观察生命体征、神志、黄疸的变化，监测转氨酶及胆红素的变化，定时测量体重和腹围，准确记录24小时液体出入量。

（2）VOD伴腹水的患者，局部加强皮肤保护，减少患处受压。遵医嘱给予利尿剂，减少腹水，维持适宜的肾脏灌注。

（3）血氨偏高或有脑病患者应限制蛋白质入量或禁食蛋白质。VOD伴脑病的患者，监测血氨值，加用床档，防止坠床。

（4）进高热量、高维生素、易消化、无刺激性食物，为患者提供舒适的体位，可半卧位。

3. 间质性肺炎（IP）

巨细胞病毒感染可导致40%～50%的患者出现间质性肺炎，症状主要是发热、发绀、气短、干咳。护理措施如下。

（1）根据血气分析调节氧浓度，及时给予氧疗。

（2）观察生命体征、神志、发绀、呼吸困难、咳嗽的变化，每日测4次体温。

（3）保持适宜的温湿度，增加患者舒适度，协助取半坐卧位。

（4）遵医嘱准确输注抗病毒药，速度不要过快，以免引起头晕、心慌等不适。

（5）移植前对患者进行巨细胞病毒抗体检测。

（6）做好患者的心理护理，减轻患者烦躁，减少耗氧量，集中进行治疗与护理，保证患者充足的休息。

4. 出血性膀胱炎（HC）

出血性膀胱炎是由于大剂量环磷酰胺代谢产物——丙烯醛与膀胱黏膜上皮结合，引起泌尿系统上皮细胞的损害而发生的膀胱刺激症状，表现为尿频、尿急、尿痛，并可伴有血块。护理措施如下。

（1）观察尿量、尿色、尿pH的变化，准确记录24小时出入量。

（2）大剂量输注环磷酰胺以及常规输注异环磷酰胺时，严格遵医嘱按时间给予呋塞米（速尿）和美司钠经小壶，以达到匀速利尿和减少毒物吸收。按照一定的时间间隔准确输注碳酸氢钠，以充分达到碱化尿液。

（3）充分水化，补足液体，每天4 000mL，促进膀胱内毒素排出。液体24小时匀速输入，减少引起泌尿系统的损伤。

（4）遵医嘱监测尿液pH及尿量。

（5）出血性膀胱炎病程较长，建立治愈疾病的信心，多饮水，多排尿，适当下地活动，促进血块排出。

（6）在进行治疗时，注意消毒隔离措施。

六、健康教育

1. 患者进入移植室前的健康教育

（1）移植概念和流程的介绍。

（2）造血干细胞采集的准备和配合。

（3）造血干细胞回输。

（4）移植室环境的熟悉和介绍。

（5）需要准备的物品。

（6）在移植室内的自我护理技术（口腔护理、体温测量、污物处理、点眼药水、坐浴、肛周上药、雾化吸入等）。

（7）在移植室内的生活起居安排。

2. 造血干细胞采集术前一日对患者进行健康教育

（1）介绍造血干细胞采集术的目的。

（2）介绍造血干细胞采集术的简单流程。

（3）造血干细胞采集术中患者的准备和配合。采集需要 3～4 小时，患者需在采血前排大小便。

（4）可以带食品及饮料去采血室，自备吸管。采集前禁止输入脂肪乳、康莱特、榄香烯乳、鸦胆子乳等乳液。必要时可带患者及家属到采血室熟悉环境，以减轻其焦虑。向患者讲解置管的注意事项，并用肝素盐水封管备用。

3. 恢复期及各种移植并发症的出院指导

（1）恢复期的出院指导：出院半年内，不去人口密集的地方，避免接触患病的人，防止交叉感染。根据季节变化，随时增减衣物，预防感冒。注意个人卫生，不食生冷食物，水果削皮，蔬菜洗净。保持室内空气新鲜，每日早晚开窗通风 30 分钟。外出戴口罩。注意锻炼身体，逐步从事一些轻体力活动。多吃高热量、高蛋白、高维生素食物及新鲜水果、绿色蔬菜。定期到医院门诊复诊。

（2）移植并发症的出院指导：定期复诊，查血象，骨穿，检查肝、肾功能，出现排尿异常立即到医院就诊。遵医嘱按时服用免疫抑制剂，如激素、环孢素，不可擅自停药，定时监测血药浓度。注意个人卫生，防感染，防感冒。注意饮食卫生，防止腹泻，避免诱发 GVHD。向患者及家属讲解 VOD 痊愈后，患者仍为病毒携带者，就餐实行分餐制。帮助患者及家属制定活动计划，逐步恢复肺功能。

参考文献

[1] 黎梅. 妇产科护理（第3版）[M]. 北京：科学出版社，2016.
[2] 李丹. 内科护理学[M]. 上海：上海科学技术出版社，2016.
[3] 尹风云. 内科疾病学[M]. 长春：吉林科学技术出版社，2016.
[4] 余勤. 内科护理手册[M]. 北京：人民卫生出版社，2016.
[5] 程利. 临床护理技能实训教程[M]. 北京：科学出版社，2017.
[6] 王洪飞. 内科护理[M]. 北京：科学出版社，2017.
[7] 邓姗，郎景和. 协和妇产科临床思辨录[M]. 北京：人民军医出版社，2015.
[8] 王琼莲，龙海碧. 妇产科护理学[M]. 江苏：江苏大学出版社，2015.
[9] 桑未心，杨娟. 妇产科护理[M]. 武汉：华中科技大学出版社，2016.
[10] 于红. 临床护理上[M]. 武汉：华中科技大学出版社，2016.
[11] 杨霞，孙丽. 呼吸系统疾病护理与管理[M]. 武汉：华中科技大学出版社，2016.
[12] 陈锦贤，陈峥，崔树起. 实用老年医学[M]. 北京：中国协和医科大学出版社，2013.
[13] 杨惠花，眭文洁，单耀娟. 临床护理技术操作流程与规范[M]. 北京：清华大学出版社，2016.
[14] 符海英，陈军，韩宙欣. 内科护理[M]. 西安：第四军医大学出版社，2016.
[15] 许晓飞，周赞华. 妇产科护理技术[M]. 武汉：华中科技大学出版社，2014
[16] 符致明，党鸿毅. 外科护理[M]. 西安：第四军医大学出版社，2016.
[17] 丁淑贞，戴红. 皮肤科临床护理[M]. 北京：中国协和医科大学出版社，2016.
[18] 姚美英，姜红丽. 常见病护理指要[M]. 北京：人民军医出版社，2015.
[19] 贾爱芹，郭淑明. 常见疾病护理流程[M]. 北京：人民军医出版社，2015.
[20] 张晓念，肖云武. 内科护理[M]. 上海：第二军医大学出版社，2015.
[21] 徐筱萍，赵慧华. 基础护理[M]. 上海：复旦大学出版社，2015.
[22] 史冬雷. 北京协和医院急诊科护理工作指南[M]. 北京：人民卫生出版社，2016.
[23] 王丽芹，付春华，张浙岩. 内科病人健康教育[M]. 北京：科学出版社，2017.
[24] 李云芳，临床护理技能学[M]. 北京：人民卫生出版社，2017.